沈黙の医療

スリランカ伝承医療における言葉と診療

梅村絢美

風響社

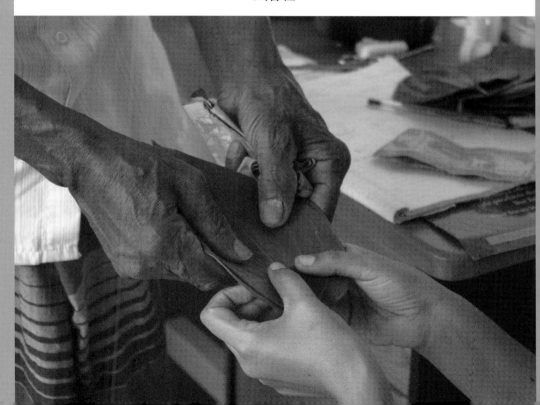

はじめに――セレンディピティ

「沈黙」から見える世界。言葉にすることで消えてしまうものがあるということ。スリランカ伝承医療の治療家たちが教えてくれたのは、私の〝当たり前〟をひっくり返す世界の見方であった。スリランカで出会った伝承医療の治療家たちはしばしば、患者を診療する最中や処方薬を作るとき、知識を継承する過程において、特定の言葉を発話することや、何かを言葉で表現することを拒んだりする。「いったいなぜ、患者が何も説明しなくとも体調が分かってしまうのか、患者は治療家から何も説明を受けなくて不安ではないのか、薬草に関する知識を継承するとき、なぜ、暗号化したり音読を禁止する必要があるのか」。調査を開始した当初の私は、目の前でおこなわれる治療家と患者たちとのやりとりに、こうした疑問を次から次へと抱え当惑することしかできなかった。そして同時に、この不可解さの背景に何か途方もなく大きな世界が広がっているのではないかという確かな直感を覚えてもいた。

そしてこの直観は次第に無視できないものとなり、「語らない」背景を探し出すのが私の調査の中心となっていった。しかしそこで直面せねばならなかったのは、患者や治療家たちが「語らない」のはなぜかという問いだけでなく、私自身がなぜ「沈黙」という主題にこれほど執着するようになったのかという自分自身に対する問い、つまり私の〝当たり前〟に対する問いであった。それは、他でもない、伝承医療の治療家やその診療を受ける患者たちが私に投げかけてきた問いでもある。診療の順番待ちをしている患者たちとおしゃべりをしている最中、「ウェダ・ハーミネー（お医者さま）は何も言わないけれど、不安じゃないのですか？」と率直に疑問をぶつけてみることがあった。すると何人かの患者が、不思議そうな表情とともに「何でわざわざ言ってもらう必要があるの？」という質問を私に向けてきたのである。つまり、「語らない」ことを私が不思議だと思うのと同様、この患者たちも私のこの質問に対し不可解さを覚えていたのだ。

私は当初、治療家たちが「語らない」のは、おそらく「語ることができない」、つまり「言語化しようにもできない」からだと考えていた。ところが、調査をすすめる過程で明らかとなったのは、「言語化できる／できない」という二者択一の外側にある問題、つまり「言語化すべきではない」から語らないのだ、という治療家たちの姿勢であった。なるほど、「言語化できる／できない」という二者択一は、「言語化したい」「言語化せよ」という至上命令を前提としている。この前提こそ、患者たちが私に突きつけてきた問いに相違ない。沈黙あるいは「語らない」ことを、「語るべきではない」という視点から考えてみることはできないか。本書は、こうしたスリランカの人びとと私との対話の積み重ねから書かれている。

中井久夫は、「何か全貌がわからないが無視しえない重大な何かを暗示・示唆する」徴候にもとづく知（徴候的知）と、意識的におこなわれる方法論とを対置し、前者をセレンディピティによる知であると述べている［中井 二〇〇四：二五―三六］。セレンディピティ（serendipity）とは、ペルシャに伝わる童話『セレンディップの三人の王子たち』に由来する言葉で、「思いがけない発見」という意味で用いられる。奇しくも本書と同じくスリランカ（セイロン島）を舞台とした三人の王子の冒険談である。この物語のなかで王子たちは、さまざまな些細な〝気づき〟から大きな発見をしていく。

人類学の知も、セレンディピティによる知に近いのかもしれない。フィールドの人々と積み上げていく毎日の具体的なやりとりは「なんだかよく解らない謎」や「確かな根拠はないのだが何か気になる出来事」、「思いがけない発見」に満ち溢れている。ときには、その場ですぐ気づかなかったとしても、過去に記したフィールドノートや写真、記憶のなかにさえ「思いがけない発見」が潜んでいることもある。大学院生の時、ある先輩が、「調査に行く前に詰め込んだ知識っていうのは、フィールドでいったん全部〝ぶっ壊れる〟もんなんだ（だからといって勉強はサボるなよ）。でも、そこから本当の調査が始まるんだ」と教えてくれたことがあった。まさにそのとおりで、スリランカで過ごす毎日の中で「思いがけない発見」に遭遇するたび、これまで勉強してきたものが壊れていくこと、自分の〝当たり前〟が壊れていくことに、ある種の快感にも似た心地よさを覚えた。そしてその「思いがけない発見」を夢中になって追いかけていくことが、何より楽しかった。中井の言い方を借りれば、治療家や患者たちが「語らない」というとても小さな出来事の向こう側に、何かとんでもなく面白いものがあるのではないか、という根拠のない直観と気配が私の体験線を大きく変えたのである。

本書は、二〇一二年度に提出した博士論文が基礎となっている。しかし、本書の完成に至るまで多くの時間が経ってしまった。その理由は、私の力不足と計画性のなさに加えて、本書がはらむ無視できない重大な矛盾を前にして、私自身が厄介な袋小路から抜け出せなくなってしまったことにある。その矛盾とは、「明らかにされないこと・言葉にされないことについて書く」という本書の試みそのものに他ならない。「言葉にすることで消失するものがあるのだ」（序論で詳述する言語表象と単独性の議論）と書いているうちに、「だったら何も書かなければいいじゃないか」と思えてならなかったし、本書を書くことそれ自体が自身の議論の胡散臭さを体現しているようでもあり、気が引けてしまったのである。

こうした葛藤は、調査中ずっと私の背後にまとわりついて離れることのなかったある種の戸惑い・奇妙な自制心とも関係している。調査の最中、私は、フィールドでの五感にもとづく正直な気持ちと、調査対象について何でも明らかにして記述しなければならないという研究者としての使命感との間で常に葛藤を余儀なくされていた。「薬草の名前を言う（明らかにする）とサクティ（治療の効力）が無くなる」（私のことを信頼しているか否かという問題ではない。第八章参照）と主張する治療家たちを前にして、執拗に薬草の名前を尋ねたり、自身で調べたりすることが心底苦痛で無意味なことのように感じられ、それらは決して「明らかにしてはならない」ものであり、私などが「踏み込むべきでない」「知るべきでない」領域のように思えてならなかった。むしろ私の興味は、「なぜ言わないのか」という方向にシフトしていったのである。しかし一方で、治療家たちがどんなに拒み嫌がったとしても、もっとアグレッシヴにアプローチして、何としてでも薬草の名前や治療内容の全容を明らかにすべきではないのか。こうした姿勢を自ら諦めることは、フィールドワーカーとして失格ではなかろうか、という自責の念ももっていた。博士論文を書き上げた後にも、何度かスリランカを訪れ、治療家たちのもとで調査をおこなったが、この葛藤はより大きくなるばかりで折り合いをつけることなど到底できなかった。

　こうした矛盾や葛藤を自覚しながらも、どうにか本書をまとめることができたのは、右も左も分からない私をサポートしてくださったスリランカの人びとがいたからである。何としてでも本書を書き上げてみんなに見てもらいたいと思ったし、彼・彼女とのやり取りの中で、私自身の世界の見方が大きく変わっていった過程について、矛盾や葛藤も含めて正直に記しておくことが、私に与えられた重要な仕事に相違ないと確信したからである。あらかじめ断っておくと、本書はスリランカ伝承医療についてのモノグラフや民族誌としては不十分な内容となっている。伝承医療の具体的な治療法についてはほとんど書かれていないため、伝承医療に関する詳細な「情報」を求める読者を満足させることはできないだろう。しかし、こうした「情報」に対して治療家たちがどのような姿勢で向き合っているかということについて、彼・彼女たちの診療をじっくりと観察し、立ち止まって考察することこそが、私が遭遇したセレンディピティが導く先に他ならない。

「人類学なんかやってて、何の役に立つの?」という質問に、相手が納得する形で答えることは難しい。しかし、人類学者であるからこそ伝えられる世界の見方があり、ひとりひとりの人類学者にしかできない話というのがあって、ときにそれは人に感動を与えうるのだと私は確信している(少なくとも私は、人類学を続けてくるなかで何度も救われてきた)。単なる自己物語りや自己満足に収束することなく、本書に込めたメッセージが幾人かの読者に届けば何より幸いであり、またこれ以上にない本研究の成果である。

目次――

第Ⅱ部　治療効果の由来

装丁＝オーバードライブ・前田幸江

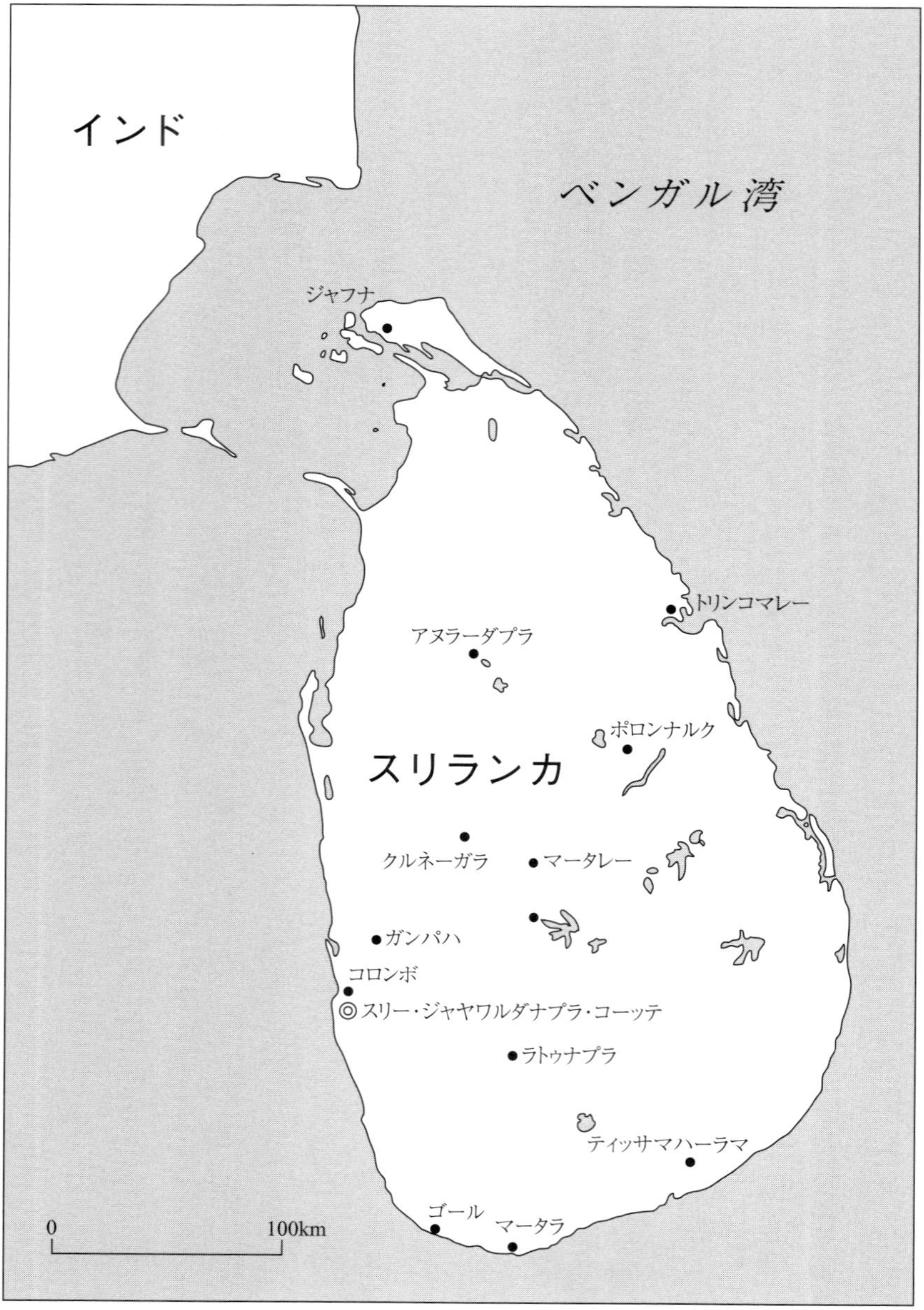
インド
ベンガル湾
ジャフナ
トリンコマレー
アヌラーダプラ
ポロンナルク
スリランカ
クルネーガラ
マータレー
ガンパハ
コロンボ
スリー・ジャヤワルダナプラ・コーッテ
ラトゥナプラ
ティッサマハーラマ
ゴール
マータラ
0
100km

●沈黙の医療——スリランカ伝承医療における言葉と診療

序論

一　はじめに——沈黙からみえる世界

本書が対象とするスリランカ土着の伝承医療パーランパリカ・ウェダカマ（*pārampalika wedakama*）の治療家たちは、診療やその知識の継承において、言語発話や言語表象を避けている、あるいは必要としていない。たとえば、診察に際して、治療家が患者に質問したり、患者が治療家に不調について口頭で説明したりすることが避けられることや、診断結果を治療家が患者に告げないこと、治療家が診断結果を図示したり、数値化したり、言葉に置きかえることによって記録しないことなどが挙げられる。さらには、処方薬の製造方法や診断や治療などの具体的な知識や技術が次世代に継承される際、発話を媒介とした知識の伝達が忌避されたり、処方薬の内容が暗号化して継承されたりすること、そして、治療の最中に治療家や患者が発話することが避けられるなどといった特徴もみとめられる。

このような特徴は、近代的な西洋医療（生物医療）[1]はもちろんのこと、現在のスリランカにおいて伝統医療の代名詞とされているアーユルヴェーダにおいてもみられない。そしてこのことは、筆者にとっても調査当初からもっとも不可解な「謎」であった。しかし、調査をすすめていく過程で、パーランパリカ・ウェダカマの治療家たちの診療や知識に対する姿勢、そしてその医学的知識の構成や患者の身体のとらえ方が、筆者が無意識に前提としていた枠組みから大きく外れたものであることが明らかとなると、こうした特徴は、パーランパリカ・ウェダカマの治療家たちの診療や知識に対する姿勢の表れとして、至極当然のものであるということが明らかとなった。

本書では、パーランパリカ・ウェダカマの治療家たちによる診療や製薬、知識の継承において発話や言語表象がおこなわれないこと（以下、「沈黙」とする）に焦点をあて、パーランパリカ・ウェダカマの治療家たちによる診療や製薬、治療のあり方を明らかにする。その上で、「沈黙」が、いかようにして表出し、可能となっているかということについて、パーランパリカ・ウェダカマの治療家たちの診療に対する姿勢や医学的知識の所在や、ひとりひとりの患者のとらえ方を複数の観点から考察する。そして、パーランパリカ・ウェダカマにおける「沈黙」は、それが生じる文脈に応じて、言語にまつわる複数の異なる要因が重層的に織り成されて現象していることを明らかにする。そしてこうした議論を経て、世界と言語のかかわりを問い直すことを目的としている。

この「謎」を解明するにあたり着目したいのが、西洋医療やアーユルヴェーダにはみられないパーランパリカ・ウェダカマのその他の特徴、たとえば、パーランパリカ・ウェダカマの治療家たちの治療能力「アトゥ・グナヤ」（手の効力）が特定の親族集団の構成員として生得的に有しているとされることや、治療家が患者に対して診療費を請求せずに「ピンカマ」（功徳を積むこと）という、貨幣を媒介にしない一種の贈与として診療をおこなうこと、そして治療能力アトゥ・グナヤの効力が、天体の運行や超自然的存在に左右されるといった特徴である。本書では、生物医療やアーユルヴェーダとパーランパリカ・ウェダカマとのあいだにみられるこうした差異は、パーランパリカ・ウェダカマの治療家たちが、自身がおこなう診療そのものや患者の単独性・代替不可能性を尊重していることと結びついている、ということを手掛かりに議論をすすめていきたい。つまり、治療家たちの診療における「沈黙」という「謎」も、診療や患者の単独性を重要視しているがゆえの特徴といえるのではないか、というのが本書の視座である。

ある種の「語る」ことは、「語らなくても分かる」関係性のもとでは発動しえない行為であり、相手との距離や断絶を顕在化させる場でもあるといえる。自分がどのような人物であるかを説明し、名乗ることは、互いに顔なじみの間柄では決して行われない。自己紹介をするのは、自分のことをよく知らない人に対し、自分のことを知ってもらい、信頼を得たり、親密な関係性を築きたいときである。そして、年齢や職業、親族関係や出身地などといった一般性をもつ属性のなかに自身を位置づけることで相手に自分を理解してもらおうと企てることは、逆説的にも自身の代替不可能性をいったん留保することによって可能となる。逆に、ある種の「語らない」ことは、各人がもつ代替不可能な「個」の単独性を保持することと関係する。つまり、「語らない」ことは、「語る」ことによる一般化への回路を遮断することで、〈いま・ここ〉にいる〈あなた〉と〈私〉との「かけがえのない」関係性を築くという可能性をひらくことに通じるのである。こうした着想のもと、本書では、パーランパリカ・ウェダカマの治療家たちによる「沈黙」について検討していきたい。

二　言語表象と単独性

スリランカの伝承医療についての記述は第一章以降に詳しくおこなうこととして、序論では、本書の鍵概念となる用語の整理をすることにしたい。本書で言及する代替不可能な「個」の単独性という概念は、柄谷行人による単独性と特殊性(2)（個別性）の区別［柄谷　一九八九、一九九二］に依拠している。柄谷によると、単独性と特殊性とは、当の個体自体の性質とは無関係にある、個体に対するとらえ方の違いであるという。単独性は、たとえば恋人を「この人でなければならない」―「とり替えがきかない」ととらえる際にあらわれるものである。一方特殊性は、一般性や集合に属するひとつの個体のあり方である［柄谷　一九八九：二四九］。たとえば、子供を失った親に対する「また産めばいいじゃないか」という言葉は慰めにならない。なぜならば、「死んだのは他ならぬこの子であって、『子供一般』ではない」ためである〔柄谷　一九九一：一四〕。小田亮は、両者について、市場での商品の差異のように、あるいは人と比較して特異だと言うときの差異が特殊性であり、単独性は、たとえ見分けがつかない双子でもそれぞれ交換不可能で単独的な存在であるように、比較可能な属性とは無関係に成り立つものだと説明している〔小田　二〇一四：四〕。すなわち、単独性とは代替不可能性、比較不可能性、あるいは「かけがえのなさ」といったものであり、特殊性は代替可能性、比較可能性であると言い換えることができるだろう。

単独性と特殊性の区別を比較不可能性／可能性と置き換えて理解するためには、両者を普遍性と一般性との関連から考える必要がある。柄谷によると、特殊性には一般性が対応しており、単独性には普遍性が対応しているという〔柄谷　一九八九：三一二〕。したがって、特殊性と単独性との違いは、個体を特殊―一般という軸においてとらえるか、単独―普遍という軸においてとらえるか、という違いに根差すことになる。小田は、単独性と普遍性の関係について、たとえ地位や能力や容姿に違いがなくても存在するような差異、それによってはじめて他者が他者となり私が私となるような差異が単独性における差異であり、この差異がいつでもどこでも存在するということ自体が「普遍的」であると述べている〔小田　一九九四：二三三〕。つまり、単独性と対になった普遍性とは、さきの子供を亡くした親の例でいえば、この親が次に子供をもうけたとしても、決して亡くした「この子供」を二度と産むことができないという事実の普遍性なのである。(3) したがって、こうした普遍的に存在する差異としての単独性は、他と比較困難な性質であるといえる。

単独性と特殊性は、相互排他的なのではなく、むしろ共存しているのであり、わたしたちが世界とかかわり、社会生活をおくるとき、同時に手がかりとしている性質の異なる二本の軸である。上の例でいえば、ある子供を「子供」という一般性のなかに位置づけて、その集合のひとつと考える（特殊性）か、「この子供」としてとらえる（単独性）か、という違いが問題とされている。しかし、「子供」という一般性がなければ「この子供」という単独性はとらえられず、また「この子供」の集合（反復）がなければ「子供」という一般性は存立しえない。したがって単独性と特殊性、普遍性と一般性は、それぞれ二律背反な事象ではなく、そのいずれをも持たなければ、わたしたちは世界とかかわりあえないような重要な二本の軸なのである。この区別を明確にするのは、文脈に応じて、単独性と特殊性のどちらに重きを置くかで、世界の認識が大きく異なることを指摘したいからである。

それでは、本書が対象とする「語らない」ことについて簡単に整理しておきたい。本書で言及される沈黙あるいは「語らない」ことは、「語らない」診療と代替不可能な「個」の単独性は、どのように関係しているのだろうか。まず、本書における「語らない」ことは、言語表象および発話の忌避を指す。言語表象とは、ある出来事や対象を言語化すること、名指すことであり、記号や言語、数値によって物象化することを意味する。言語表象の忌避とは、具体的には、伝承医療の治療家が薬草を名づけることを拒んだり、名前をもつ薬草であっても暗号化して本当の名前を使用することを避けること等が挙げられる。また、発話の忌避とは、言葉の発声を忌避することを意味し、薬草の名前や患者の病名を発声することを忌避する事例を挙げることができる。発話の忌避については、第三部以降で事例とともに詳しく論じることとして、ここでは言語表象の忌避について、単独性を手がかりに考えていくことにしたい。

出口顯は、クロード・レヴィ＝ストロース（Claude Lévi-Strauss）に対して寄せられた的外れな批判のひとつとして、レヴィ＝ストロースの構造分析において歴史性が欠如しているという批判をとりあげ、レヴィ＝ストロースの構造分析における歴史のとらえ方が、批判者が前提としている歴史のとらえ方と著しく乖離していることについて以下のように述べている。

生の出来事の力強い空虚を認め構造分析を推進することは、偶発的であるが故に単独的な生の出来事から、出来事について語るのに用いる表象を切り離すことであり、それによってわれわれの視野におさめられるようになるのは、表象は誰によってでも語られる、しかも（偶発的出来事が衝撃的であるぶん余計に人口に膾炙するから）一度口に出せばただちに紋切り型になるということ、さらにこのような紋切り型の表象を介することでしか、われわれは単独的出来事について語れないという事態の在り方である。私がほかならぬこの私であることを語るのに、「わたし」という誰もが口にできる一人称の代名詞を結局は使わなければならないということ、アフリカなどの「部族社会」で病気や死などの不幸という個人的な経験を述べるのに、妖術というある意味では陳腐な「社会的イディオム」に頼らざるをえないということ、構造分析とは、生の出来事とその表象とのこのようなパラドクシカルな関係を直視する視線を鍛える技術なのである［出口 二〇〇三：二四］。

出口によれば、レヴィ＝ストロースの構造分析における歴史とは、通時的因果関係によって説明できるような「歴史表象」なのではなく、同じ条件下で同じことが他の所でも再現されるというような必然性によって説明することのできない偶然性のなかにあり、何によっても置き換えようのないものであるという。つまり、他でもないこの場所で、他でもないこの瞬間に、他でもないこの私が遭遇した出来事に対して、それが「交通事故」という言葉で表象されてしまった瞬間、その出来事は交通事故という一般性のなかのひとつの特殊性として位置づけられ、別の出来事である交通事故と比較される対象となり、(4) ひいては件数として計上可能なものとなっていくのである。言語表象は、普遍性―単独性という軸よりも、一般性―特殊性という軸に重きを置くように促す手続きであるといえるだろう。そしてこの意味では、言語表象は、言葉だけでなく数や記号をも含みうるといえる。

さらに付け加えておかねばならないのは、単独性とは、「これが単独性である」と言ってしまった瞬間に消えてなくなってしまう性質だということである。出口が言うように、「語りだすや否や、説明するや否や、単独性は直ちに特殊性のレベルに位置づけられ変形されてしまう」〔出口　一九九五：一二五〕のである。したがって、単独性＝代替不可能性を鍵概念としながら、フィールドワークで体験した一回一回の出来事を言語に置き換えて表象する本書がやっていることは、単独性を特殊性に変換することに他ならない。「単独性とは、『語りえないもの』であり、それを尊重することは、単独性の安易な実体化に抵抗することでもある」〔出口　一九九五：一二〇〕からである。本書がはらむこの矛盾はどうにも解消することなどできないが、せめて「これが○○の単独性である」などと言語化することは避けることとしたい。

三　「身分《みわ》け言葉」とアクチュアルな言語活動

とはいえ、あらゆる言語活動が単独性を剝奪すると言いたい訳ではない。このことは、あらゆる言葉のやりとりが情報伝達の媒体としての機能のみを期待されているわけではないことと関係している。例えば、半年ぶりに帰省してきた娘に父親が「最近は元気にやっているのか？」と質問するとき、そこで期待されているのはイエスかノーという「情報」ではなく（イエスと嘘をついてもすぐにバレてしまう）、この質問をきっかけに彼女と久しぶりに交わす会話であり彼女と過ごす時空間である。また、親しい友人との「おしゃべり」は、往々にして、新しい「情報」を交換することよりも、たわいもない話をして一緒に笑ったり想い出に浸ったり愚痴を吐き出したり甘えたりすることに終始するものである。あるいは、アルフォンソ・リンギス（Alphonso Lingis）が言うように、死の床にある親に付き添う「きみ」にとって重要なのは、何を言うかという内容ではなく、「きみ」が何かを語るということそれ自体に他ならないという事実も付け加えることができるだろう。「きみの手と声が、彼女が今しも漂いゆく、何処とも知れぬ場所に付き添って伸ばされること。君の声の暖かさとその抑揚が、彼女の息が絶えようとするまさにその時に、彼女のもとに届くこと。そしてきみの目が何も見るものがない場所に向けられている彼女の目と出会うこと」［リンギス　二〇〇六b（一九九四）：一四三―一四四］このことこそが重要なのである。

　こうした会話では、同じ話題が何度も繰り返されるし、話題など何でもよかったり、何を話したのか覚えていないということすら珍しくない。つまり、これら「おしゃべり」においては、情報伝達の媒体としての言語のもつ機能はそれほど期待されていないのである。一方、事務的な「連絡」における言語は、内容を正確に過不足なく伝えることが優先される。そしてその情報が重要であればあるほど、話者から離れて第三者が「客観的に」理解できることが求められる。そしてこれらはしばしば文字というかたちで固定される。ひとことに「語る」といっても、言語が運用される状況や当事者間の関係によって、言語の担う機能は著しく異なるのである。

　そしてこうした違いは、言葉が交わされるときの〈いま・ここ〉との距離にあると考えられる。「おしゃべり」が、他でもない「かんちゃん」と「景ちゃん」と〈私〉が共に〈いま・ここ〉で交わす会話であるのに対し、「連絡」は役職としての「〇〇部長」が語る情報であり、〈いま・ここ・私〉から離れて普《あまね》く正確に伝達されることが重視される。すなわち、前者の語りは単独性に根差す語りであり、後者は特殊性に根差す語りなのである。後者では、〈いま・ここ〉にいない人間にも理解できる情報という中身が、それなしでは「連絡」という言語行為が成立しえないほどに重視されている一方で、前者において何を話すかはさして重要ではないのである。両者の違いについてより詳しく理解するために、丸山圭三郎の議論を参照に考えてみたい。

　丸山は、市川浩の「身分《みわ》け」の概念を拡張して「身分け構造」と「言分《ことわ》け構造」という世界認識の二つの型を提示している［丸山　一九八二］。まず、「身分け」について簡単に説明しておきたい。市川のいう「身分け」とは、精神と対立する身体とは異なる、他なるものとの関係的で重層的な統一体としての「身《み》」にもとづく世界認識のあり方である。〈身〉は、他なるものとの具体的交渉によって〈いま・ここ〉という自己を中心化し、さらに脱中心化し、再中心化するというダイナミックな過程のなかで、自他の人称的・役割的な交換可能性と、つねに〈いま・ここ〉である原点としての身の交換不可能性との双極的な把握において形成される。「身分け」とは、「いまここに身があるということによって、ここがあり、あそこがある。へだたりが生きられ、生きられる空間となる。さらにそういう空間的な意味だけでなく、（中略）われわれの身があることによって、われわれの周りの世界がさまざまの形をなし、意味や価値をもったものとしてあらわれる」という世界認識のあり方である［市川　一九九三：一四〇］。したがって、「身分け」によって認識される世界は、ニュートンが考えたような「誰にとっても」同じように認識される「均質空間」とは異なり、〈身〉を起点として「常にここがあり、あそこがある」という場所性と展望をもつ空間なのである［市川　一九九三：一四四］。

丸山は、「身分け」に基づく世界把握を「身分け構造」と呼んでいる。「身分け構造」において把握される世界は、〈いま・ここ〉において〈私〉が〈身〉を起点に把握する世界である。一方、「言分け構造」において把握される世界とは、シンボル操作によって再編成され、「身分け構造」における〈いま・ここ〉〈私〉という中心から離れた、いわば記号によって成立する世界である。丸山は、「言分け構造」の過剰が「身分け構造」の破たんを引き起こし、事物の価値が有用性によってではなく交換価値によって計られるようになるのだと警鐘を鳴らしている[5]。つまり、「言分け構造」による世界認識は、〈いま・ここ〉に根差す「身分け」の世界認識から離れて独り歩きをするようになり、物象化することによって人々の行動を外側から制約するようになるという訳である［丸山・廣松　一九九三：七〇］。

丸山による「身分け構造」と「言分け構造」が示唆的なのは、「身分け構造」が〈いま・ここ〉という「身」を起点とした範囲に限定されているのに対し、「言分け構造」はシンボル操作によって〈いま・ここ・私〉から離れたところで存在しうるという違いを明確にしているからである。丸山自身は、両者の違いをシンボル操作、つまり言語化される以前か以降かというように区別しているようだが、〈いま・ここ〉という起点に注目する限り、（丸山の本来の意図に反すると思われるが）この区別は言葉の運用においても適用できそうである。先の「おしゃべり」が〈いま・ここ〉にある〈身〉から話されることに意味があるのに対し、「連絡」においては、「誰にとって」という視点が排除され、「誰もが」理解できるよう情報として〈いま・ここ〉から離れることが前提とされているのである。そして「おしゃべり」においては、当人同士が独自に共有する独特の相槌や間の取り方、表情がその〈いま・ここ〉性をより重要なものとしている。これをふまえると、前者を「身分け言葉」、後者を「言分け言葉」ということができるだろう。

そしてこの〈いま・ここ〉という時空間は、単独性＝代替不可能性と深く関連している。しかしながら、それが特定の「誰にとって」という視点と〈身〉を起点とした世界認識に根差すがゆえに、普遍的な差異としての単独性とは少し性質を異にする。前節において、たとえ地位や能力や容姿に違いがなくても存在するような差異としての単独性は、いつでもどこでも存在するという意味で単独性と普遍性は関係していると説明したが、私たちがじっさいに社会生活を送る上では、「誰にとって」の単独性であるかということは極めて重要である。人ごみのなかを通り過ぎる時、人ごみをつくりあげる一人一人は単独性をもつ個人であるにもかかわらず、誰に対してもいちいち「かけがえのなさ」を感じるわけではないのである。

小田は、柄谷の単独性という概念について論じるにあたり、単独性が顕在化する際の「働きかけ」という行為に注目する。小田は、劇団ひとりが紹介するエピソードをふまえ〔劇団ひとり　二〇〇八〕、働きかけによって顕在化する単独性の在り方を以下のように説明する。「私が砂利道を通るとき、そのたくさんの砂利の中から一つの石ころを指して『この石』ということはできるし、その石は唯一無二のものかもしれないが、それだけではその石は私にとって単独性を持たない（その唯一無二性は顕在化しない）。けれども、その石を拾ってきて、名前をつけ、掌にある石に向かって呼びかけ、そしてその石と対話を続けるとき、その石は私にとって単独的な存在となる」〔小田　二〇一四：五〕。そして、働きかけによって顕在化する私にとっての単独性を、木村敏がリアリティと対比的に用いる「現実に向かってはたらきかける行為のはたらきそのもの」としてのアクチュアリティと言い換えることで、その特性を、「単独性―普遍性」の軸において把握された現実性であり、固定された一義的な概念では捉えられないものとしている。

ここで注目したいのは、「私にとって」という視点である。小田は、万人にとって理解可能な（と同時に、特定の視点からの世界の見え方を排除する）自然科学によるリアリティの解明とは対照的に、人間科学が目指すのは各人にとって「受容可能」なアクチュアリティの把握であり、「そこ（アクチュアリティ）」には『誰にとって』という視点と人称性が介在し、それを排除することは原理的にできない」とする野家啓一の議論[6]［野家　二〇〇五：三二四―三三二］をふまえ、アクチュアリティに足場を置く人類学を読者に呼びかける。つまり単独性を顕在化させる「働きかけ」は、「私にとって」という人称性の介在なくしてはありえず、そうであるからこそ、単独性は固定的な一義的な概念では捉えられないアクチュアリティとしてあるのである。

「私にとって」という視点に注目すると、〈いま・ここ・私〉に根ざす「身分け言葉」は、アクチュアルな言語活動と言い換えることができるだろう。つまり、あらゆる言語活動がすべて単独性を一般性へと変換させるというわけではなく、アクチュアルな言語活動は、固定化された価値判断による一律化から免れ〈いま・ここ〉で〈私〉と場を共有する〈あなた〉との間に成り立つ言語活動なのである。「身分け」が身を起点にその場で把握される他なるものとの関係的な世界認識であることを鑑みれば、目の前にいる〈あなた〉の存在は、アクチュアルな言語活動において極めて重要である。したがって、アクチュアルな言語活動においては、〈あなた〉が誰であるかによって語られる内容や強調される点も異なり、全く相反する内容が語られることとすらありうるのである。

アクチュアルな言語活動は、多くの場合、〈いま・ここ〉〈私〉の目の前にある聴き手との〈身〉を伴うコミュニケーションのなかにある。こうしたコミュニケーションにおける〈身〉とは、たとえば、野村直樹がナラティヴ・セラピーにおいて聞き手の「無知」が重要であることを指摘する際、その「無知」とは聴き手の専門家としての未熟さや知識不足ではなく、「純粋な好奇心に満ちた構え」「クライエントから教わるという姿勢」であるというときの「構え」や「姿勢」である。この姿勢とは、クライエントの語りを紋切り型の科学ストーリー（病理モデル）に押し込んでしまわず、世界にたったひとつしかない物語として、その固有のシナリオや比喩の内側に身を置くという聴き手の姿勢である［野村　一九九九］。物語ることによる癒しを期待するナラティヴ・セラピーにおいても、物語る内容＝情報よりも、語り手と聴き手とがその場に居合わせるという〈身分け〉の視点が重要とされるのである。こうした姿勢は、六車由実が老人ホーム利用者に対する聞き書きをしながら、日本植民地下の台湾で生まれ育った「坂井さん」が語るサトウキビの製糖過程の話をワクワクと心躍らせ「驚き続け」ながら聞く姿と重なる［六車　二〇一二］。アクチュアルな言語活動を成立させるのは、言葉を媒介に伝達される「情報」ではなく、語り手と聴き手がその場に居合わせ会話を交わすという〈身〉を伴うコミュニケーション過程なのである。したがって、アクチュアルな言語活動がおこなわれるとき、たいていの場合、そこにはいつも〈あなた〉がいるのである。

一方、前節で述べたような一般化をもたらす言語活動すなわち言語表象は、〈いま・ここ・私〉から離れ「誰もが」理解できる情報というかたちで物象化され独り歩きしていく。そこでは、「誰にとって」という人称性は排除され、聴き手との〈身〉を伴うコミュニケーションも介在しえない。こうした「言分け言葉」の性質こそ、前節で述べたような、単独性を特殊性に変換させる装置としての言語の性質である。そして、本書で言及する言語表象の忌避とは、他でもない「言分け言葉」の忌避なのである。

丸山が指摘するように、「言分け構造」による世界の記号化の過剰は、わたしたちの生活を大きく変容させている［丸山　一九八二］。アルフレッド・クロスビー（Alfred Worcester Crosby）が明らかにしたように、世界のあらゆる事象を数値化したり、五線譜上に音符で表したり、幾何学的空間に置き換え写実したりするという手続きは、ヨーロッパ帝国主義の覇権をもたらす重要な装置として機能した［クロスビー　二〇〇三（一九九七）］。また、近代化を「資本主義が、大地に根付いたもの、根拠を与えられたものを根こそぎにして流動的なものにし、流通を妨げるものを排除し抹消して単数的存在を交換可能なものと化す過程」とし、近代において視覚に与えられた特権性を描いたジョナサン・クレーリー（Jonathan Crary）も、この過程において、世界の記号化が果たした影響について明らかにしている［クレーリー 二〇〇五（一九九〇）］。こうした世界の言語化・記号化は、ベネディクト・アンダーソン（Benedict Richard O'Gorman Anderson）が指摘したように、活字と出版技術の普及・革新と資本主義の興隆に後押しされながら、「創造の共同体」をつくり上げたのである［アンダーソン 一九九七（一九九一）］。世界を一律の価値基準によって一般性に落とし込むこと、すなわち「言分け言葉」の過剰は、グローバル資本主義と連動して今この瞬間も拡張し続けている。このことについては、第五節であらためて考えることにして、次節では、個人が「語る」ことを強要する社会について、「病いの語り」を主題に検討していきたい。

四 「病いの語り」の孤独

一九七〇年代以降、北アメリカ社会における生物医療の臨床を主な研究対象とする医療人類学において、病いの語り（illness narratives）研究はおこなわれてきた。「病いの語り」研究は、社会統制の装置としての医療化や社会的役割としての患者という属性からこぼれおちたひとりひとりの患者による個別具体的な病いの経験を明らかにすることを主眼としている。そこでは、医師による医療診断をつうじて患者の身体を単一的な医学用語に還元し、他の身体と比較可能な疾病（disease）の症例から、患者の身体、心理状態、社会環境、経済条件、さまざまな領野をまたぐ苦悩の経験の総体としての病い（illness）を区別し[7]、患者自身の語りから病いの経験を明らかにすることが試みられている[8]。「病いの語り」研究によって明らかにされたのは、医療化と専門家支配を論じた研究者たちによって過度に否定的にとらえられてきた、患者を一方的に抑圧する装置としての医療のとらえ方や（cf.ピーター・コンラッド［Conrad 1992］）、被抑圧者としての受動的で固定的な患者像からこぼれ落ちる患者ひとりひとりの病いの経験と、それについての患者自身による語りである。そこでは、患者個人の経験や、彼・彼女とかかわる家族や友人からみた病いの経験に焦点があてられ、医療化に必ずしも従属的でない患者たちの主体性が明らかにされた。

「病いの語り」研究において本書が注目したいのは、患者自身が病いを語ることに対して、研究者たちだけでなく、患者たち自身も積極的であったという事実である。「病いの語り」研究の舞台となった後期近代あるいは脱近代《ポスト・モダン》と呼ばれる社会においては、患者たちが語ることは、大いに歓迎されることであり、ときに要請されることでもあったのである。野口裕二は、患者による「病いの語り」の臨床医療への適用を試みるナラティヴ・セラピー（物語り療法）の可能性について論じた論考の末尾において、患者自身が語ることの背景を社会の個人化に求めている。野口によれば、あらゆることが個人の選択の結果であるとみなされる結果、自分の人生を設計するという任務が各個人に与えられる個人化する社会においては、人々が自分の人生をひとつの物語としてとらえ、その作者兼主役となることを要請されるのだという［野口 二〇〇五：二二一―二三七］。また、アーサー・フランクは、脱近代について、「人々が自分自身のものとして認知することのできるような声」が必要とされ、また「自分自身の物語を語る能力が要求される時代」（強調ママ）であり［フランク 二〇〇二（一九九五）：二四―二五］、その物語はつねに、回復というひとつの目的、すなわち社会的逸脱としての病人という役割から、健康を取り戻すことで抜け出ることに集約されているのだと説明している［フランク 二〇〇二（一九九五）：二一一―二三八］。

フランクによると、病いの脱近代的な経験は、「医学的物語によって語りうる以上のものが自らの経験に含まれていると、病む人々が認識するところから始まる」［フランク 二〇〇二（一九九五）：二四］という。彼は、ポストコロニアリズムが孕む矛盾を指摘したガヤトリ・チャクラヴォルティ・スピヴァク（Gayatri Chakravorty Spivak）の議論を引用しながら、後期近代社会における寛解者の社会を脱植民地状況にたとえて説明する。スピヴァクによって提示されたポストコロニアル状況とは、植民地化された人々は、支配的テクストがそれ自体を構築する際に、自分たちのことが必要とされているにもかかわらず、その必要性についての認識を欠いているということが認識される状況である［スピヴァク　一九九二（一九九〇）］。

フランクは、スピヴァクによるこの指摘にもとづき、咽頭ガンの手術を受けた男性患者の身体が、外科医によって珍しい症例として注目され、彼の経験した苦しみを抹消し、倫理的配慮から匿名の誰か（何か）とすることで彼の存在を完全に無視するかたちで医学雑誌に写真つきで掲載された事例を植民地統治であると指摘した。すなわち「医学雑誌の支配的テクストは、苦しんでいる人を必要とする。しかし、その人ごとの個人的な苦しみは認知されえないのである」［フランク　二〇〇二（一九九五）：三〇］と。その上で、後期近代における寛解者たちは、こうした植民地統治に抗して、自身の個人的な病いの経験に、医療や医師が侵入してくるのを拒み、自身を「統一的で一般的な視点」の外部に位置づけうるよう語るのだと論じている。そしてこれをポストコロニアル状況であると指摘した上でフランクは、以下のように続ける。

人々にとって、自らの物語を専門家の権限の届かないところに移行させるということは、自らの個人的な責任をより深いところで引き受けるということを意味している。パーソンズ（Talcott Persons）の病人役割においては、病む人間は、患者として、ただ回復するということに対して責任を負うものでしかなかった。寛解者の社会では、脱植民地的な存在としての病む人々は、病いが自己の人生の中でもつ意味に対して責任を負わなければならない［フランク　二〇〇二（一九九五）：三二］。

フランクによると、自分自身の人生の物語を大切にし、語りの譲り渡しを拒絶することは、反省的な自己点検《リフレクシヴ・モニタリング》という明確な行動へと転じるのだという。専門家の支配のおよばないところに自らの病いの物語を移動させたところで患者たちを待ち構えるのは、病いから回復しなければならないという病人役割を担うことだけでなく、病いの経験を再帰的・反省的に把握し、病いの経験がもちうる自分にとっての意味を自身で見出し、それに対し責任を負わなければならないという現実なのである。そして再帰的・反省的に把握し語られる言葉は、もはや〈いま・ここ・私〉という「見分け」の世界から離れたところにある「言分け構造」の世界にある言葉である。

フランクは、病いに関する物語を語ろうとすればするほど、身体的苦痛や現実との葛藤のなかで自己物語を中断、難破していく患者たちの苦しみを描き出す。そして、「病気からの回復」という決まりきった結末をもつ物語のプロットから零れ落ちてしまった人々が語る物語が、しばしば聞き取り難いものであるのは、物語のあいだには縫い合わすことのできない語りに穿たれた穴が存在するためであると述べた上で、以下のように論じている。

（病気からの回復の対極にある）混沌を現に生きている人々は、言葉によって語ることができない。混沌を言語化された物語へと転換させるということは、それを何らかの形で反省的に把握するということである。物語のなかで語ることのできる混沌は、すでに距離を置いて位置づけられており、回顧的に反省されている［フランク二〇〇二（一九九五）：一四〇―一四一］。

混沌を言語化しようとする営みは、その過程において混沌から距離をとることによってはじめて可能となるのであり、混沌を現に生きる人々は、決してその直接的な経験を言語化することができないのである。脱近代が個人に向けて要請する、「病いの経験の自分にとっての意味を見出しそれに対し責任をもつこと」は、つねに生の経験、つまりアクチュアルな〈身〉の経験から距離をとり、それを反省的に把握することによってはじめて可能となるのである。

「病いの語り」を強要することは、その語り手を孤独へと誘う(9)。なぜなら、「病いの語り」を語ることは、自身の生の経験を外側から見つめ、〈いま・ここ・私〉から距離を置くことに他ならないからであり、その物語には、〈いま・ここ・私〉と〈身〉のコミュニケーションを共にしてくれる〈あなた〉、目をキラキラさせ「驚き」ながら耳を傾けてくれる〈あなた〉がいないからである。「身分け言葉」あるいはアクチュアルな言語活動が行われるとき、そこには常に〈あなた〉がいて、そこで語られる言葉は目の前の〈あなた〉に向けられている。ところが、「自分自身の物語を語る能力が要求される時代」においては、「誰が」語るかという点が過度に重視される一方で、「誰に向けて」という視点は曖昧にされるのである。

五　オーディット・カルチャーと〈あなた〉不在の物語

「誰が」語るかということが偏重される〈あなた〉不在の物語の増殖は、個性やアイデンティティといったものにかつてないほどの価値が与えられる今日、ますます加速しているようにみえる。トウェンギとキャンベルによると、個人化が過度に推し進められた今日の北米社会においては、個性偏重主義が教育やマス・メディア、消費行動、宗教、ボランティア活動などあらゆる場面で顕著となっており、その副産物として自己愛過剰《ナルシシズム》な人々（自己愛病者）を生みだしているという。こうした人々は、虚栄心や特権意識をもっていることが特徴で、所得に見合わないほどの過度の消費活動をおこなったり、反社会的行動をおこなうだけでなく、自身の私生活を都合の良いアングルで切り取り、インターネット上で不特定多数の人びとの前にさらけ出すのだという［トウェンギ／キャンベル　二〇一一

〔二〇〇九〕」。個人化による個性偏重主義の浸透は、過剰な自己表象と〈あなた〉不在の自己顕示を促しているのである。

しかしながら、〈いま・ここ・私〉から離れたところで表象されるこうした個性は、きわめて没個性的なものに他ならない。すでに述べた通り、〈いま・ここ〉から離れ独り歩きする言語表象とは、単独性＝代替不可能性を比較可能性＝代替可能性へと変換させる装置に相違ないからである。フェイスブックで披露される出来事は、〈いま・ここ〉から都合よく意図的に切り取られた一面でしかなく、それは他との比較が可能な地平にある。クリスマスのディナー「について」の報告を、任意のアングルで切り取った写真とともにアップロードしたところで、それは、ディナーを共にした〈あなた〉と過ごす時空間という〈いま・ここ〉というアクチュアリティからかけ離れた、他のクリスマスディナーと比較可能な地平にしかないのである。そしてその閲覧者との間には、〈いま・ここ〉から切り取られた画像や文字情報を媒介としたコミュニケーションしかありえず、〈いま・ここ〉を共にする〈身〉のコミュニケーションは成立しえない。言葉や表象で説明される個性とは、その程度のものであると考えるべきであろう。[10]なぜならば、「かけがえのなさ」という単独性は、わざわざ言葉で説明しなくとも〈いま・ここ〉に普遍的に存在する差異なのだから。

このことは、「あなたの旦那さんってどんな人?」という質問を前にして口ごもってしまうことと関係している。「優しいけど変なこだわりがある」とか「野球と車が大好き」とか「酔っぱらうと面倒くさい」とか言ったところで説明しきれた気分にはなれない（彼も納得しないだろう）。親しい間柄であればあるほど、普段しゃべりすぎるほど会話しているにもかかわらず、その人「について」第三者に説明することは難しいものである。[11]そもそも、言うこと成すことすべてが首尾一貫した個人など存在しえないという現実を鑑みれば当然のことである。かけがえのない個性あるいは単独性＝代替不可能性というものは、「言分け言葉」とは別の次元にあると考えるべきだろう。

小田は、クロード・レヴィ＝ストロースが真正性の水準の議論において提示した、真正な社会と非真正な社会における他者との関係のつくられ方の違いに注目し、前者に単独性を見出す。レヴィ＝ストロースによると、非真正な社会における他人との関係は、間接のコミュニケーションの形（本、写真、新聞、放送、その他）、あらゆる種類の媒介（書類、行政文書）を通じて構築されるという。これに対し、真正な社会では個人間コミュニケーション、つまり「近隣関係」によって関係が形づくられ、個々のひとりの人間はさまざまな側面をもつ全体的なものとしてまるごと大づかみに理解されるのである［レヴィ＝ストロース　一九七二（一九五八）：四〇七―四一〇、二〇〇五（一九八八）：四一―四五］。レヴィ＝ストロースによるこうした議論をふまえ、小田は、真正性の水準を単独性と特殊性の議論に接続する。小田によれば、非真正な社会においては、人は他人を、イデオロギー的な立場や社会的地位や職業、民族・階級・ジェンダーといった明確に分割され一般化された概念や属性（カテゴリー）に還元してはじめて把握する。こうした属性は、比較可能で代替可能な属性や属性の束、すなわち一般性―特殊性の軸であると言い換えることができる。これに対し、真正な社会においては、対面的で直接的な〈顔〉のある関係によってできあがるゆえに、個人は役割に還元されることはなく、役割や属性をも含めた包括的でおおまかな全体として、すなわち単独性において理解されるのである(12)［小田　二〇一二：五二、二〇一四：三―四］。

小田の議論をふまえると、非真正な社会における関係を形づくる一般化された概念や属性とは、〈いま・ここ〉に居合わせていない「誰もが」理解できる「言分け言葉」であり、真正な社会における個々一人の人間が全体的なものとしてまるごと大づかみに理解されるという関係の構築は、〈いま・ここ〉に根差すアクチュアルな言語活動の積み重ねによって成り立つものだということができるだろう。付き合いの長い親しい間柄であればあるほど、飽きるほど「おしゃべり」しているにもかかわらず、その人「について」言葉で説明しようとするとそれができなくなってしまうのは、その人を属性に還元せずにまるごと大雑把に把握しているからなのである。

レヴィ＝ストロースによると、書物、写真、新聞、雑誌、ラジオ、テレビといった間接的コミュニケーションの発展によって、夥しい数の人々と接触の機会を持つことができるようになる一方で、こうした媒体は、ある「まがいもの」らしさを生じさせるのだという［レヴィ＝ストロース　一九七二（一九五八）：四〇七—四〇八、二〇〇五：（一九八八）：四二］。この「まがいもの」らしさこそ、一般性—特殊性の軸による人の把握の仕方であり、親しい人「について」言葉で説明しようとするときに感じる違和感に他ならない。小田が述べるように、個人が地位や職業や個性など、他との比較によってのみ現れる「属性」によって理解されるようになると、真正な社会における「あの包括的な経験、つまり一人の人間が他の一人によって具体的に理解される」［レヴィ＝ストロース　一九七二（一九五八）：四〇七］ときの個の代替不可能性（かけがえのなさ）、すなわち唯一性や単独性が失われるのである［小田　二〇一二：五二］。

レヴィ＝ストロースが「まがいもの」らしさの増殖を危惧した一九五〇年代あるいは八〇年代とは比較にならない規模で間接的コミュニケーションが常態化する今日、〈いま・ここ・私〉から離れた「言分け言葉」あるいは「属性」による把握は、驚くべき力強さとスピードで増殖している。そしてこの背景として、グローバル資本主義とともに拡大するオーディットと呼ばれる秩序の存在を指摘できる。

マリリン・ストラザーン（Marilyn Strathern）は、『オーディット・カルチャー——説明責任・倫理・学会における人類学的研究』（*Audit Cultures: Anthropological Studies in Accountability, Ethics and the Academy.*）という論集の冒頭で、オーディットの秩序は、今日のグローバル社会に偏在しており、説明責任（accountability）という名のもとに交付される価値・実践であると説明している。それは例えば、今日の人類学的研究は高等教育や大学への還元が求められており、「立証儀礼」[13]（rituals of verification）という手続きによって価値を与えられるという事実が示すように、教育や医療などありとあらゆる現場において見出せる秩序のことである［Strathern 2000: 1-18］。

春日直樹は、今日の世界状況をグローバルに展開する市場化（ネオリベラリズム）と自己規律化という二重の運動としてとらえ、オーディット[14]を、これらの運動が連動して生み出し急成長させた産物だと説明している［春日 二〇〇七：一―二八］。春日によると、商品の品質管理やリスク保証、売買行為の妥当性の検証が求められるグローバル市場においては、この監査作業は当事者や政府や専門家でさえも単独で担いきることができず、あらゆる人を動員し共同作業として行われるようになるのだという。オーディットはまた、自己規律化の申し子でもあり、「自己点検」「自己評価」といったように自分で自分を監視し、客観的な基準によって自己を診断して、他者へと開示するよう命じる。他者に向けた説明行為は、自分が自分であるべく自己を律する行為であり、他者への責任を果たしながら、その他者に向けて「お前も自己であれ」と命令するのである［春日 二〇〇七：二―三］。

　グローバル資本主義および自己規律化と結びついて誕生したオーディット・カルチャーとは、「自分自身の物語を語る能力が要求される時代」あるいは、個性やアイデンティティといったものの価値を偏重し、〈あなた〉不在の自己表象を促す秩序を作り上げているということができるだろう。さらに、あらゆるもの（品質、情報、能力、体力）を言語化・数値化することで評価・査定の対象とし、資本に結びつけて比較可能・取り替え可能なもの（資格、診断、成績）にする運動としてのオーディット・カルチャーは、「言語化せよ・数値化せよ」という至上命令であるととらえることもできる。そしてこの動きは「説明責任による透明化」という神話によってますます強化されているのである。

　既に述べたように、あらゆるものを言語化・数値化し、自分自身の物語を語ることを強要したところで語られる「言分け言葉」が表象するのは、代替可能で比較可能な個性である。オーディット・カルチャーとは、監査という「言分け言葉」によって〈いま・ここ〉から〈身〉のコミュニケーションを奪い、代替可能性を押し付ける秩序であると言ってもよいだろう。ダイナミックで創造的な知が生まれる場所であるはずの研究・教育の現場、「癒しの場」であるはずの医療の現場に目を移せば、そこはオーディットによってくまなく満たされた空間となり果てている。

そこでは、目の前にいる〈あなた〉との〈身〉のコミュニケーションを交わすことを共に喜び、時間を忘れて創造的な議論を重ねることよりも、評価や報告書を正確かつ安全に期限通りに提出することが優先される。そしてこうした空間は、私たちの生活を隈なく浸食しつつあるのである。関根康正がいうように、オーディットは、説明責任による透明化の向上という一見社会の浄化に見えてしまう性質ゆえ、その導入を阻止できず、次々と普及浸透していく。その結果は、底なし沼の自縄自縛であるのは明らかであるにもかかわらず反論できないという、何とも歯がゆい現実なのである［関根　二〇〇九：五二六］。

関根は、オーディットによってくまなく満たされた社会を、以下のように危惧している。

先取りの責任回避で手足を縛られ、閉じられ重くなった自己では、社会は構築できず解体していくだろう。社会は自己に固まり重くなった人間たちの自重で自壊していくことだろう。不透明で簡単には説明できない（言語化できない）他者性を含みえないような自己やホームは、閉塞していく。だから、この現代社会の主流に棹さして、人間が生きられる空間をミクロに切り開き直すことが急がれるのである。流動と自立との間で引き裂かれながらも説明責任主体であることを辛うじて維持し、どうにかホームを保守している者は、そのわずかな恒常性⑮にしがみつくようにますます防御的排他的にならざるをえない。にもかかわらず、現実社会の実相はネオリベラリズムの作り出す自由化という名の流動性と再帰性を激化させるのであるから、オーディット・カルチャーとはまさに手の込んだダブルバインド状況（主体の自立化と主体の流動化の二つの命令の間で）を私たちに強いるものなのである［関根　二〇〇九：五二六］。

あらゆるものを言語化せよ、という至上命令のもと、私たちに代替可能性を押し付け閉塞感に貶める社会秩序は、単独性＝代替不可能性によって結びつけられた「かけがえのない生活の場」を奪い、見えないものにしてしまっている。しかしながら、〈いま・ここ〉に根差すアクチュアルな〈身〉のコミュニケーションは、先取りの責任回避で手足を縛られた閉塞的な自己を解放する契機となり得る。こうした場は、私たちが生き抜く上で欠くことのできない重要な領域なのである。

アルフォンソ・リンギスは、人が人を信頼するのは、「知識やイメージ、表象などというものを通じてではない」と述べている［リンギス　二〇〇六a：一一―一五］。そして、長期的な関係性や同じ共同体を作り上げているもの同士でなくとも、人が人を信頼することは可能だという。彼はこのことについて以下のような例を挙げて説明する。

日々、われわれは、確立した社会システム内の持ち場についている人々と対応する。そのシステム内では、行動は社会的に規定され、公認されている。バスの運転手は決められたルートを通り、銀行の係員は適正なローンを組むと信頼されている。それらの人々の行動に対するわれわれの信頼は、交通や商業システムの機能に関する知識に基づいている。だが、きみを信頼するのは、私の知識を超えて、きみというリアルな個人にすがることだ。あるとき、わたしは健康状態について数人の医師に意見をきいたのだが、そのうちのひとりかふたりは、最先端の手術の手法と技術の代弁者として話していることがよくわかった。だが、手術を依頼すると決めた医師に対する信頼は、彼女というリアルな個人との絆だ。彼女の識見や動機はわたしにはわからないし、無知と無能や、虚言と悪意の可能性もある［リンギス　二〇〇六a：一二］。

リンギスが語っているように、知識や表象を駆使した説明は、契約関係のなかにある信頼を補償しはするが、医師と患者という人と人とのつながりを断ち切ってしまうこともあるのだといえる。患者が自身の身体を他人にまかせなければいけない状況において、こうした説明や理屈抜きで成立する信頼が、患者にとって重要となるのではないだろうか。〈身〉のコミュニケーションから離れた「言分け言葉」としての言語表象を頑なに固辞する伝承医療の治療家たちの姿から、アクチュアルな〈身〉のコミュニケーションを凝視すること、本書の目的はここにある。

六　本書の構成と調査の背景

本書は、序論と結論をのぞく全三部九章で構成されている。

第Ⅰ部「パーランパリカ・ウェダカマという対象」では、スリランカ伝承医療、すなわちパーランパリカ・ウェダカマの輪郭について紹介していく。第一章「受け継がれる医療実践《パーランパリカ・ウェダカマ》」では、スリランカ伝承医療、すなわちパーランパリカ・ウェダカマについて、その特徴や伝承の形態、治療分野等について紹介する。パーランパリカ・ウェダカマは、「薬の家」と呼ばれる特定の親族集団において継承されるが、親族集団の構成員であれば誰もが継承できる訳ではない。第一章では、パーランパリカ・ウェダカマの継承において、個人の先天的な特性（アトゥ・グナヤ）が重視されることに注目しながら、一人一人の治療家がおこなう診療がひとつの独立した診療を構成している状況、すなわち「個」の医療としてのパーランパリカ・ウェダカマのあり方について明らかにする。

第二章「パーランパリカ・ウェダカマの位置づけ」では、スリランカにおける医療の歴史について概観した上で、今日のスリランカでおこなわれる複数の伝統医療のうち、もっとも大規模に行われているアーユルヴェーダをとりあげ、パーランパリカ・ウェダカマとの競合関係について明らかにする。

第三章「治療家たちの『顔』」では、調査をおこなったパーランパリカ・ウェダカマの治療家のうち七名をとりあげ、個別に紹介していく。また、筆者自身が受けた整骨治療の治療についても報告する。

第Ⅱ部「治療効果の由来」では、パーランパリカ・ウェダカマの治療家と患者との関係に注目し、パーランパリカ・ウェダカマの診療が患者や超自然的存在との関係によって支えられながら行われることを明らかにしていく。

第四章「アトゥ・グナヤ（手の効力）の由来」では、パーランパリカ・ウェダカマに必要不可欠とされる治療家個人の先天的な能力アトゥ・グナヤについて、処方薬の製造や治療とともに紹介する。その上で、治療家たちの治療能力と、天体の運行や超自然的存在が薬草にもたらすとされる治療効果との関係について検討する。

第五章「布施《ダーナ》としての診療」では、上座仏教徒の治療家たちが、自身がおこなう診療を功徳を積む行為とみなしていることから「診療を金儲けの手段にしたくない」という理想をもちながらも、実際には自身の生活や診療の継続の為にある程度の現金収入をしているという葛藤の中で、患者から受け取った金銭を元手に無償の診療という理想を実現する治療家たちの実践を紹介する。そこでは、治療家たちの理想実現が、治療家自身が診療をおこなった患者たちの志によって支えられていることが明らかとなる。

第六章「供物としての『診察料』」では、診療に際して患者から治療家に贈られる贈り物や貨幣、診療時の振る舞いに注目し、患者たちの治療家や診療に対する姿勢について明らかにする。患者たちはしばしば、治療家が処方薬の代金として金銭を請求するしないにかかわらず、診療が終わると任意の額の貨幣を儀礼で用いられるキンマの葉と共に治療家に渡し、治療家の足元で額づき礼拝する。第六章では、こうした患者たちによる贈り物や振る舞いは、各回の診療の「お礼」という意味合いに集約され得ないことについて検討する。

第Ⅲ部「沈黙と秘匿性（パーランパリカ・ウェダカマからみた言葉）」では、パーランパリカ・ウェダカマの診療において認められる言語発話・言語表象の忌避について紹介し、その背景について考察する。

第七章「沈黙の診断」では、パーランパリカ・ウェダカマの診療において治療家たちが患者に症状を尋ねたり、病状を告知したりすることを拒むことについて、治療家たちがおこなう脈診（ナーディの診断）に注目しながら考察する。さらに、「手」の診察を基本とする身体化された治療家の診断方法は、言語による表象を経由することなく処方薬に結びつけられていることについて検討する。そして、患者自身が治療家に対し症状を説明しない背景として、「何でも知っている」治療家に対して患者が自ら症状を説明することは失礼にあたるという「何も語らないという敬意と信頼」があることを指摘する。

第八章「名のなき草とその薬効」では、治療法や処方薬に使用する薬草について第三者に口外することが禁止されたり、治療家自身も名前を知らずに薬草を使用している事例について考察する。調査をおこなった治療家のなかには、「ラハス・べヘット」（秘密の薬）と呼ばれる第三者に口外してはならない治療法や薬草を継承するものが数多くいた。しかしこのことは、「誰もが継承・実践できるわけではない」というパーランパリカ・ウェダカマの特性を鑑みると、誰もが手続きをふまえれば知識を得ることができることを前提とする知的財産の保護という枠組みからは解釈できない。第八章では、「薬草の名前を言うとサクティ（治療効果）が無くなる・減退する」と主張する治療家たちの語りを手がかりに、「ラハスヤー＝秘密」という問題系について考察する。

第九章「発話がまねく禍、沈黙がもたらす効力」では、パーランパリカ・ウェダカマの診療において、診察時に病状を患者に告げたり、毒へビに咬まれた患部や毒へビの名前、薬草の名前を声に出していったりすることが忌避されることの背景について、発話が禍をもたらすとする「口の毒」を手がかりに考察する。

本論が依拠する調査データは、二〇〇八年九月～一〇月、二〇〇九年一〇月～二〇一〇年三月、二〇一〇年七月～二〇一一年一月、二〇一一年八月～九月、二〇一二年三月～四月、二〇一三年八月、二〇一五年一月～二月、二〇一五年七月～八月の期間、断続的におこなった合計一一か月間のスリランカ調査にもとづいたものである。[16] 二〇〇八年におこなった初回スリランカ調査から二〇一二年の三月の調査までを通じて、コロンボ県（Colombo District）バッタラムッラ（Battaramulla）市で診療をおこなう女性のパーランパリカ・ヴェダカマの治療家クスマさんのもとで継続して調査をおこなうとともに、ガンパハ県で診療をおこなう二九名のパーランパリカ・ヴェダカマの治療家を中心に、ラトゥナプラ県（Ratnapura District）で一七名、クルネーガラ県（Kurunegala District）で二名、アヌラーダプラ県（Anurādhapura District）で三名、合計五一名のパーランパリカ・ウェダカマの治療家のもとを訪問し、インタヴュー調査および診療に関する参与観察をおこなった。また、二〇一一年以降は、クスマさんの紹介でおとずれたラトゥナプラ県のバランゴダ（Balangoda）地区の農村に滞在し、調査をおこなった。

調査をおこなった四三名のパーランパリカ・ヴェダカマの治療家はすべてシンハラ人であり、一名のローマン・カトリック教徒をのぞく四二名はテーラワーダ仏教徒であった。調査はシンハラ語を中心におこなうとともに、医師の薬草や施術法について、ケラニヤ大学のアーユルヴェーダ学部に在籍する学生（男女各一名）によるシンハラ語および英語による解説を受けながらおこなった。

筆者は二〇〇九年一一月から二〇一〇年一二月まで国立ケラニヤ大学（Kelaniya University）シンハラ語学部シンハラ語学科の語学留学生として在籍しながらコロンボ県およびガンパハ県内を中心に調査をおこなった。シンハラ語学科在籍期間中は同大学アーユルヴェーダ学部においてアーユルヴェーダの講義を受けるとともに、アーユルヴェーダの学部教育に関する参与観察および教員・学生に対するインタヴュー調査をおこなった。さらに同学部に付属する国立アーユルヴェーダ病院において、同学部の教員であるアーユルヴェーダ医師の診療に立ち会い、アーユルヴェーダの病院における診療に立ち会ったり、患者や医学研修中のアーユルヴェーダ学部の学生に対しインタヴュー調査をおこなったりすることで、パーランパリカ・ヴェダカマの診療とアーユルヴェーダの診療および教育課程とを対比的に考察することが可能となった。

二〇〇九年一〇月〜二〇一〇年三月、二〇一〇年七月〜二〇一一年一月のケラニヤ大学在籍期間中は、同大学シンハラ語学科があるケラニヤ（Kelaniya）市とアーユルヴェーダ学部があるヤッカラ（Yakkala）市の中間地点に位置するガンパハ県（Gampaha District）キリバトゥゴダ（Kiribathgoda）において、西洋医療の女性医師が診療をおこなう建物の三階で下宿生活をおこない、キリバトゥゴダ町を起点としてガンパハ県内の複数のパーランパリカ・ヴェダカマの治療家のもとへ日帰りで通いながら調査をおこなった。下宿先の大家である西洋医療の女性医師の診療にも、たびたび立ち会うことがあり、パーランパリカ・ヴェダカマの治療家の診療と西洋医療の診療、患者の反応の違い等を対比的に考察するきっかけを得ることができた。

なお、本書で言及する地名や人名はすべて仮名である。

注

（1）今日のスリランカにおいて、植民地時代に植民地諸国によって導入されたいわゆる生物医療（biomedicine）は、バタヒラ・ウェダカマ（*bathahila wedakama*）すなわち「西洋医療」と呼ばれている。本論では、スリランカの文脈において生物医療について言及する際にはバタヒラ・ウェダカマの訳語である西洋医療を用い、スリランカに限定せずより広い文脈で生物医療一般について言及する際には生物医療という語を用いることにする。

（2）柄谷は、単独性と同じ意味で個別性という語を用いたこともあったが［柄谷　一九八九］、以降の議論では一貫して単独性という表現を用いていることから、本論でも単独性に統一することにする。

（3）柄谷は普遍性について、反復したり、交換したり、他に置き換えようのないもの、「けっして繰り返し得ないものの反復」「一回一回が創造的」であると説明している［柄谷　一九八九：二五五―二五六］。

（4）当然のことながら、他の出来事としての交通事故と比較検証することによって、事故の実態を明らかにすることは重要である。そうすることができなければ、保証も何もできなくなってしまう。

（5）丸山は、このことについて、ベンツが自家用車としての有用性によってではなく、社会的ステイタスのシンボルとして機能し、ルイ・ヴィトンのバッグも有用性以上にブランド価値をもつという例を挙げて説明している［丸山　一九八二：二六］。

（6）野家啓一は、〈いま・ここ・私〉という〈身〉を起点とした世界認識を、身体的中心あるいは身体軸による把握とし、〈言分け〉による把握を指標軸による把握として対比している［野家　二〇〇五：二〇八―二二五］。

（7）「病いの語り」論者における両者の区別は、アラン・ヤング（Alan Young）による illness（病い）、disease（疾病）、sickness（病気）

の区分に依拠している。ヤングは、illness を患者が経験する病的経験、disease を医学的知識に裏付けられた疾病、sickness を両者をまたぐ領域として、概念的な区別をおこなった［Young 1982: 266］。しかしながら、今日の欧米の臨床医療においては疾病：病い、医師：患者の差異は当然のこととして認識され、医学教育や医療制度にも「患者中心の医療」が反映されている。また、健康や医療にかかわる専門的な知識も、患者の身の回りにあふれている。こうした状況下、松繁卓哉は、イギリスにおける患者たちによる自助活動の調査をつうじて、患者の知と専門性について批判的検討をおこなっている［松繁　二〇一〇］。

（8）アーサー・クラインマン（Arthur Kleinman）は、慢性の痛みや症候を抱えながら生きる人々にとって、医学的知識に裏づけられた症例や病名が、患者によって経験されるとらえどころのない痛みや症候を説明する折の手がかりとなりうることを指摘し、医療が人々に対し必ずしも抑圧的に働くわけではないことを論じている［クラインマン　一九九二（一九八〇）］。

（9）丸山は、自己言及の過剰について、レヴィ＝ストロースのインセスト・タブーの議論になぞらえて、社会の縮小化につながると説明している。丸山によると、レヴィ＝ストロースが、インセスト・タブーを、「自家消費の禁止」すなわち「交換の命令」であると分析したのと同様に、自己言及の拒否というタブーは、その背景に「交換せよ」、他者との交換によって社会の連帯を創りあげよという命令であると解釈できるというのである［丸山　一九八四、丸山・廣松　一九九三：七八―七九］。

（10）もっとも、言葉で表象・説明される個性や特性は、それが「身」のコミュニケーションを伴うとき、当事者の経験に強烈に訴えかけることは大いにありうる。リンギスは、「なんて君は美しいんだ！」という言葉を投げかけられた彼／彼女の顔色が変わったり表情がこわばったりする例を挙げ（言われた女性は感謝に満ちた輝くような笑みを浮かべ頬を染めてさらにその美しさを増すということもあるだろうが、相手や文脈、関係性によっては、妻に対する夫の策略あるいは埋め合わせととられたり、隠れ同性愛者とされたり、セクハラ裁判に身をさらすことになりうる）、「言語は根本的に、識別する手段ではなく、聖化する手段である」と述べている。ここで言明される、「君は美しい」という評価は、その事実の確認や再確認のためではなく、そう言われる人に力を呼び覚まし、駆り立てうるものである［リンギス　二〇〇六b（一九九四）：七二―七六］。しかしここで言葉が聖化の手段として機能し彼女の頬を赤く染めるのは、この言明において重要とされるのが「美しい」という評価の妥当性ではなく、誰が美しいと言ったのか、という〈今・ここ〉の身のコミュニケーションに根差しているからに他ならない。

（11）本書執筆の過程でも、長期にわたって関係を取り結んできた治療家「について」説明することは筆者にとってとても困難で、どこからどこまで記述すべきかという判断をつけられずに、その部分は納得できるものとはならなかった。とりわけ、筆者にとって特別な存在であるクスマさんについて紹介する第三章第五節を執筆するのは一番難しくて、最後まで書き終えた気がしていない。

（12）しかしながら、レヴィ＝ストロースや小田が指摘するように、真正な社会と非真正な社会は二律背反と言うのではなくむしろ同居しているのであり、「人類学は近代社会に『真正の面』を認知し、それを取り出そうと努めてきた」［レヴィ＝ストロース　一九七二（一九五八）］のである。この点について小田は、「二重社会」という概念を用いて詳しく論じている［小田　二〇〇九］。

（13）「立証儀礼」とは、メアリ・ダグラス（Mary Douglas）による用語であるが、ストラザーンがここで言及するのは、会計学者のマイケル・パワー（Michael Power）が『監査社会――検証の儀式化』［パワー　二〇〇三（一九九七）］という著作においてオーディットと関連づけて提示し直した概念である。

（14）春日によると、オーディットという語は、もともとの「会計監査」の意を拡張して、専門的な品質管理、認定、保証、報告、評価など、形式化された説明責任の様式を広範に指示するものとして用いられるという［春日　二〇〇七：二］。

（15）ここで言及される恒常性とは、樫村愛子がネオリベラリズムの特性として再帰性とともに指摘した恒常性をさす。樫村によると、ネオリベラリズムとは、市場原理にもとづき個人や社会を常に変化・刷新させていく「貧しい再帰性」のモデルとともに、このモデルから打ち捨てられた大多数の人々の間に、生活と社会の安定を求める抵抗運動を引き起こすのだという。社会の流動化は、社会の「恒常性」の剝奪への懸念から、人々を反動的な政治制度に回帰させたり、個人と社会の変化を否定させたりするのである。樫村は、流動化への反動として強化される「恒常性」を、変化を否定し原理主義に陥らせる「貧しい恒常性」であると指摘している［樫村　二〇〇七］。

（16）スリランカ調査は、日本学術振興会特別研究員（DC1）研究奨励金（二〇〇八年～二〇一〇年度）、澁澤民族学振興基金、松下幸之助記念財団、旅の文化研究所研究助成金（すべて二〇一一年度）、日本科学財団笹川学術振興基金（二〇一二年度）、日本学術振興会特別研究員（PD）研究奨励金（二〇一三年度～二〇一六年度）による研究助成を受けておこなった。

第Ⅰ部　パーランパリカ・ウェダカマという対象

第一章　受け継がれる医療実践《パーランパリカ・ウェダカマ》

一　「個」の医療

本書が対象とするスリランカ土着の伝承医療パーランパリカ・ウェダカマについて紹介しよう。パーランパリカ・ウェダカマ（*pārampalika wedakama*）は、シンハラ語で「受け継がれる医療実践」という意味であり、べヘット・ゲダラ（*beheth gedara*「薬の家」の意）あるいはウェダ・ゲダラ（*weda gedara*「医療の家」）とよばれる特定の親族集団の内部で受け継がれてきた、担い手の出自と伝承形態にもとづく土着の医療実践に対する総称である。したがって、パーランパリカ・ウェダカマは、西洋医療やアーユルヴェーダなどのように、国家によって制度化されたひとつの医療カテゴリーとしてあるわけではなく、テクストもなければ統一された理論や治療術が共有されているわけでもない。パーランパリカ・ウェダカマは、べヘット・ゲダラごとに特有の診断法や治療法をもち、世代間で継承される個別の実践なのである。

パーランパリカとは、「受け継ぐ」という意味の動詞「パランパラーワ」（*parampalāwa*）に由来する。[1]ウェダカマ（wedakama）は、ウェダ（*weda*）とカマ（*kama*）から構成されており、ウェダは「医療処置をおこなう治療家あるいはその知識」のことをさす。ウェダは「教養や知識もっている者」の意味をもつサンスクリット語のヴァイディヤ（widya）、パーリ語のウェッジャ（Wejja）に由来する。カマは、「〜する」という意味をもつシンハラ語の動詞カラナワー（karanawā）に由来し、「すること、行為、機能、それによる利益」などの意味がある。[2] したがって、ウェダカマは「医療実践」と訳すことができるだろう。[3] カマは単数形であり、複数形はカム（kam）というが、パーランパリカ・ウェダカマについて、複数形でパーランパリカ・ヴェダカムと呼ばれることは、筆者が調査した範囲ではみとめられなかった。

特定の親族集団において継承されるという特性ゆえ、パーランパリカ・ヴェダカマは、親族集団ごとに異なった診療がおこなわれている。治療家や患者たちに、「このウェダカマは何というのですか？（Mē wedakama mokadda kiyanne?）」と尋ねると、治療家の屋号（gedara nama）や親族由来の地名にちなんで「〇〇ウェダカマ」とか、「〇〇さんの整骨治療」、「〇〇（集落名）のウェダ・マハットゥヤー（weda mahathyā「お医者さま」）／ウェダ・ハーミネー（weda haminē「（女性の）お医者さま」）」といった答えが返ってきた。また、自身でおこなう診療について名乗るための名前をもたない治療家も少なくなかった。[4]

こうした呼称からは、ひとりひとりの治療家の名前がそれ自体としてひとつのウェダカマを構成するという状況、治療家の数だけウェダカマがあるという状況がみとめられる。ある治療家がおこなうウェダカマは、他の複数の治療家たちがおこなうウェダカマと、少なくとも語彙の上で、一括りにできない対象なのである。そして、この一括りにできないという性質は、治療家の生得的な治療能力が重視されることと深く関係している。第四章で詳しく論じるように、パーランパリカ・ウェダカマは、治療家の生得的な治療能力によっておこなわれると考えられており、その知識や治療術は治療家その人から独立して存在しえないものとされている。そしてパーランパリカ・ウェダカマの診療を受けにやってくる患者のなかには、「この治療家にしかできない」ウェダカマを求めて遠方から受診する者も少なくない。ひとりひとりの治療家がおこなうウェダカマは、他の治療家がおこなうことが不可能とされているのであり、こうした唯一無二のウェダカマ同士をまとめてひとくくりにしてしまうことは、彼・彼女らにとっては意味をなさず、またそうする必要もなかったのである。

調査をおこなった治療家や患者たちは、他の複数の治療家たちと一括りにしてパーランパリカ・ウェダカマという言葉で呼ぶことに対して異論はなかったものの、彼・彼女たちが積極的にこの呼称を用いることはなかった[5]。あくまで、「〇〇さんの整骨治療（*kadum bindum*）」だったのである。パーランパリカ・ウェダカマは、西洋医療やアーユルヴェーダのように、統一された理論や治療法を共有し、どの治療家も同じ診療をおこなうことが要請される医療とは異なり、治療家その人とともにある診療ということができるだろう。したがって、アーユルヴェーダなどスリランカにおける他の伝統医療と同格に並置できるものではない。アーユルヴェーダはどのアーユルヴェーダ治療家がおこなってもアーユルヴェーダだが、パーランパリカ・ウェダカマは各治療家がおこなう診療それぞれが、ひとつのウェダカマなのである。

レヴィ＝ストロースは、分類という仕事にかんして固有名詞と普通名詞との関係から考察するなかで、生物学における種という観念と個体という観念との関係が、社会生活においては「奇妙な変換」を余儀なくされることを指摘している。レヴィ＝ストロースによると、「生物学における種とは、同じ一本の木の上に芽ぐみ、開花し、しぼむ個々の花であり、個体であるひとつの花はいずれも一品種の標本である。ところが、社会生活においては、各個体がそれぞれ個性を発達させるようになり、もはや一品種の標本という考え方に収まりきらなくなってしまう」という。そしてこの個性とは、「『単一個体的』な観念であり、ある個人が死ぬときに消滅する個性、いろいろなものの考え方と行動のひとつの綜合体であり、まったく独自でかけがえのないもの」であるという。その点で、「ある一種の花が、化学的にはすべての植物種と同じ元素からできてはいても、他の種とは異なる独自の綜合体を成しているのと同じである」という［レヴィ＝ストロース　二〇〇二（一九六二）：二五六―二五八］。つまり、社会生活において、各個体は、他の個体と代替不可能ともいえるべき個性を発達させるがために、個体それ自体がひとつの種となってしまう状況、すなわち「種としての個体」[6]として存在しているのである。

レヴィ＝ストロースによるこの指摘は、きわめて示唆的である。筆者が調査をおこなった治療家たちは、脈診や触診など、筆者が観察する限り、似たような方法で診察し、似たような薬草薬を塗っているようにみえた。じっさい、使用している薬草の種類やその効用について質問すると、どの治療家からも似たような内容の説明を受けた。しかし、第六章で詳述するように、調査をおこなった患者たちは、その治療家がおこなう診療が、その治療家にしかできないものであると期待してやってくる。患者たちは、それぞれの治療家がもつ生得的な力やさまざまな条件が整った上で発揮しうる代替不可能な力による治療を望んでいるのである。そして治療家たち自身も、自らの診療が、出自などさまざまな条件が整わない限り成り立たないようなものと位置づけている。つまり患者たちにとってパーランパリカ・ウェダカマの治療家がおこなう診療は、この人しかできないということが重要なのである。また、治療家の能力だけでなく、治療家と患者との診療以外の場面でおこなわれるやりとりを通じて、患者は治療家に対し、尊敬や信頼、親近感を寄せており、患者は治療家とのあいだで親密な関係性を築いていることも影響している。

したがって、筆者が調査をおこなった治療家たちがおこなうそれぞれの診療は、治療家その人から切り離して存立しえないようなものとして治療家自身や患者たちによって考えられているのであり、種としてのなにがしかの医療システムのなかに位置づけられる標本としてあるのではない。治療家がおこなう診療それ自体が、ひとつのカテゴリーをなすようなものとして認識されていたのである。さきに、パーランパリカ・ウェダカマの「カマ」という言葉には複数形の「カム」があると述べたが、パーランパリカ・ウェダカマについて、複数形でパーランパリカ・ヴェダカムと言われることがなかったのは、このことと関係していると考えられる。

それでは、調査をおこなった治療家たちのあいだで、自身らがおこなう診療が、他の治療家たちのあいだで互いに何がしかの共通項があるという認識はないのだろうか。筆者はよりたくさんの治療家から話を聞きたいと思い、調査をおこなった治療家に「あなたのようなウェダカマをやっている治療家を探しているのですけれど、紹介していただけますか？」と聞いて回った。すると、紹介してくれた治療家はみな、診療内容にかかわらず「親族を通じて受け継いだ」診療をおこなう治療家たちであった。それはたとえば、喘息や消化不良を訴える患者の診療を主とする治療家から、骨折の治療をおこなう治療家を紹介されたように、診療内容にもとづく共通性によるつながりではなかった。そうではなくて、「親族を通じて受け継いだ」という知識が伝承される形態に関する共通項によって、異なる診療をおこなう治療家同士が同格に位置づけられていたのである。そして実際、次々と紹介された治療家たちはみな、「親族を通じて受け継いだ」診療をおこなっていた。つまり、診療の内容や治療方法、薬のレシピなどがベヘット・ゲダラ（beheth gedara「薬の家」の意）ごとに違って、独自のカテゴリーを構成していたとしても、「親族を通じて受け継いだ」という共通認識が治療家たちのあいだにあったのである。(7) 次節では、パーランパリカ・ヴェダカマの継承について、詳しく見ていくことにしたい。

二　「薬の家」と伝承＝パランパラーワ

親族集団ごとに異なる診療をおこなうと言われるパーランパリカ・ウェダカマも、その継承や習得の過程において共通項が認められた。先に述べた通り、パーランパリカ・ウェダカマのパーランパリカは、特定の集団、とりわけ親族の内部において世代間で、特定の知識や事物を受け継ぐことを意味する形容詞である。パーランパリカ・ウェダカマを継承するには長期間の修練期間が必要とされ、それを習得することは、ピヒタナワー（*pihitanawā*）という動詞で表現される。この語は通常、大きな建物を建設したり、柱を立てたりする際に用いられる。また、仏僧の説教に感化されたり啓蒙されたりするときに用いられる特別な用語でもある。(8) これは、たとえば学校で英語を「勉強する」ことにイゲナガンナワー（*igenagannawā*）が用いられるのと対照的である。ピヒタナワーには、個人が生まれながらにもつ能力や内面性を感化させ、啓蒙させるという含意があり、努力すれば誰もがピヒタナワーできる訳ではない。したがって、パーランパリカ・ウェダカマの知識は、ベヘット・ゲダラの構成員のなかでも、ヘキアーワ（*hekiāwa*「才能」の意）をもつと先代に認められたものだけが、習得することができるとされる。

ヘキアーワは、人が生まれながらにもつ才能のことである。第四章で詳述するアトゥ・グナヤ（*ath gunaya*「手の効力」の意）も、生まれながらにもつ能力のことであるが、アトゥ・グナヤが、本人が自覚できないところで発揮される、ある意味でコントロール不可能な力であるのに対し、ヘキアーワは、本人の意思によって大きく左右される才能であり、ある物事に取り組む際の意欲や真摯な姿勢、誠実さなどをもふくむ才能である。したがって、いくらアトゥ・グナヤがあるものであっても、ウェダカマをおこなおうとする意欲や誠実さがなければピヒタナワーすることはできないのである。

ガンパハ県のゴラカデニヤ（Gorakadeniya）村で火傷治療のパーランパリカ・ウェダカマの診療をおこなう男性のゴヴィンダさん（調査当時四八歳）によれば、ピヒタナワーには、ペラ・プルッダ（*pera purudda*「前世からの習性」の意）、ダカ・プルッダ（*daka purudda*「見て習得する」の意）、カラ・プルッダ（*kara purudda*「実習から習得する」の意）、パラ・プルッダ（*pala purudda*「経験を通じて習得する」の意）の四つの方法があるという。そして、薬の処方や施術法、呪文を暗記するだけでは、効果のある治療をおこなうことはできず、四つのピヒタナワーを通じて、医療行為をおこなうにふさわしい状態シッダ（*Siddha*）に到達することではじめて、薬や施術に治療効果が宿るのだという。

親族を通じて受け継がれる事柄は、ゲダ・パランパラーワ（*geda prampalāwa*「家の伝承」の意）と呼ばれる。ゲダ・パランパラーワは、調理方法から料理の味付け、田畑の管理、漁の方法など生業に関わるもの、儀礼の具体的な手順や呪文やまじないにいたるまで、人々の生活の細部に深くかかわる幅広いものである。そして、一部のゲダ・パランパラーワには、一族の外部へ伝えられることが禁じられているものも少なくない。べヘット・ゲダラのゲダ・パランパラーワであるパーランパリカ・ウェダカマの薬のレシピなどのなかにも、一族の外部の者に伝えることが厳しく禁じられているものがある。外部のものに伝えることが禁じられている、ということについての詳しい考察は第八章以降でおこなうこととして、ここでは、その知識が共有される範囲に注目してみたい。

スリランカのシンハラ人社会には、親族をあらわす言葉として、パウラ（*pawula*）、ゲダラ（*gedara*）など[9]がある。一九五〇年代にスリランカ北部のプル・エリヤ（Pul Eliya）を調査したエドマンド・リーチ（Edmund Leach）によると、パウラにはさまざまな規模とつながり[10]があり、夫とその妻、夫と妻と未婚の子供、ひとりの女性と生物学的つながりをもつ子孫、儀礼や親戚同士の重要な取り決めをおこなう際に召還され、その適用範囲となる大規模なものなどがあるという。そしてリーチは、パウラはkindredに相応するものだとし、そのつながりは双方的（bilateral）であるとしている［Leach 2011（1961）］。一方、一九五〇年代〜六〇年代にかけてキャンディ県（Kandy District）で調査をおこなったスタンレー・タンバイア（Stanley Tambiah）は、キャンディにおいては、パウラは親族集団をあらわす社会的カテゴリーとして機能しておらず、代わって父系親族集団[11]であるゲダラが重要な意味をもっていると報告している［Tambiah 1965］。ゲダラとは、ゲダラ・ナマ（*gedara nama*）と呼ばれる屋号を父系的なつながりによって継承していく親族集団のことである。一般にゲダラ・ナマは、その人の住んでいる土地やカースト名などと関係するとされている［執行一九八七b：一二三］。

このゲダラ・ナマこそ、パーランパリカ・ウェダカマの治療家たちが、「この診療は何と言うのですか？」という筆者の質問に対して「〇〇ウェダカマ」と答える際に用いていたべヘット・ゲダラの屋号や由来の土地の地名のことである。ヌール・ヤールマン（Nur Yalman）によれば、ゲダラ・ナマのなかには、ある種の社会的な地位や権威を示すものもあり、彼が調査をおこなったスリランカ高地のテルテンネ村の人々は、ゲダラ・ナマを必ずしも父系的なつながりのなかで継承せず、社会的に上昇するために母方のゲダラ・ナマを継承したり、経済的な豊かさを獲得したものの中には、それに見合う社会的地位を得るため他人からゲダラ・ナマを譲渡されるものもいると報告している［Yalman 1967］。

筆者が調査したなかには、ゲダラ・ナマの譲渡というよりも、窃盗といえるような行為をおこなっている治療家がいた。アヌラーダプラ県で整骨の診療をおこなうアナンダさんは、整骨治療の治療家としてスリランカで極めて有名なホリヴィラという屋号をもっているが、アナンダさんとは親族でもなければ顔見知りでもないビマルという治療家が、アヌラーダプラ市街地でホリヴィラ・ウェダカマと称して整骨の診療をおこなっていたのである。アナンダさんの調査をおこなう前日にビマルさんの調査をおこなった際、彼は、その親族関係や継承についてあいまいな説明しかしなかった。しかし、筆者にビマルさんを紹介してくれたアーユルヴェーダ局アヌラーダプラ支部の職員も、ビマルさんの診療を受けていた患者も、ビマルさん当人も、アナンダさんとビマルさんは兄弟であり、おなじホリヴィラ・ウェダカマをおこなっていると説明していた。ところが翌日、アナンダさんのもとを訪ねた際にビマルさんについて筆者が話すとアナンダさんは自分が正真正銘のホリヴィラ・ウェダ・マハットゥヤーで、ビマルさんは偽者なのだと説明してくれた。そして、治療家登録証や、政府による支援によって建てられた病棟を見せ、自分が本物であると主張した。アナンダさんによると、ホリヴィラという名前はスリランカじゅうに知れ渡っているため、営利目的で宣伝したい治療家たちが、ビマルさんのように名前を偽ることはよくあるとのことだった。

このように、ゲダラ・ナマは、由来の土地の名前に由来し、ヤールマンの報告のように社会的な地位や権威と結びついたり、アナンダさんのようにブランド化することがある一方で、それを共有する集団の求心力は、個人を中心としてその血縁や婚姻関係とによって強固な結びつきを有すパウラと比較して、乏しいようである［執行一九八七b、鈴木　一九九八、谷口　一九八七]。ゲダラの集団としての結束力が頼りないものであることは、継承される範疇が曖昧かつ柔軟であることからも窺い知ることができる。

ガンパハ県のゴラカデニヤで火傷治療のパーランパリカ・ウェダカマの診療をおこなっているゴヴィンダさん（調査当時三〇歳）は、姉の配偶者の父親からウェダカマを継承している。ゴヴィンダさんの姉の夫も、実父からパーランパリカ・ウェダカマを継承したが、この父親がゴヴィンダさんのヘキアーワをみとめ、ゴヴィンダさんにウェダカマを教えただけでなく、プスコラや診療所を相続させたのである。また、ガンパハ県のパラウェッラで内科診療のパーランパリカ・ウェダカマの診療をおこなうアマルさん（調査当時四三歳）は、妻の姉妹の夫の父親からパーランパリカ・ウェダカマを継承している。このように、パーランパリカ・ウェダカマの継承は、血縁や婚姻関係の近さよりも、ヘキアーワが優先されていることが分かる。

さらに注目すべきは、同一のゲダラ出身者であっても、パーランパリカ・ウェダカマを継承できるものとそうでないものとがいるということである。パーランパリカ・ウェダカマの継承は、同一のゲダラに所属するものであれば誰もができるものではなく、生まれながらにしてアトゥ・グナヤをもち、かつ当人にウェダカマに対する意欲があり、先代に継承するに値すると判断されたうえで、長期間の修練を積んで初めて継承できるものである。したがって、パーランパリカ・ウェダカマの継承における排他性は、習得できるか否か、という問題が大きく影響していることが分かる。

次に、べヘット・ゲダラにおける処方薬の製薬方法の継承について紹介したい。べヘット（beheth）は、ちょうど英語の medicine のように、使用される文脈に応じて医薬品それ自体や医薬品を処方する診療のいずれかを表す。医薬品を意味する場合には、パーランパリカ・ウェダカマだけでなく、アーユルヴェーダ、西洋医療などあらゆる医療に対して用いられる。つまり、医薬品の成分や形態にかかわらず、パーランパリカ・ウェダカマの治療家が処方

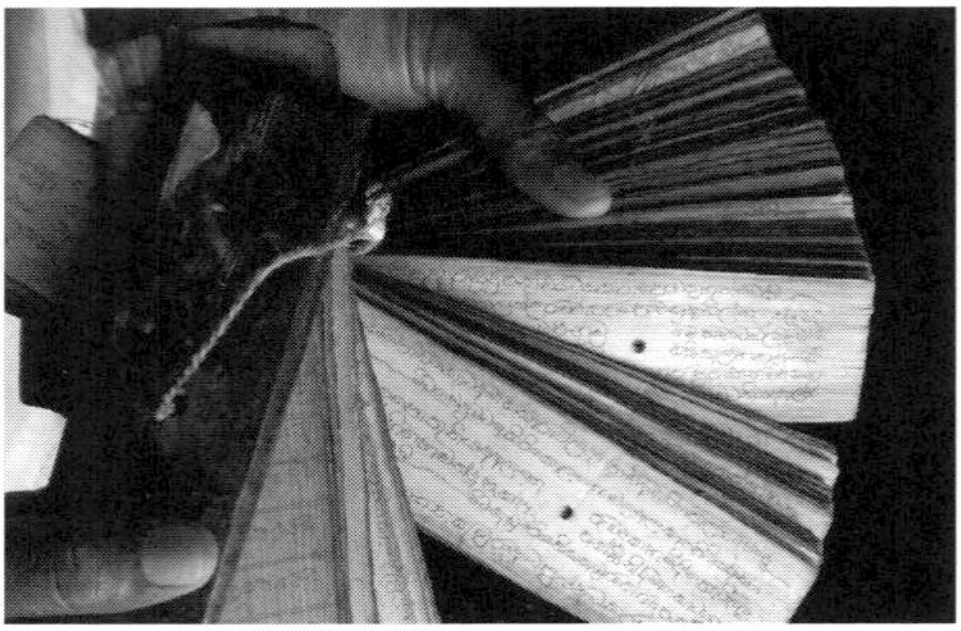

写真 1-1　キャドゥム・ビンドゥムの診療をおこなう治療家が受け継いだプスコラ（2012/3/15）

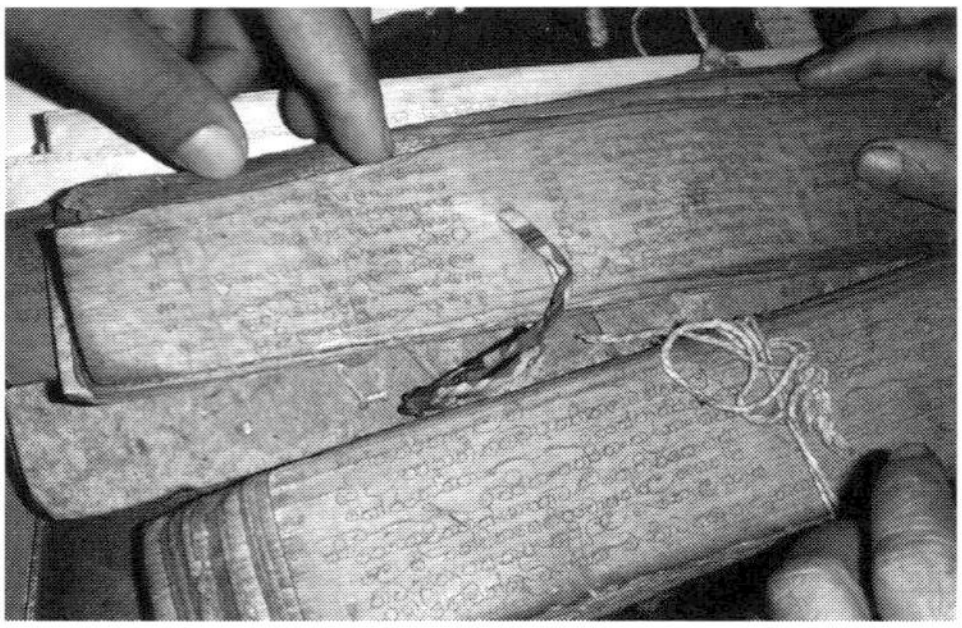

写真 1-2　サジットさんが受け継いだプスコラ（2010/11/13）

する薬草由来の手作りの薬だけでなく、西洋医療やアーユルヴェーダなどで用いられる工場で機械製造され、化学物質を使用したり、カプセルや袋詰めにされたりした薬剤に対しても使用されるのである。[12] 一方、ベヘットは、手術をともなうような外科的な治療に対しては使用されない。ウェダカマが使用され、ベヘットはあくまで内服薬を中心とした医薬品を投薬することを主要な治療手段とする診療に対して用いられるのである。

そして、ベヘットは、パーランパリカ・ウェダカマの根幹を成すといってもよいほど重要なものである。第四章で詳述するように、調査をおこなったパーランパリカ・ウェダカマの治療家のすべてが、患者に処方する薬の一部あるいはすべてを自家製造しており、それぞれの治療家が自家製造する薬は、その治療家が作ることによってはじめて効力が発揮されるとされていたのである。つまり、その治療家にしか作ることができない専売特許のような位置づけを与えられていたのである。

パーランパリカ・ウェダカマの治療家たちがベヘットに関する知識を継承する際、もっとも多く用いられるのが、プスコラ（*pusu kola*）とよばれるパルミラ椰子の葉から作った貝葉に糸を通して作られる本である。プスコラには、べヘットに関する事柄だけでなく、原料となる薬草の採取に関する事柄や、診断方法、呪文、まじない、禁忌事項など、きわめて詳細な内容が記述されている。調査をおこなったパーランパリカ・ウェダカマの治療家たちのほとんどは、その医学的知識とともに夥しい数のプスコラを受け継いでいた。

これらの写真は、アヌラーダプラ県【写真1―1】、ガンパハ県【写真1―2】で診療をおこなう治療家が保有していたプスコラを撮影したものである。いずれもシンハラ語で記されており、ページを削りつけるように力強い筆圧でインクがのせられている。プスコラは耐久性に優れており、湿気や虫害にさらされやすいスリランカの気候にあっても、何百年ものあいだ、読み継がれることが可能であるといわれる。筆者が調査した範囲でみられたもっとも古いプスコラは、ガンパハ県のラーガマ（Ragama）で、パーランパリカ・ウェダカマの診療（小児内科）をおこなう男性のサジットさん（調査当時八九歳）が所有するもので、作成した人物の名前も、年月なども不明とのことであったが、サジットさんの説明によれば、数世代前に作成されたものということであった。

筆者が調査した範囲では、プスコラはパーランパリカ・ウェダカマを継承した者が受け継ぎ、後継者がいない場合や、二世代以上あけて後継者がでてきた場合、その空白の期間には父系親族が受け継いでいた。しかし、兄弟や従兄弟同士など同世代で同時に複数のものがパーランパリカ・ウェダカマを受け継いだ場合、父系的なつながりを優先して男子優先に相続されていた。しかし、突出した才能や能力であるヘキアーワ（後述）があると先代によって判断された場合には、父系的なつながりよりも、個人の能力を優先して継承されることもあった。

三　治療の分野

調査をおこなった治療家たちは、診療方法は大幅に異なっていたが、専門とする治療対象は明確に区分しており、

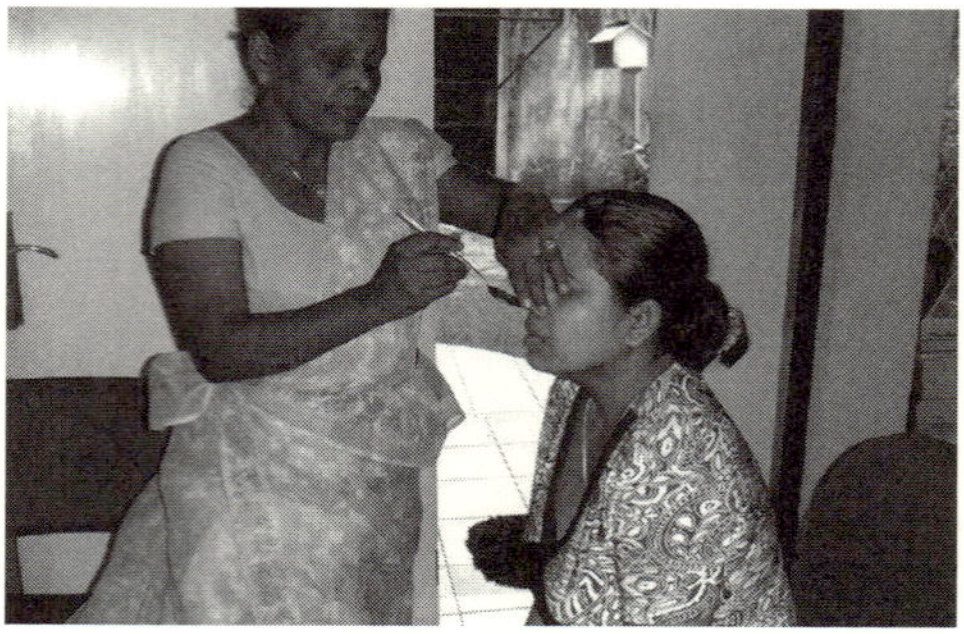

写真 1-3　患者（右）にナスナをおこなうクスマさん（左）（2008/9/20）

治療対象とする専門分野に対しては、アーユルヴェーダで用いられるのと同様のシンハラ語による専門分野の名前で説明してくれた。次章で述べるように、一九五〇年以降、アーユルヴェーダ医療評議会がおこなっている伝統医療の治療家登録において、専門分野ごとに登録区分が設けられていることも考えられ、じっさいは、アーユルヴェーダで用いられる専門分野の枠におさまらず、複数の枠をまたぐような治療をおこなう治療家も少なくなかった。しかし、調査対象の治療家たちが自身の治療対象をさして用いた言葉であるため、ここでもそれらの言葉を用いて、治療家たちの治療対象の区分を書き記しておきたい。

調査をおこなった治療家たちがおこなっていた治療には、以下のものが挙げられる。

●サルヴァンガ（*sarwanga*）

「すべての身体」という意味で、身体のあらゆる部位を対象に投薬による内科的な治療を中心におこなわれる。しかし、喘息など呼吸器などのかかわるものに対しては、内服薬の投与に加え、薬草オイルによる鼻うがいナスナ（*nasna*）がおこなわれることもある（【写真1―3】参照）。風邪や喘息、消化不良、胃部不快感、便秘、下痢、頭痛、月経不順、月経痛、関節痛、糖尿病、高コレステロール血症など、治療対象とする範囲はきわめて広い。そのため、治療家の得意分野によって事実上さらに限定的な治療がおこなわれていた。処方薬は薬草を主原料として治療家が自家製造する。西洋医療やアーユルヴェーダなどの薬で副作用がでてしまった患者や、西洋医療やアーユルヴェー

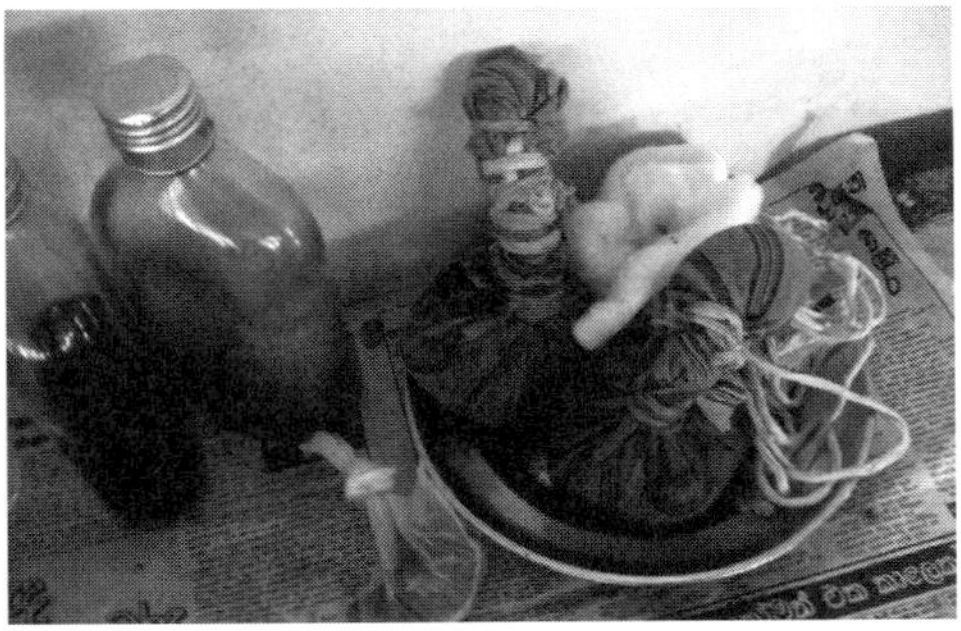

写真 1-4　オイルをしみこませた薬草袋。なかには数種類の薬草が詰め込まれている（2012/3/15）

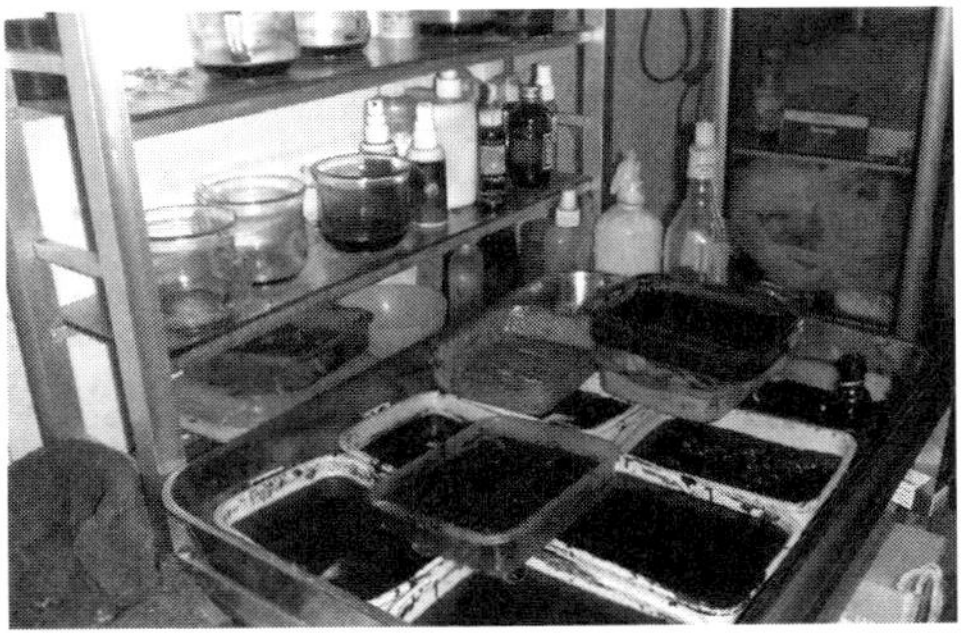

写真 1-5　治療家が自家製造した軟膏。ガーゼにつけて患部にあてる（2010/11/13）

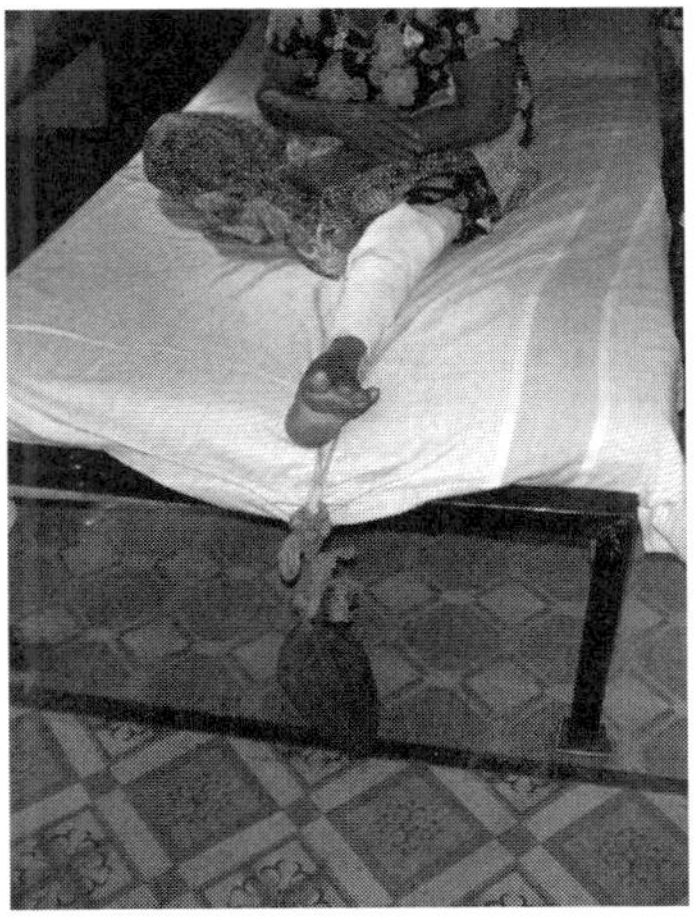

写真 1-6　砂袋の重量で脚を引っ張る治療（2011/8/3）

ダの補完医療として同時に、あるいは予後のアフターケアとして用いられることもある。

サルヴァンガはまた、慢性的な腰痛や関節痛の治療もおこなう。後述のように、怪我等による外傷の治療はキャドゥム・ビンドゥム（整骨治療）の治療範囲であるが、内傷性の腰痛や関節痛は、患者の身体内の流動物質の不具合に起因するものだと考えられているため、内服薬によって身体内部の状態や体質を整える治療がサルヴァンガの治療家によって行われる。また、膝や足首の関節痛は、体重過多によるものだと考えられる場合も少なくなく、そうした患者には減量のための内服薬による治療が行われることもある。

●キャドゥム・ビンドゥム（*kadum bindum*）

「砕けた破片」という意味であり、捻挫や骨折、肉離れなど怪我や外傷の整骨治療をおこなう。治療家が自家製造した薬草オ

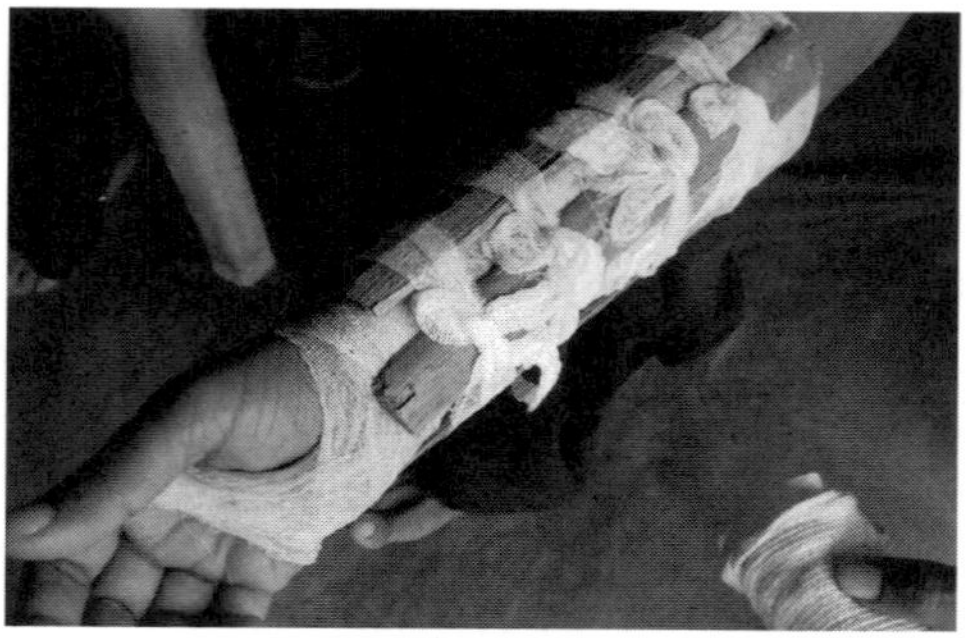
写真 1-7　骨折した腕を木片で補強する治療（2012/3/15）

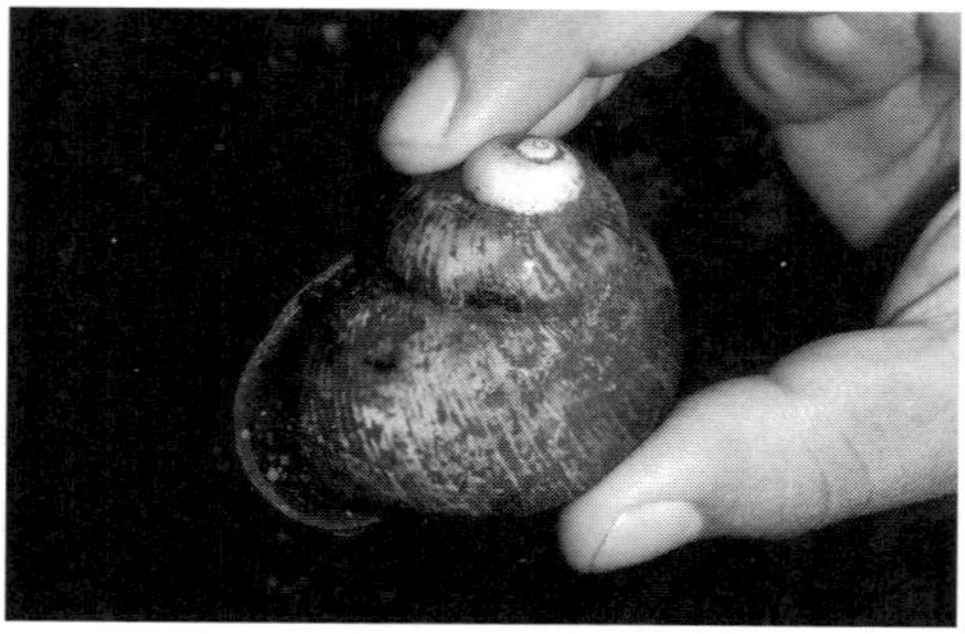
写真 1-8　火傷治療に用いられるカタツムリ（2010/12/12）

イルを治療家が素手で塗ったり、オイルをしみこませた薬草袋（【写真1—4】参照）を蒸して幹部に当てる治療や軟膏、軟湿（【写真1—5】参照）の塗布による治療のほか、治療家が手で引っ張ったり、砂袋の重石をぶら下げたり（【写真1—6】参照）木の板で補強（【写真1—7】参照）したりする治療もおこなわれていた。

●ダウム・ピリッスム・ウェダカマ

(dawum pilissum wedakama)

「火傷をきれいにするウェダカマ」の意味で、火傷の治療をおこなう。治療家が自家製造する薬草を主原料としたオイルの塗布および、火傷によって身体内にこもった熱を冷まし対外へ放出するための内服薬の投与を中心とした治療がおこなわれる。西洋医療における火傷治療が、包帯などで患部を密封させるのに対し、調査をおこなった、ダヴム・ピリッスム・ウェダカマのパーランパリカ・ウェダカマの診療をおこなう治療家たちは、包帯で巻きつけ密封するのではなく、火傷によって体内にこもった熱のエネルギーであるピッタ（*pitta*）をすみやかに対外へと放出するためのオイルを患部に塗るという治療をおこなっていた。オイルは、ピッタをさます「つめたい」性質をもつとされる。また、同じく「つめたい」性質をもつとされるカタツムリ（【写真1—8】参照）の出す液体が患部に塗られたり、患者に飲ませたりすること[13]もあった。

●サルパ・ウィシャ・ウェダカマ（*sarpa wisha wedakama*）

「ヘビの毒のウェダカマ」という意味であり、有毒動物の毒抜きをおこなう。スリランカには、代表的なものだけでも猛毒をもつ毒ヘビが、スリランカ政府が警告しているだけでも四〇種（【写真1―9】参照）いるとされており、そのなかにはコブラなども含まれる。コブラにはナーヤという別の語彙があり、サルパはヘビ一般をさす言葉ではないが、サルパ・ウィシャ・ウェダカマをおこなう治療家は、コブラの毒抜き治療もおこなう。治療家によっては、ほかにも、サソリ、毒グモ、毒をもつウミヘビなど他の有毒動物による毒抜き治療もおこなうものもいた。

●バラ・ローガ・ウェダカマ（*bala rōga wedakama*）

「子供の病人のウェダカマ」の意味で、七歳以下の小さな子供を対象としたサルヴァンガの診療をおこなう。治療法はサルヴァンガとほぼ同じであるが、使用される処方薬が、子供の身体に合わせたラトゥ・ベヘット（*rathu beheth*）が用いられる。

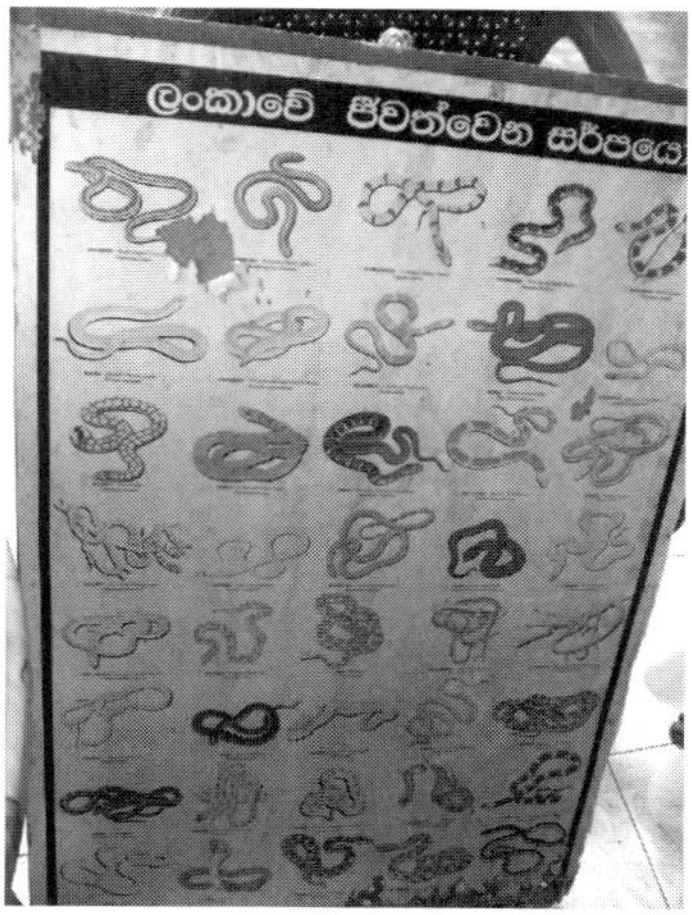

写真 1-9　スリランカ伝統医療省が発行する有毒ヘビに関する警告ポスター（2010/11/19）

●アス・ウェダカマ（*as wedakama*）

「目のウェダカマ」の意味で、目に入った異物の除去やモノモライ、視力の回復や、白内障の治療などがおこなわれる。異物の除去やモノモライはピンセットなどで除去するだけだが、視力の回復には内服薬と点眼薬による治療がおこなわれる。また、白内障の治療では、内服薬や点眼薬に加え、特定の種類のヒル（縦縞が三本入ったものがよいとされる）に眼球内の濁物を吸わせ除去する方法もおこなわれることもある。

●ゲディ・ウェダカマ（*gedhi wedakama*）

「イボのウェダカマ」の意味である。皮膚の表面にできた吹き出物に対し、オイルの塗布、あるいは内服薬を投与して治療をおこなう。オイルを塗布するときには、マントラ（*manthra*「呪文」）が唱えられることが多い（第四章参照）。

以上に挙げた七つの治療分野は、筆者が調査をおこなった治療家たちが挙げた名称であり、治療家によっては同時に二種の治療分野を挙げたものもいた。これら以外にも、パーランパリカ・ウェダカマの治療家たちがおこなう治療分野としては、チャルマ・ローガ・ウェダカマ（皮膚の病気のウェダカマ）や、精神疾患の治療をおこなうマーナシカ（*Manasika*）などがあるという［Kusumaratne 1995, 2005］。

四　治療家たちの姿

パーランパリカ・ウェダカマの治療家は、ウェダ・マハットゥヤー（*weda mahaththayā*）あるいはウェダ・ハーミネー（*weda haminē*）とよばれる。マハットゥヤーは、男性に対する尊称であり、[14]ハーミネーは女性に対する尊称である。したがって、西洋医療やアーユルヴェーダの治療家のことをドストル・マハットゥヤー（*dostol mahathayā*）と言ったりする。ドストルとは、英語の doctor がシンハラ語に訛ったものである。一方、パーランパリカ・ウェダカマの治療家は、パーリ語やサンスクリット語で「知識・教養・科学」の意味があるヴェダを用いてウェダ・マハットゥヤーという言葉が用いられる。サガラ・クスマラトネによれば、教養をもっている人を尊敬すべきであるとする仏教の影響で、ウェダ・マハットゥヤーと呼ばれる人は、知識や教養を兼ね備えた人物として社会的に尊敬され、高貴な身分を与えられるのだという［Kusumaratne 2005 : 156-157］。したがって、ウェダ・マハットゥヤー／ウェダ・ハーミネーを日本語に訳すとしたら「お医者さま」となる。

クラップ（P.N. V.Kurup）は、インドの村落部におけるアーユルヴェーダの治療家は、治療家としてその村にかかわっているのではなく、村の尊敬されている老人のように、文化、社会、経済、政治的なアドバイザーとして村と深くかかわっており、治療家と患者との関係は、きわめて親密であると報告している［Kurup 1983 : 55］。クスマラトネ（Sagara Kusumaratne）は、クラップが報告したような村の社会に埋め込まれた治療家と患者との関係性は、スリランカの伝統的な村落社会では現在でもみとめられると述べている［Kusumaratne 2005 : 162］。じっさい、筆者が調査した範囲では、治療家が居住地域の相談役として人々から慕われていたことは、ラトゥナプラ県やクルネーガラ県の村落だけでなく、比較的都会に近いガンパハ県やコロンボ県においても確認できた。治療家が村でおこなわれる祭事を取り仕切っていたり、家族、親戚に関する相談や、金銭にかかわる相談、星占いなどをしてもらうために人々が入れ替わり訪ねてきていた。

ウェダ・マハットゥヤーは、公式文書や研究書などでは、ウェダ・ララー（*weda ralā*）とされる［Wanninayake 1982; Attygalle 1994; Higuchi 2002］。しかし、このウェダ・ララーという言葉は、ウェダ・マハットゥヤーたちからは好まれていないようである。ヘッティゲ（S. T. Hettige）によれば、ウェダ・ララーあるいは女性形のウェダ・ララハーミ（*weda ralahāmi*）は、いずれもウェダ・マハットゥヤーと同様に尊敬された人物に用いられるが、ララーあるいはララハーミは、カーストと結びつけて使用される言葉であるため、ウェダ・マハットゥヤーやウェダ・ハーミネーたちはララー／ララハーミと呼ばれることを好まないという［Hettige 1991 : 39-40］。じっさい、筆者が調査をおこなった治療家たちも、ウェダ・マハットゥヤー／ウェダ・ハーミネーと呼ばれることを歓迎していた。

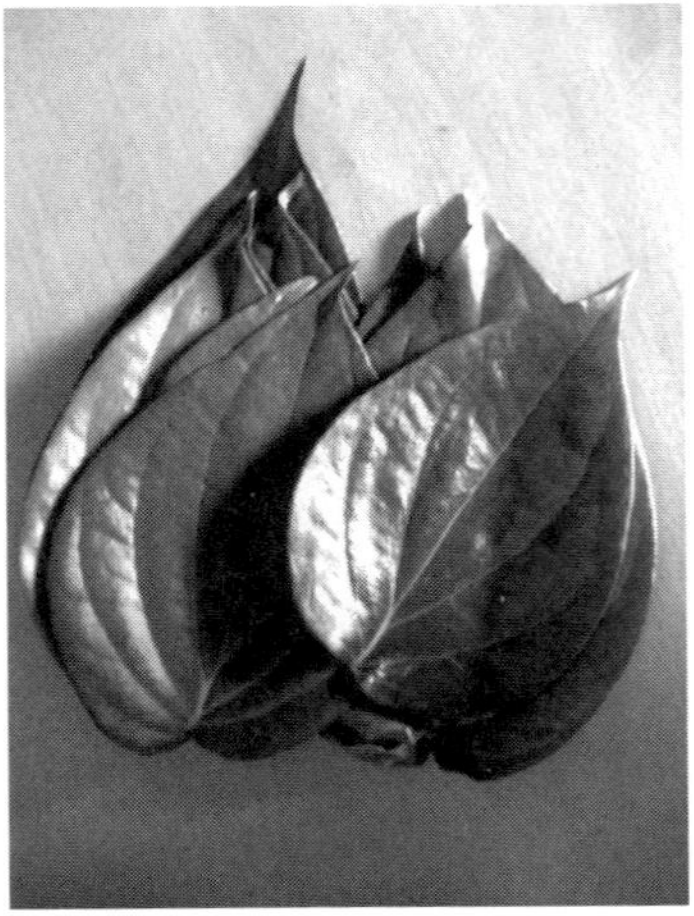

写真 1-10　治療家が紙幣とともに患者から受け取ったキンマの葉（2009/11/15）

ウェダ・マハットゥヤー／ウェダ・ハーミネーたちが、患者たちから尊敬されていることは、診療後に患者が治療家の足元で合掌し、ひざまずいて額づいて礼拝するワンディナワー（*wandinawā*）という動作をおこなったり、ブラット・コラ（*bulath kola*「キンマの葉」の意）とよばれる植物の葉を二〇枚あるいは四〇枚重ね、左手を右腕に添えながら手渡したりすることからも窺い知ることができる。第六章において詳しく論じるように、患者がパーランパリカ・ウェダカマの治療家に対しておこなうこれらの行為は、西洋医療やアーユルヴェーダの治療家に対してはおこなわれないものである。

第六章で詳述するように、ワンディナワーは、僧侶や世話になった恩師、久しく会うことのなかった年長の親族や両親など、個人が深い尊敬の念を抱く者に対してのみおこなわれる特別な仕草である。ワンディナワーされた治療家は、ワンディナワーした患者の頭に右手で軽く触れ、ブドゥ・サラナイー（*Buddhu saranayī*「ブッダのご加護がありますように」）と唱える。ブラット・コラを渡すことは、渡す側の当人にとって目上の人に物を渡すときにだけおこなわれる。

調査をおこなった治療家たちには、ウェダカマを専業とするものと、兼業でおこなうものとがいた。ベヘット・ゲダラのゲダ・パランパラーワとして継承されたパーランパリカ・ウェダカマは、ゲダラに伝えられているパランパラーワであり、ゲダラ構成員以外の者への治療をおこなうようになるかどうかはゲダラにより大きなばらつきがある。兼業でウェダカマをおこなっていた治療家たちは、特に診療日時をさだめておらず、患者が自宅にやってきたら診療する、という姿勢が顕著であった。専業でおこなっている治療家の多くが、アーユルヴェーダ評議会による治療家登録に登録しているのに対し、兼業で診療をおこなっている治療家のほとんどが登録せずに診療をおこなっていた。兼業で診療をおこなっている治療家は、紅茶工場に勤務している治療家や、学校の教員をしている治療家もいたが、ほとんどは自身あるいは親族が所有する水田や耕作地で農業を営んでいた。患者から金銭というかたちで診療費を受け取ってはおらず、診療が現金収入の手段とはなっていない場合が多かった。

パーランパリカ・ヴェダカマの治療家が、患者に治療費として貨幣を要求することに積極的でないことについては、第五章で詳しく考察するが、その理由の一つとしてシンハラ農村社会において世帯を超えた労力動因としておこなわれてきた互酬的な労働交換に、パーランパリカ・ヴェダカマの診療が組み込まれていたことが挙げられる。シンハラ農村社会における労働交換とはすなわち、現金経済が浸透していない農村社会において、農繁期に村民たちが交代で互いの田畑の耕作を手伝い合う労働交換システムであるアッタム・クラマーヤー（*aththam kramāya*「人手を合わせた農業」）のことである。クスマラトネによれば、村に住むウェダマハットゥヤ（パーランパリカ・ヴェダカマの治療家）はかつて、自分の田畑を他の村民に耕作してもらったことに対し、村内の他の田畑の耕作を通じてではなく、診療を通じて返礼していたという［Kusumaratne 2005 : 177］。また、古代のスリランカにおける土着の民間の医療のありようについて記述された『べヘサッジャ・マンジュサヤー』によれば、こうした労働交換体系に組み込まれた診療は、治療家が専門職となっておらず、あらゆる人間がそれぞれに先天的な特別な治療能力をもつと信じられていたことから、村民たちが不調をきたしたときに互いに診療しあうアンニャー・マンニャー・チキッサ（*añña mañña chikitsa*）というシステムも存在したという［Pratama 1984］。

一九八〇年代にマータレー（Matale）のシンハラ人の農村で調査をおこなった足立明の報告［足立　一九八九］によれば、農業労働における労働交換は、商品作物の生産によって貨幣をもつようになった農民たちが農業労働者を雇用することで減少・消滅しつつあるものの、小規模な農村において、メンバー同士の信頼関係にもとづく農業交換は根強く、余分な現金をもたない小農たちが多い地域では労働交換は減少するどころか増加する傾向もあるという。

スリランカ南部ゴール県にあるシンハラ農村で調査をおこなったナンダナ・ジャヤコディ（Nandana Jayacody）による報告によれば、村人たちは、各家にベヘット・パッティヤ（*beheth pattiya*）と呼ばれる薬箱を常備しており、軽微な不調には、このベヘット・パッティヤの薬で対処していたという。また、村の一部の老人たちは、軽度の病気治療のための呪文を知っており、村人たちは病気になると老人たちのもとをおとずれ、呪文による治療を受けていたという［ジャヤコディ　二〇〇六：九四］。また、C・G・ウラゴダ（C.G. Uragoda）は、仏教王朝において、病院や医療施設が建設されていったのとは対照的に、スリランカの村社会では伝統的に、病人が治療家の家を訪ねるのではなく、治療家が病人の家を訪ねて治療をおこなっていたと報告している［Uragoda 1987］。

クスマさん[15]によると、彼女の祖先にあたる治療家たち（年代不明）は、ハラミティヤ（*haramithiya*）と呼ばれていたという。ハラミティヤとは、「杖」のことで、彼女の祖先である治療家が、患者のもとを訪ねて診療をおこなう際、杖の内部に複数の種類の薬草をしのばせ、患者の容態にあわせてその場で薬草を調合し、投薬していたことに因むのだと話していた。また、アーユルヴェーダ学部でアーユルヴェーダを教えるかたわら、自宅でパーランパリカ・ヴェダカマの診療をおこなうアナンダさんによると、彼の祖先にあたる治療家たち（年代不明）は、ベヘット・マンジュサヤー（*beheth manjusaya*「薬の宝石箱」）と呼ばれる薬の入った小箱を持ち歩いて診療をおこなっていたという。アナンダさんによると、ベヘット・マンジュサヤーは、水牛の角で作られており、内部は複数の仕切りで分かれ、そのそれぞれに複数種類の薬草がつめられていたという。そして患者の容態にあわせて調合し、投薬したのだという。

このことから考えると、ウェダ・マハットゥヤー／ウェダ・ハーミネーたちの診療は、ベヘット・ゲダラのゲダ・パランパラーワの一部としてあったものが、村の人たちからその治療の効果を認められ、治療を求められるようになったことで専門性を増していったと考えられる。そして、他人にはできないような治療をおこなうということで村人から尊敬され、「物事をよく知っておられるお方」という意味をもつウェダ・マハットゥヤーとよばれるようになったと考えられる。普段は農業を営む治療家が、自宅に患者が来るとウェダカマをおこなう、と話していたことは、こうした村落に埋め込まれた状況での人々とのやり取りを考慮すれば、当然のことと考えられる。

クスマラトネによれば、パーランパリカ・ウェダカマの診療において、治療家と患者は相互協力関係にあり、治療家は治療家であるだけでなく、患者にとってよき友人でもあると述べている［Kusumaratne 2005 : 161-163, 240］。コロンボ県バッタラムッラの住宅地でパーランパリカ・ウェダカマの診療をおこなう。クスマさん（調査当時五七歳）の診療を受けに来る患者のなかには、診療がおわったあと治療家に家族のことについて相談をしはじめ、一時間以上ひたすら悩みを打ち明けていく四〇歳代と思われる女性の患者がいた。この患者は、治療家の居住地域とは離れたコロンボ市内からやってきており、彼女の親族とクスマさんとは面識がないせいか、包み隠さず悩みを打ち明け、ときおり涙を流しながら悩みを訴えていた。これに対し、クスマさんは冷静な態度で耳を傾け、患者が落ち着くまで何も話を切り出さないようにしていた。このほかにも、クスマさんへ寄せられた患者による相談のなかでよく見られたのが、親族の一回忌の法事（マタカ・ダーナという。詳しくは第四章参照のこと）で、どのような物品や食事をどのくらい僧侶に寄進するのが妥当か、あるいはアヌラーダプラに巡礼に行くのに、何をプージャー（*pūjā*「供物」の意）するのがよいか、などであった。一方、診療を受けた後に、クスマさんに星占いを教えて帰る患者や、治療家の台所で使用する圧力鍋の蓋を修理したり、玄関のドアを修繕していく患者、そしてクスマさんが傾倒するサイ・ババ[16]の近況について報告しその話題について治療家と長く話していく患者もいた。

このように、ウェダ・マハットゥヤー／ウェダ・ハーミネーは、患者から治療家というひとつの役割だけでなく、アドバイザーや相談役、そしてよき友人として、さまざまな側面から人々に慕われているようである。クスマさんに限らず、調査をおこなったパーランパリカ・ウェダカマの治療家たち、あるいは治療家を含めたその親族は、患

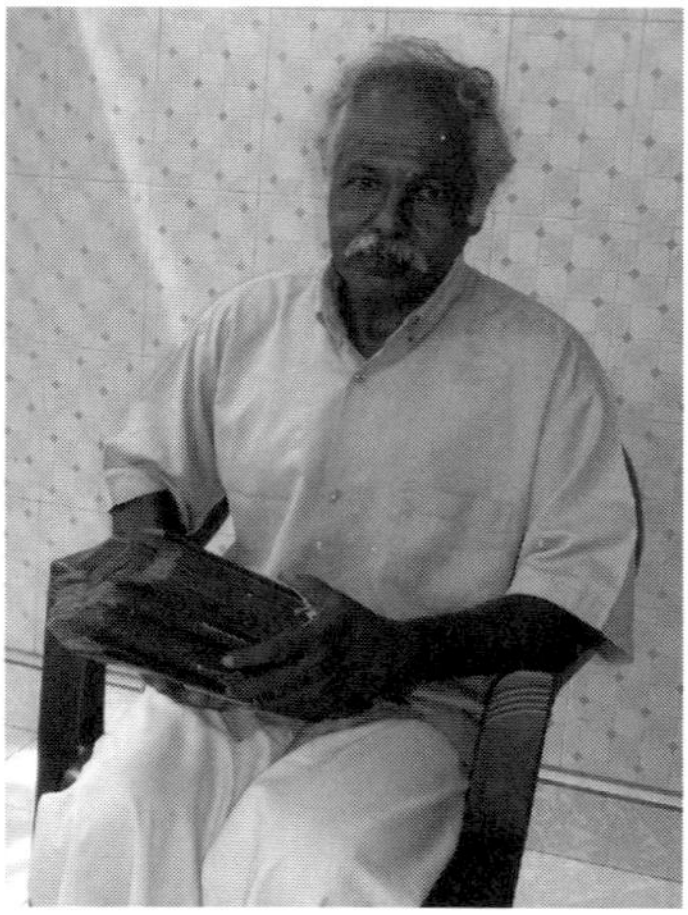
写真 1-11　サラマを巻いたウェダ・マハットゥヤー（2010/11/19）

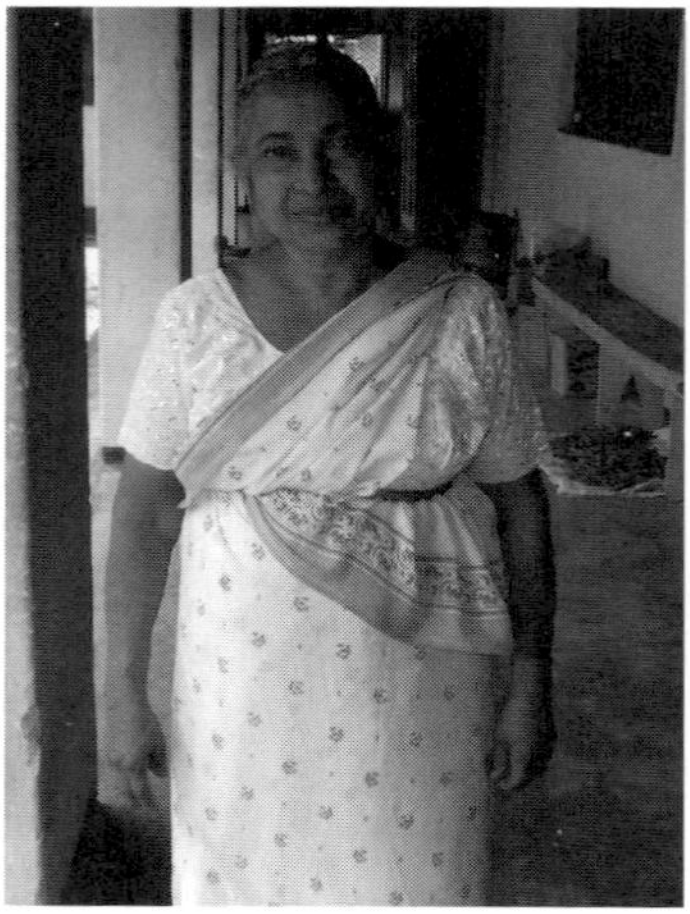
写真 1-12　サリーを着たウェダ・ハーミネー（2010/10/10）

者や地域の人々から尊敬と信頼を集めているのである。

治療家の側も、ウェダ・マハットゥヤー／ウェダ・ハーミネーとしての振る舞いや、言動、身なり、そして自身の健康に気を使っている。治療家たちは患者が治療家自身に対し、あるいは診療に対して不信感をもつことを一番恐れており、少しでも心に不信を抱くと、それが治療をさまたげ、効果を著しく減退させると考えられているためである。心に抱いたネガティヴな事柄が、現実となって表出することをヒテー・バラペーマ（*hithe balapema*）という。これは直訳すると、「思ったことが見えるようになる」という意味で、治療家は患者が不安を抱かないようにするため、振る舞いや治療においてさまざまなことに注意をはらっていた。このことについては、第七章以降に詳述することにする。

調査をおこなった治療家の多くは、男性はサラマとよばれる腰巻に襟付きのシャツを身につけ、女性はサリーを身につけて診療をおこなっていた。サラマもサリーも、スリランカのシンハラ人たちの伝統的な衣装とされており、寺院に参拝に行く際には、これらの衣装を身につけ裸足で参拝する。【写真1―11】は、サラマをまき、襟付きのシャツをつけてプスコラを手に持ち語るウェダ・マハットゥヤーのダミンダさんである。【写真1―12】は、サリーを身につけて[17]病棟のテラス立つウェダ・ハーミネーのギータさんである。

しかし、調査をおこなった地域のシンハラ人たちの普段着は、男性は外出したり仕事に従事したりする際には長ズボンにシャツ、女性は丈の長いスカートにブラウスを身につけるというものであった。したがって、ウェダ・ハーミネーの多くは、診療時間以外はワンピースやスカートを履き、診療時にサリーに着替えていた。

本章では、パーランパリカ・ウェダカマについてその輪郭を紹介してきた。治療家一人一人がおこなう診療がそれ自体として一つの診療を構成しているという「個」の診療としての特性は、じっさいに処方される薬や治療法が同一であったとしてもそれぞれの治療家によって異なるものとされる。これは、パーランパリカ・ウェダカマの診療が、治療家が生まれながらに持つ治療能力アトゥ・グナヤによって成り立っていることと関係している。アトゥ・グナヤはまた、パーランパリカ・ウェダカマが受け継がれる「薬の家」の構成員であれば誰もが継承できるという訳ではないこととも関係している。やはりアトゥ・グナヤをもつ者だけが継承できたのである。アトゥ・グナヤについては、第四章で個別の複数の治療家をとりあげながら詳しく説明することにしたい。これをふまえ次章では、今日のスリランカにおけるパーランパリカ・ウェダカマの位置づけについてみていくことにしよう。

注

（1）パランパラーワには他に、世代、リネージといった意味がある。

（2）シンハラ語のカラナワーと日本語の「する」の相違点については、宮岸哲也が興味深い論考をおこなっている［宮岸二〇〇七］。

（3）第四章で詳述するように、パーランパリカ・ウェダカマの治療家たちが製薬や治療においておこなうまじないはケマ（*kema*）というが、ケマも、このカラナワーに由来する。

（4）このことは、目上の人の名前を言うことを失礼にあたるとする習慣から、村人が互いを呼び合うように親しみを込めて「お兄ちゃん」（*aiyā*）とか「おじさん」と呼ぶことと関係する。治療家の実名を、患者が治療家に向かって決して呼ばないことについては第三章で詳しく紹介することにする。

(5) 次章で詳しく論じるように、パーランパリカ・ヴェダカマは、スリランカ伝統土着省（Ministry of Indigenous Medicine）およびアーユルヴェーダ医療評議会（Ayurveda Medical Council）による伝統医療保護政策において、デーシィーヤ・チキッサ（*deesheeya chikitsa*「国内の医術」）と総称されている。しかし、この語を調査対象の治療家やその患者らから聞いたこともなければ、この用語を知らないと答える者も少なくなかった。また、西洋医療やアーユルヴェーダ、シッダ、ユナーニーなど外来の医療や、シンハラ人以外の人々を中心に行われる医療から、シンハラ人の独自性を強調する意味で用いられるヘラ・ウェダカマ（*hela wedakama*「我ら（シンハラ人）の医療実践」の意）という呼称が用いられることもあるが［エスプレ　二〇一〇］、ヘラという語が政治的な文脈でシンハラ性を強調する際に用いられることから、治療家や患者から聞いたことは一度もない。したがって、本論では治療家たちの口から直接でてきた言葉であるパーランパリカ・ウェダカマという言葉を使うことにする。

(6) 「種としての個体」は、上記引用箇所を含む、レヴィ＝ストロースの『野生の思考』第七章のタイトルである。

(7) アーユルヴェーダ医療評議会（Ayurveda Medical Council）によって一九五〇年から毎年おこなわれている伝統医療の治療家登録は、その知識の習得方法ごとに設けられた項目がある。すなわち、治療家の学位と卒業した教育機関ごとの項目によって異なるカテゴリーが与えられているのである。そして、この治療家登録において、アーユルヴェーダの治療家たちがカテゴライズされる学位や卒業教育機関別に設けられた項目のひとつとして、パーランパリカ・ウェダカマという項目がある。これは、パーランパリカ・ウェダカマが、文字通り、学校で授業を受けて習得したのではなく「親族を通じて受け継いだ」という、習得方法によってひとつのカテゴリーが与えられているということである。アーユルヴェーダの治療家登録に、アーユルヴェーダの教育を受けていない治療家たちが入れられていることについては、次章で詳しく論じる。

(8) 悪魔祓いなどの儀礼において、呪術師が悪魔を追い払い、患者の「心が平和で穏やかな状態にする」ことを、セット・ピヒタナワー（*seth pihitanawā*）と言ったりする。*seth* には、「心が平和で穏やかである状態、幸福」の意味がある。

(9) 他にも、夫婦と未婚の子からなる核家族ゲー（*gē*）や、ココナツの葉で編まれた簡易な敷居で囲まれた、家屋と家庭菜園、庭などをふくむ敷地を共有する親族範囲であるワッタ（*waththa*）などが挙げられる。ワッタは、土地が豊富にある農耕社会を中心にみられる。じっさいリーチが調査をおこなった一九五〇年代のプル・エリヤ社会においては、ワッタの相続はワッタとは別にある田畑の耕作権と一緒におこなわれており、土地の相続においてきわめて重要な compound group として機能していたようである［Leach 2011 (1961)］。しかし、人口増加と社会変動によってスリランカ全体で土地不足が深刻になるにつれ、ワッタそのものが減少傾向にあり、またその社会的機能も弱体化しているようである［Obeyesekere 2008（1967）］。

(10) さまざまな規模や意味をもつパウラは、地域や時代変遷による社会変化によって、大幅に異なる。たとえば、一九五〇年代にキャンディ県において調査をおこなったヤールマンは、パウラは個人を基点とする双方的なキンドレッド（bilateral personal kindred）

とし、さらに内婚集団の単位であると報告している［Yalman 1967］。

（11）一九五〇年代を中心にキャンディ県の農村で調査をおこなったタンバイアは、ゲダラが厳格な父系親族集団であると主張するが、二〇〇九年以降に筆者が中心的に調査をおこなったガンパハ県やその他の県においては、パーランパリカ・ウェダカマと一緒に相続されるゲダダ・ナマは必ずしも父系相続がなされていたわけではなかった。

（12）たとえば、べヘット・カデヤー（*beheth kadeyā*）と言えば、「薬の店」の意味になる。

（13）カタツムリが出す水分を内服するという治療法は、胃痛や胸焼けなど、身体内に熱のエネルギーであるピッタがたまっている患者のピッタを冷却する目的で、サルヴァンガの治療家がおこなうこともある。この液体は無色透明であり、粘性はないが、【写真1―8】で撮影したカタツムリが出していた液体を実際に筆者が飲んでみたところ非常に苦かった。

（14）「紳士、主人、夫」という意味がある。

（15）コロンボ近郊でワルウァンガの診療をおこなう女性の治療家。第三章参照。

（16）Sathya Sai Baba（一九二六―二〇一一）は、インドの霊的指導者であり、南インドを中心に無償で教育をおこなう学校や無償で診療をおこなう病院を数多く建設した。近年、コロンボの中間層を中心にその支持者が増えているという。

（17）このサリーの着用法は、オサーリヤと呼ばれるスリランカの伝統的なスタイルで、ウエスト部分を折り返しギャザーを作るのが特徴である。この着こなし方は、ギャザーを作らずに腰に巻くインドのサリーの着こなし方と異なり、スリランカでは、年配の女性やフォーマルな場において好まれる着用法である。インド産のサリーが普及する中、スリランカでもインド風のサリーの着こなしもみられる。

第二章　パーランパリカ・ウェダカマの位置づけ

一　はじめに

スリランカでは今日、パーランパリカ・ウェダカマに加え、植民地期に導入されたいわゆる西洋医療（*batahila vedakama*）、インド亜大陸からもたらされたアーユルヴェーダ[1]（*Ayurveda*）や、シッダ（*Siddha*）、ムスリムたちによって伝えられたユナーニー（*Unani*）、呪術的な癒し術であるバリ（*bali*）やトヴィル（*thovil*）など様々な医療や癒し術がおこなわれている。これら専門職者によっておこなわれるものに加え、一般家庭においては、食事の内容や台所にある素材を用いて軽度の不調を治すアトゥ・ベヘット（*ath beheth*「手の医療」の意）や、呪文やケマ（*kema*）とよばれるまじない（第四章参照）も人々の健やかな生活には欠かせないものとして強く根づいている。さらには、霊的力をもつ個人によっておこなわれる癒しや、日本をはじめとする国外の新興宗教がおこなう霊的な癒しなども加えることができるだろう。

これらの医療や治療術は、具体的な症状の種類や、その重軽、緊急度、患者の経済的状況や交通の便宜によって使い分けられたりする。スリランカでは、政府立の病院や診療所は無料[2]で診療をおこなっているため、私立の病院と比較して混雑している。このことから、経済的にゆとりのある患者は有料の私立病院に通う傾向がある。コロンボの市街地では、外国資本による設備の整った大型総合病院があるため、富裕層はこうした病院を利用することができる。また、交通アクセスの問題も大きく、村落地域では、都市部の大型病院へのアクセスが不便であり、選択肢は限定されることになる。また、緊急の場合や、即効性がもとめられる場合、継続した治療を受けることが困難な場合には西洋医療が支持されるのに対し、長期的な治療を継続的に受け、慢性疾患を根本から治療しようとする患者たちは、パーランパリカ・ウェダカマやアーユルヴェーダを選択する傾向がある。西洋医療やアーユルヴェーダの薬の一部は、錠剤やカプセル錠剤、粉末薬、シロップなど服用が容易であるのに対し、パーランパリカ・ウェダカマの治療家が処方する薬や、アーユルヴェーダで処方される薬の一部は、長時間煎じなければならなかったり、服用するタイミングが詳細に規定されており、食生活や生活習慣が制限されることから、こうした手間が割けない患者からは避けられる傾向がある。

また、民族や宗教による区分もみられる。西洋医療やアーユルヴェーダ、パーランパリカ・ウェダカマは、シンハラ人、タミル人、ムスリムの患者が利用するが、シッダの医師はタミル人が圧倒的に多く、患者のほとんどがタミル人である。また、ユナーニーの医師もムスリムであり、シンハラ人やタミル人が受けることは少ないといわれる。少なくとも、アーユルヴェーダ、シッダ、ユナーニーをおこなう医師に限定した場合、民族集団や宗教による区分は明確で、たとえばコロンボ大学の土着医療学部では、アーユルヴェーダ学部の圧倒的多数はシンハラ人（在籍者数約三〇〇人のうちタミル人二名、ムスリム〇名）であり、シッダ学部はタミル人のみ、ユナーニー学部[3]はムスリムのみであった。

こうした区分に加え、不調が身体的なものか精神的なものであるかという区分は、患者が複数の医療を使い分ける際に大きな基準となっているようである。一九八〇年代に、スリランカ南部にあるマータラ（Mathara）県を中心に、悪魔祓いの調査をおこなった上田紀行は、一九八六年から一九八七のあいだに当該地域でおこなわれた悪魔祓いの儀礼の全体的な件数が著しく減少しているが、種類によってそれぞれ異なる症状を患者にもたらすとされる悪魔のうち、とりわけ、狂気をもたらす作用がとりわけ強いとされるマハソーナという悪魔に対する儀礼の相対的な割合が増加し、逆に身体的な不調をもたらすとされるその他の悪魔に対する儀礼の割合が減少していることを指摘している。上田はこの背景として、西洋医療の浸透によって、患者の不調の経験が、身体的なものと精神的なものとに分断され、前者の不調には病院へ、後者の不調の場合には悪魔祓いの儀礼へ、というように、医療セクターのすみ分けがおこなわれていることを指摘している［上田　一九九〇b］。

また、ひとりの患者が同時に二つ以上の癒しを受けることも少なくない。たとえば、交通事故など緊急の場合に西洋医療の病院に運ばれた患者が、リハビリのためにアーユルヴェーダの病院とパーランパリカ・ウェダカマの治療家の診療を同時に受けたり、デング熱で西洋医療の病院に入院した後、後遺症と薬の副作用がひどかったためパーランパリカ・ウェダカマの診療を受けたりする。さらには、連続して近隣者が病気になったり、交通事故に遭うなどの不幸がつづくと、それぞれアーユルヴェーダや西洋医療の病院に通院しながら、不幸の原因をとりのぞくためにバリ儀礼をおこなったりするのである。

本章では、複数の治療術が混在する今日のスリランカにおいて、パーランパリカ・ウェダカマがどのような位置づけにあるのか、その歴史的背景や他の伝統医療との関係、患者たちの既往歴などを概観しながら明らかにしていきたい。

二　スリランカの概況

スリランカは、インド亜大陸の南東に位置する熱帯の島国であり、正式名称はスリランカ民主社会主義共和国

（Democratic Socialist Republic of Sri Lanka）という。スリランカ（Sri Lanka）は、サンスクリット語で富・繁栄・美などの意味をもつシュリー（Sri）と、光り輝く島という意味のランカー（Lanka）から構成される。スリランカの首都は、一九四八年の独立時から一九八五年までコロンボ（Colombo）であったが、現在はコロンボの市街地から東に離れた郊外にあるスリー・ジャヤワルダナプラ・コーッテ（Sri Jayawardhanpura Kotte）に移された。スリー・ジャヤワルダナプラ・コーッテには国会議事堂をはじめとした政府機関の拠点があるが、経済の中心はコロンボ市内にある。

二〇一二年におこなわれた国勢調査では、スリランカの全人口は二〇三五万九四三九人と報告されている[Department of Census and Statistics in Sri Lanka 2012]。全人口に占める民族別の割合は、シンハラ人が七四・九〇パーセント、タミル人[4]一五・二七パーセント、ムーア人九・三〇パーセント、その他〇・一三パーセントであり、宗教別の割合は、仏教徒七〇・一〇パーセント、ヒンドゥー教徒一二・五八パーセント、ムスリム九・六六パーセント、ローマン・カトリック教徒七・六二パーセント、その他〇・〇三パーセントとなっている[Department of Census and Statistics in Sri Lanka 2012]。スリランカの公用語はシンハラ語、タミル語、英語とされており、公文書や道路標識、新聞、テレビなどはこの三語で記述される。

スリランカの国土の総面積は六万二七五平方キロメートルであり、これはちょうど北海道のおよそ八割に相当する。国土を構成するセイロン島は、北緯五・五五度から九・五一度に位置し、南西モンスーン、北東モンスーン双方の影響によってドライ・ゾーンとウェット・ゾーンとに大別される。ドライ・ゾーンはセイロン島の北部から北東部、南東部にわたる広範囲に広がり、代表的な地域として、アヌラーダプラ県（Anuradhapura）、ポロンナルワ県（Polonnaruwa）、ジャフナ県（Jaffna）、トリンコマレー県（Trincomalee）、ハンバントタ県（Hambantota）などが挙げられる。ドライ・ゾーンでは、まとまった降雨がある雨季であっても降雨にたよった農業は難しく、人工湖による貯水によって灌漑農業がおこなわれてきた。後述するアヌラーダプラやポロンナルワ王朝時代には、都城の各地に巨大な貯水湖がいくつも建設され、当時きわめて高度な灌漑技術をもっていたことが窺える。ウェット・ゾーンは、島の中央部の高山地帯、西部から南西部、南東部にわたる沿海地域に広がっており、代表的な地域としては、キャンディ県（Kandy）、ヌワラエリヤ県（Nuwara Eliya）、ラトゥナプラ県（Ratnapura）、コロンボ県（Colombo）、そして筆者が調査をおこなったガンパハ県（Gampaha）などを挙げることができ、ウェット・ゾーンの東端はマータラ県である。ウェット・ゾーンでは、湿潤な気候を利用して米の二期作がおこなわれるほか、さまざまな種類の野菜や果物などが年間をつうじて収穫できる。さらに、イギリス植民地統治時代より始められた天然ゴムやココヤシ、カシューナッツのプランテーション栽培も、この地域を中心におこなわれている。また、高山地帯のキャンディ県やヌワラエリヤ県では紅茶のプランテーションが広がり、この地域の地名はセイロン・ティーの銘柄としてよく知られている。

ドライ・ゾーン／ウェット・ゾーンのような地域による差異に加え、二つのモンスーンは、雨季と乾季という季節を産みだし、人々の生活をおおきく方向づけている。降雨量の変化に応じて農民たちは農耕サイクルを構成し、漁民たちは風雨をのがれ安全な漁ができる場所へと島内を移動したりするのである［高桑　二〇〇八］。南西モンスーンが吹く四月～九月は、南西部は大雨が降る一方、北東部のドライ・ゾーンの乾燥はより厳しいものとなる。これは、セイロン島中心部にそびえる高山によってモンスーンがさえぎられるためである。また同様に、北東モンスーンが吹く一一月～三月は、北東部で雨が降る一方、ウェット・ゾーンの南西部は比較的乾燥し、日中の気温が摂氏三〇度を超える日々がつづく。

さらに、湿度だけでなく、島の地形による気温の差も激しい。スリランカは内陸部に二〇〇〇メートル級の山々が連なる高山地帯をかかえており、高山地帯と沿海地帯とでは、年間平均気温に約摂氏六度も差がある。スリランカは熱帯とされているが、高山地帯では一二月になると霜が降りるほど気温が下がる。

このように変化に富んだ気候条件や自然環境は、豊かな土壌や生態系をはぐくみ、多種多様な動植物の生育を可能にさせている[5]。薬草資源も例外ではなく、「薬にならない植物はない」というスリランカの諺のとおり、本稿が考察の対象とするパーランパリカ・ヴェダカマを始め、多くの植物が薬用に用いられてきた。パーランパリカ・ヴェダカマが用いる薬草は、一四〇〇種を超えると言われており、その一〇パーセントは、スリランカ固有種であるという [Abhayawardhana 2009: 5]。

スリランカの主要な産業は、稲作に加え、植民地期にはじめられた紅茶、シナモン、天然ゴム、カシューナッツ、ココヤシ等のプランテーション栽培を中心とした輸出用農業生産であるが、昨今、外資系企業の生産工場がスリランカに数多く建設されたことで、繊維産業も増加傾向にある。また、国内には仏教遺跡を中心とした六箇所の文化遺産、スリランカ固有の動植物種が生息する二つの自然遺産が、ユネスコの世界遺産として登録されており、観光業も主要産業のひとつとなっている[6]。

一九八三年から二〇〇九年までのスリランカは、北東部の少数のタミル人によって組織された反政府的な武装勢力タミル・イーラム解放の虎（Liberation Tiger of Tamil Elam: LTTE）が、北東部の分離・独立をかかげ政府側との間で内戦が繰り広げられ、多数の戦死者を出すなど不安定な状態がつづいた。二〇〇二年ノルウェー政府の仲介によって停戦協定が結ばれたものの、二〇〇五年末に起こったスマトラ島沖地震による津波被害は、その後のスリランカ国内の状況を不安定なものとし、二〇〇六年には停戦は崩壊し、政府軍とLTTEのあいだで激しい軍事衝突がおこった。二〇〇九年、政府軍が北部のLTTE指導者や幹部を殺害したことをきっかけに、内戦の終結が宣言された。

内戦終結後のスリランカは、大規模な衝突等もなく比較的治安が安定しており、コロンボと地方都市を結ぶ大規模な幹線道路や高速道路が建設されたり、港湾開設が進められるなど、国内のインフラ整備が進められている。外国人観光客も増加傾向にあり、二〇一一年二月にスリランカに入国した外国人観光客は六万五七九七人であったのに対し、二〇一二年の同月には八万三五四九人の外国人観光客が入国したと報告されている [Sri Lanka Tourism

Development Authority 2012]。

スリランカの一五歳以上の既婚女性一人あたりの出生数は、二・三五人であり［Department of Census and Statistics in Sri Lanka 2012]、WHOの報告では、五歳以下の乳幼児死亡率は一〇〇〇人あたり一三人である［World Health Organization 2012]。平均寿命は二〇〇一年現在、男性が七一・〇五歳、女性が七七・二四歳と報告されている［Department of Census and Statistics in Sri Lanka 2012]。病院における死亡の死因となる主な疾病は、心臓疾患が二二・七パーセントともっとも多く、次いで癌が一七・五パーセント、循環器系疾患が一七・四パーセント、脳疾患が一六・〇パーセント、消化器系疾患が一二・一パーセント、呼吸器系疾患が一一・三パーセント、感染症が九・六パーセントなどを挙げることができる［Ministry of Health Sri Lanka 2007]。感染症の内でも、マラリアによる死亡率が著しく減少している一方で、死因の上位とはなっていないが、高血圧や糖尿病などの病院治療を受ける件数が二〇〇〇年以降、増加している［Ministry of Health Sri Lanka 2007]。

スリランカでは、植民地統治時代にポルトガル人、オランダ人、イギリス人によって導入された医療は、western medicine あるいは、そのシンハラ語訳のバタヒラ・ウェダカマと呼ばれたりする。西洋医療は、スリランカにおいて、政府によって制度化された医療としてはもっとも広範囲に普及している。二〇〇七年現在、スリランカ国内にある西洋医療の病院は、国立・公立のものだけに限定すると、大学付属病院が一六か所、国立・州立病院が一二か所、県立拠点病院が四四か所、県立病院が一六一か所、その他の市域病院が二七七か所、診療所が五九か所設置されている。また、患者一〇〇〇人あたりの医師数は五・五人、看護師数は一五・七人、病床数は三・五床と報告されている［Ministry of Health Sri Lanka 2007]。病床の使用率は、大学付属病院で八二・六パーセント、国立・州立病院で九四・八パーセント、県立拠点病院で七〇パーセントとなっている［Ministry of Health Sri Lanka 2007]。こうした病床の使用率の高さは、スリランカ政府が、病院や診療所ともに医療サービスを無料で提供していることと関係している。

公立の病院以外にも、コロンボ市内を中心に、外資資本の大型総合病院五か所のほか、私立の病棟を併設した小規模な病院や診療所などが複数ある。私立の診療所の多くは、日中に大学付属病院や政府の病院に勤務する医師が、就業前の早朝や終業後の夜間に診療をおこなっているものが多い。また、これ以外の私立の小規模な診療所は、無認可で経営されているものも少なくなく、正確な数を把握することは困難である。無認可の経営や、未登録で治療行為をおこなう医師が後をたたず、スリランカ国内の医師登録をおこなっている医療協議会や警察などが取締りを強化している。

病院や診療所において医師が診療をおこなっているだけでなく、小規模の医薬品店において、内服薬を中心とした薬剤も西洋医療として浸透している。医薬品店では、解熱鎮痛剤や風邪薬シロップなどから、抗生物質、経口避妊薬など幅広い範囲の医薬品が販売されており、これらは医師の診断書がなくとも入手することが可能である。日本では医師による診断書や処方箋がなければ入手できないものも多い。また、こうした医薬品は、一錠あるいは一包単位で販売されているため、人びとは自身の経済的事情や好みによって、購入する量も調整することができる。

三　スリランカにおける医療の歴史

シンハラ人やタミル人たちが渡来する以前のセイロン島には、先住民族ウェッダー(7)（*Weddā*）と呼ばれる人々が生活していた。ウェッダーは、洞窟や岩陰に住み、狩猟採集生活を営んでいたことが考古学の調査により明らかにされている［執行　一九八七a］。ウェッダーは、鋭利な石片で身体に傷をつけ、薬草から採取した汁を塗りつけるという、ニラ・チキッサと後のシンハラ人によって呼ばれる治療をおこなっていたとされる。

スリランカ伝統医療省（Ministry of Indigenous Medicine Sri Lanka）アーユルヴェーダ局（Department of Ayurveda）が一九八四

年に出版した『スリランカ・デーシィーヤ・チキッサ・サングラハヤ』[8]（*Sri Lanka Deesheeya Chikithsa Sangrahaya*「スリランカの土着の治療術に関する指南書」）には、スリランカの古代王朝における医療の歴史が記されている。以下に簡単に紹介する。

アヌラーダプラ王朝成立以前、三冊の医学文献がサンスクリット語で編纂された。①アルカ・プラカーシャ（*Alka Prakāsha*）、②ナーディ・プラカーシャ（*nādhi prakasha*）、③クマーラ・タントラ（*Kumāra Thantra*）である。アルカ・プラカーシャは、「薬に関する書物」の意味で、さまざまな薬の原料や製造法について記されたものである。②ナーディ・プラカーシャは、「脈に関する書物」の意味で、身体のつくり、および脈診による診察の方法などが記されており、③クマーラ・タントラは、「子供の呪文」の意味で、小児科に関することが記されたものである

アヌラーダプラ王朝の創始者パンドゥカーバヤ王は、都近くに助産院（シヴァカーサーヤ）を建設した。また、デワナパティス王は、アショーカ王の息子のマヒンダ王子がランカー島に滞在中、ミヒンタレーで謁見したが、それがきっかけとなりインドから数学や建設、哲学、医療などさまざまな学問に関する書物がスリランカにもたらされることとなった。デワナパティス王は医療に傾倒し、紀元前二四七年、都のアヌラーダプラに世界最古の病院を建設した。以降、アヌラーダプラ朝、つづくポロンナルワ王朝時代には、国王によって数多くの病院が建設された。デワナパティス王は、自身が医学書を編纂しただけでなく、多くの仏僧たちを都に招き、インドから輸入した医学書の読解や、医学の研究を奨励した。ブトゥガムヌ王（紀元前一六一―一三七）の時代には、王朝内で研究がすすめられていた医学が、スリランカ全土に普及していった。ブッダダーサ王（紀元後三三七―三六五即位）は、とりわけ医学に造詣が深い王として知られ、とりわけ外科手術に長けていた。彼は、人間だけでなく怪我をしたコブラを治療したという逸話で有名である。ブッダダーサ王は、サンスクリット語で『サーラーリル・サングラハ』（*Sārālil Sangraha*）を編纂した。[9]

紀元後一〇五五年にはじまるポロンナルワ時代には、病院施設や医療制度が整えられた。パハ・パラクマバ（Paha Prakumaba）王は、都にヘルスサービスセンターや病院をつくった。また、マハー・ウェダナー（*Mahā vedanā*）と呼ばれる医療大臣をおいた。【写真2―1】は、紀元後八五三年にポロンナルワ王朝のセーナ二世が建設したとされる病院跡地である。直径約五メートルの正方形で仕切られた病室を六部屋つらねたものを一辺とする正方形の形をしており、内部では手術などがおこなわれたと考えられている。また、【写真2―2】は、部屋のひとつにあった薬草風呂、ベヘット・オルワー（*beheth oruwā*）である。この中に薬草と湯をいれ、仰向けに浸かるという治療がおこなわれたと考えられている。ベヘット・オルワーによる治療は、ガンパハ県で診療（内科と整骨にほぼ相当）をおこなうガヤンさんとインディカさん（この二人は兄弟）や、クルネーガラ県で診療（内科とヘビの毒抜き）をおこなうアジットさんによってもおこなわれていた。

【写真2―3】は、同遺跡から出土したナイフである。同遺跡では、このナイフのほか、ハサミや針の形状をした複数の道具が出土している。これは、手術に用いられたと考えられている。【写真2―4】は、同遺跡から出土した石臼である。中心に薬草をいれ、木製の棒ですり潰して粉末状にしたと考えられている。

一二三二年にヴィジャヤバーフ王によってはじめられたダンバデニヤ王朝時代には、仏僧たちによって多くの医学文献が記された。パラークラ・マバーフ（Parakra Mabahu）王（一二三六―一二七〇即位）は、詩、天文学、医学、数学などに造詣がふかく、学識ある人物であった。王自身が、パンディタ（*Pandhitha*）とよばれる、あらゆる分野を修めた者のみがもつ学位をもっていただけでなく、学問を奨励し、多くの仏僧たちがさまざまな分野で研究書を記した。彼の治世には、『ベヘサッジャ・マンジュサヤー』（*Bhesajja Manjusayā*）、『ヨガル・ナヴァヤ』（*Yogar Navaya*）、『プラヨガラトナヴァリヤー』（*Prayogaratnavaliyā*）、『ヨガラトナカラヤ』（*Yogaratnakaraya*）の四冊の医学書が記されている。内容はすべてパーリ語で、シンハラ文字によって表記されており、そのそれぞれに治療や製薬時に唱える文言が書き添えられている。その内容は、「この世では、ブッダとダンマ（ブッダの教え）とサンガ（僧侶）が最大の頼りである。この事実により今ここで私がおこなう施術は成功する」など、仏教にかかわりのあるものが散見される。

『ベヘサッジャ・マンジュサヤー』は、「薬の小箱」という意味であり、薬剤、健康管理、飲食、施術、予後の好ましくない徴候、病因などについて書かれている。『ヨガル・ナヴァヤ』は、「医療の構成をめぐる大海原」の意味[10]で、妊娠、小児科、頭、目、耳、鼻、口の病気についての記述に始まり、毒物学、強壮学、男性機能でおわる四八章で構成されている。ジナンダサ・リヤナラトネによれば、『ヨガル・ナヴァヤ』に見られるような、産科にはじまり、小児科、頭部、下半身、婦人特有の疾患、毒物学にいたる全四八章から構成されているが、この構成形式は、当時のタミル語で書かれた医学書の特徴であるという。シンハラ仏教王長期に記された医学文献において、タミル文化

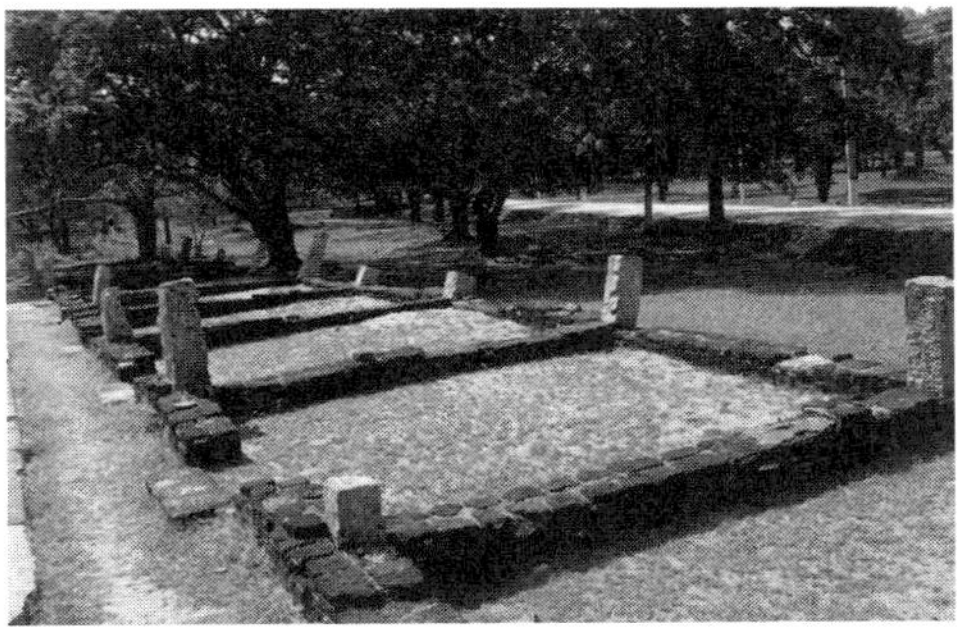

写真 2-1　ポロンナルワの病院跡地にある病室の遺跡（2012/3/15）

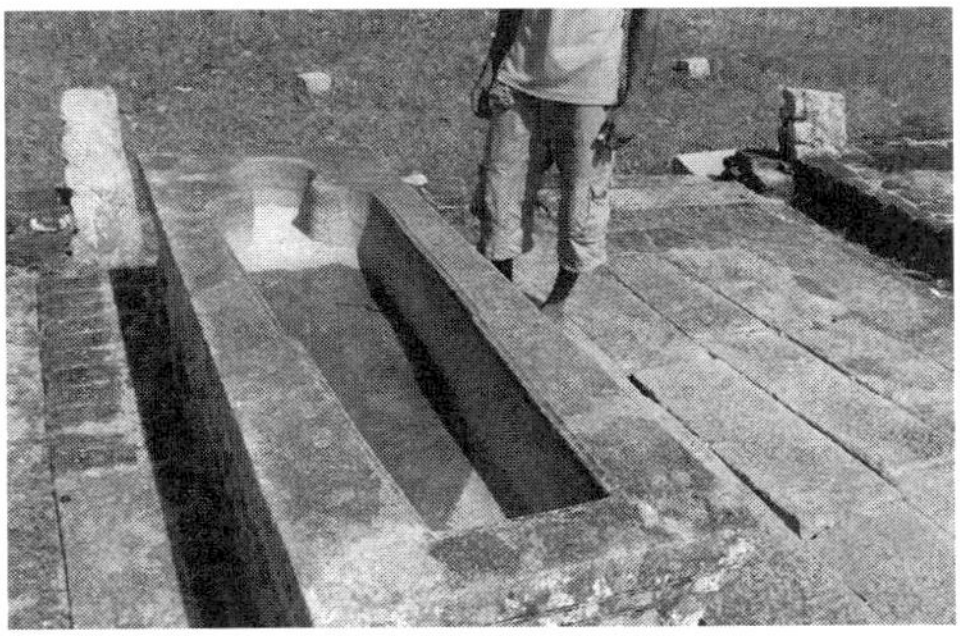

写真 2-2　ベヘット・オルワー（薬草風呂）の遺跡（2012/3/15）

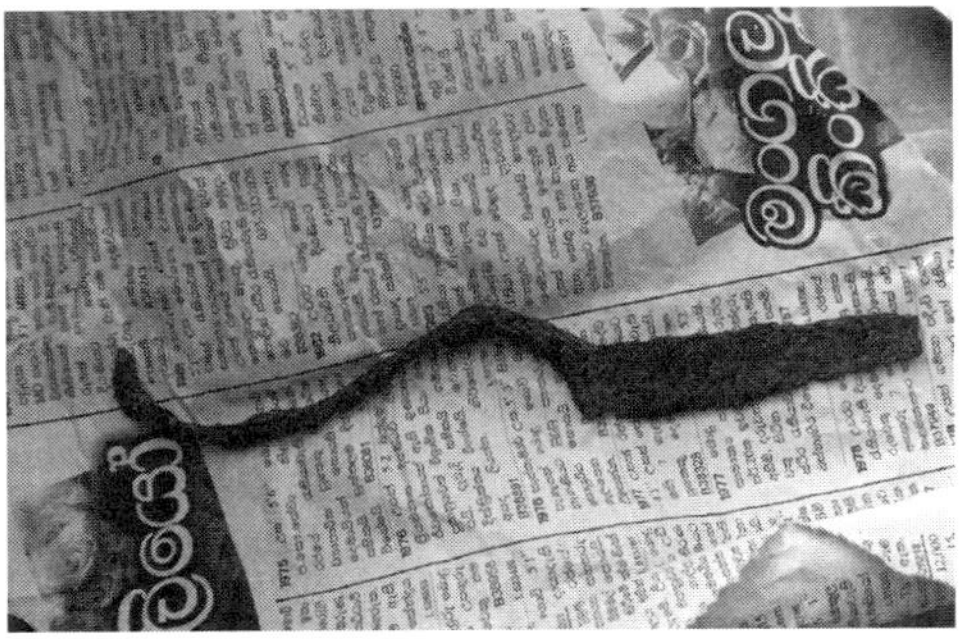

写真 2-3　ポロンナルワの病院跡地から出土したナイフ（2012/3/15）

からの影響は一四世紀から一九世紀にかけてとりわけ顕著であるという[Liyanaratne 2006 : 3-55]。

以上にみてきたように、スリランカの仏教王朝は、医療を手厚く保護し、仏僧を中心に仏教とのかかわりの中でおこなわれてきたといえる。一方、仏教王朝とのかかわり以外にも、医療に関するさまざまな伝承などがみとめられる。たとえば、紀元後二世紀頃に完成したとされるインドの叙事詩『ラーマーヤナ』のスリランカ版アレンジ(11)ともいわれるスリランカ特有の伝承を挙げることができる。『ラーマーヤナ』は、ラーマ王子の妻であるシータ王女が、ランカー島の魔王ラーウァナに誘拐されたため、ラーマ王子と猿の顔をもつハヌマーン神がシータ王女を助けに行くという冒険物語であるが、ここに登場する魔王ラーウァナの棲家(12)であるランカー島とは現在のスリランカのことである。シータ王女救出の旅路、ラーマ王子が怪我を負うと、ハヌマーンは薬草の方向であるヒマラヤ山地まで飛躍し(13)、ヒマラヤ山地の薬草を、それが生えている一帯の土地ごとランカー島に持ちかえった。このとき、ハヌマーンが着地した一帯にはヒマラヤから持ちかえられた薬草が生える丘が出来上がり、これが現在、スリランカ南部の港町ゴール近郊にある丘陵地ルーマッサラ（*Rūmassala*）になったとされる。ルーマッサラには、現在でもスリランカの他地域には生息しない植物や生態系がみられるという。

『ラーマーヤナ』においては、シータ王女をさらった魔王として描かれたラーウァナ（Rawana）も、スリランカでは、完全に悪党とされているわけではない。また、ラーウァナの祖父にあたるプラスティーヴァ（Prastiwa）は、スリランカにおける医療の歴史のなかでとりわけ重要な位置を与えられている。プラスティーヴァは、古代ヒマラヤ山麓で修業中のリシ（行者）たちによって催された医学に関する会議に参加したとさる。この会議には五二人が参加し、スリランカに多くの医学的な知識をもたらしたとされている。

プラスティーヴァは現在、スリランカにおけるアーユルヴェーダの創始者として位置づけられ、スリランカ伝統医療省やアーユルヴェーダ学校などにおいて、その像や絵図が掲げられている。【写真2—5】は、アヌラーダプ

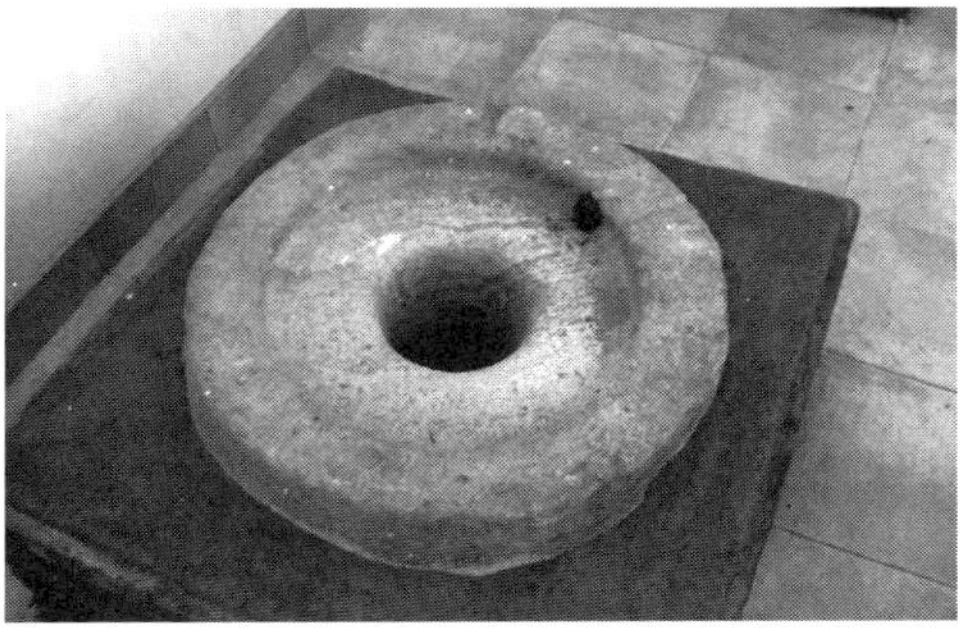

写真 2-4　薬草をすりつぶしたとされる石臼（2012/3/15）

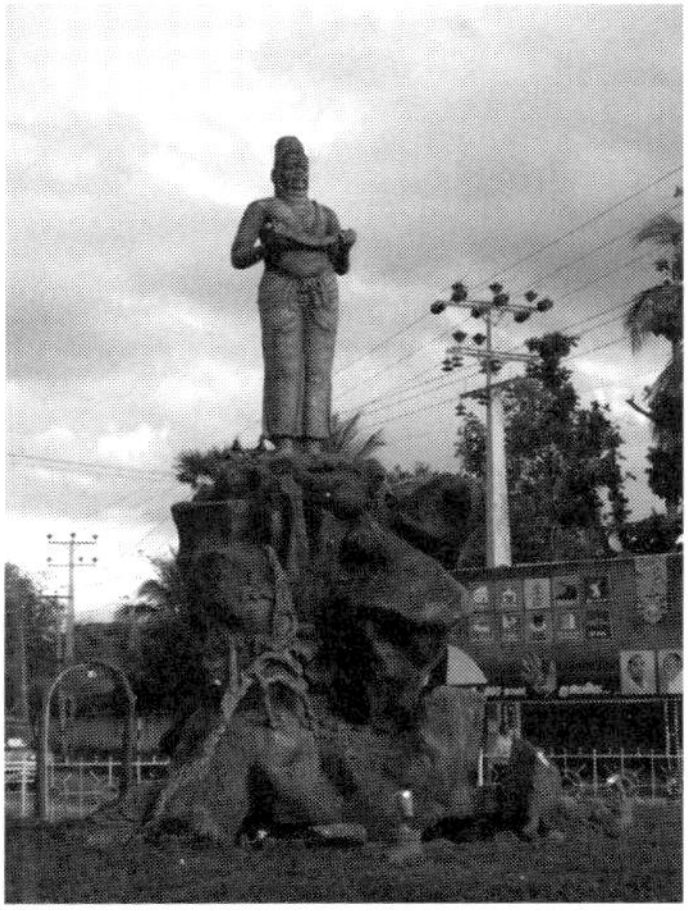

写真 2-5　アヌラーダプラ市街地に建てられたプラスティーヴァ像（2012/3/14）

ラ市内にある国立アーユルヴェーダ病院付近の交差点の中心に建てられたプラスティーヴァ像である。両手には、医学文献を抱えている。

リヤナラトネ（J. Liyanaratne）によれば、一二世紀頃からは、南インドからの影響が顕著であったという。南インドから多くの治療家がスリランカへ渡り、治療や教育をおこなったり、ヴァイッディヤー[14]（*vidhyā*）と呼ばれる治療家たちがタミル語の医療文献をシンハラ語に翻訳したりするなど、シンハラ人のあいだでのタミル医療の普及につとめたという。また、インドのゴア（Goa）からはゴパラ・ムーア（Gopala Moor）と呼ばれる治療家たちが渡り、キャンディ王朝では代々、王の専属医を勤めたという［Liyanaratne 2006：3-14］。スリランカに渡ったタミル人たちは、シッダ（*Shiddha*）と呼ばれる医療をおこない、シッダは現在でもタミル人を中心におこなわれており、スリランカ政府が運営する大学や学校もある。

一六世紀に入り、ポルトガル、オランダ、イギリスによる植民地支配によって仏教王国が崩壊すると、王国において保護されていた医学も基盤を失い、一時的に衰えることとなった。しかし、王国による庇護に基盤をもたない土着の治療は、植民地当局によって抑圧されることなく行われていたようである［Uragoda 2009］。

一九四八年のスリランカ独立に前後して、仏教を理念に掲げた国民国家創設運動が進められるようになると、インドから輸入され仏教王国で研究が進められてきた医療は、スリランカが誇る仏教文明のひとつとしてナショナリズムの運動家たちから注目されるようになる。しかし、ナショナリズムの運動家たちがもとめたのは、西洋諸国が持ち込んだ生物医療に対抗できる「合理的」な医療であり、仏僧たちがおこなう呪文の朗誦をともなうようなものではなかった。したがって、一部の僧侶たちによって仏教寺院の内部で受け継がれてきたサンスクリット語やパーリ語を基盤とした医学的知識は、文脈を変え、国民国家設立という政治的な場に持ち込まれ再解釈が行われるようになった。そしてこの医学的知識の再確立のため、当時のインドにおいて近代化・合理化されたアーユルヴェーダがスリランカに輸入された。これが、インディアン・アーユルヴェーダ、あるいはサンスクリット・アーユルヴェーダと今日のスリランカで呼ばれるアーユルヴェーダである。

独立運動を期に高まったアーユルヴェーダへの関心は、西洋植民地政府によって持ち込まれた西洋文明への対抗、より具体的には生物医療への対抗という意図とともにあった。そこで、より「洗練された」アーユルヴェーダをインドから再導入するという動きが盛んになり、インドへの留学基金「東洋科学医療基金（Oriental Science and Medicine Fund）」をつうじて多くの学生がインドへ留学し、当時のインドにおいて近代化されたアーユルヴェーダをスリランカにもち帰った。インドから帰国した医学生には、ナショナリズム運動に積極的に参加するものも多かったという［Wickramasinghe 1997］。

この時期のインドでは、ナショナリズムが高揚するなかで、植民地統治と公衆衛生の目的で植民地政府により持ち込まれた生物医療に対抗するため、インド固有の伝統としてのアーユルヴェーダの再編成と近代化が行われていた。アーユルヴェーダの再編成は、西洋諸国への対抗という歴史的文脈ゆえ、知のシステムとして統一化された生物医療の知的枠組みを援用し、生物医療を「接ぎ木」［加瀬澤　二〇〇六］するものであった。呪文やまじないは排除され、長期間の修行や実習により習得された知識は、テキスト中心の近代学校教育へと変換され、天体や自然環境との相補的な関係性の中に位置づけられた身体は、環境から切り離された孤立的身体へと再定位された。そしてテキスト中心の近代学校教育をおこなうアーユルヴェーダ教育機関が各地に設置された。すなわち、近代西洋科学に倣い、統一化された知のシステムとして再編成されたのである。

インドにおいて近代化されたアーユルヴェーダは、インド留学から帰国した留学生たちによってスリランカに導入された。具体的には、インドのアーユルヴェーダ教育をひな形としたアーユルヴェーダの高等教育をおこなう研究教育機関や、大規模な病院が設立された。その代表的なものとして、一九二九年[15]、インドのカルカッタ・アシュタンガ・アーユルヴェーダ大学（Ashtanga Ayurveda Vidyalaya in Calcutta）で学んだ[16]G・P・ウィックラマーラチ（Pandit Wicramarachchi）医師によって設立された、スリランカで初めてとなるアーユルヴェーダ大学[17]を挙げることができる。ウィックラマーラチは仏僧出身であり、寺院で診療をおこなう仏僧から医療を学んだという経歴をもつ。彼は還俗後にインドに留学し、インドにおいて近代化されたアーユルヴェーダを習得した。彼はすぐれたアーユルヴェーダ医師として治療活動をおこなう他方、インドで習得したアーユルヴェーダをスリランカで普及させることに生涯をかけて取り組み、スリランカにおけるアーユルヴェーダ教育の基盤を整えた。

ウィックラマーラチが設立した大学は、アーユルヴェーダという名称ではなく、シッダ・アーユルヴェーダ（*Siddha Ayurveda*）という名称が用いられている。シッダ・アーユルヴェーダのシッダは、「純粋」を意味するサンスクリットに由来しており、シッダ・アーユルヴェーダとは、迷信や呪いなどを払拭した、混じり気のない純粋な近代科学としてのアーユルヴェーダという意味である[Gampaha Wickramarachchi Ayurveda Institute 1963]。この背景に、創設当時のアーユルヴェーダが置かれていた、西洋医学と同格の医療教育機関を目指さなければならなかった状況が関与していると考えられる。

スリランカにおけるアーユルヴェーダの近代化に関して、スリランカから多くの留学生がインドへ渡っただけでなく、インドのアーユルヴェーダ医師たちからの積極的なアプローチがあったことも指摘しておかなければならない。インドのアーユルヴェーダ医師らのあいだでは、スリランカのアーユルヴェーダの制度化について積極的に発言したり、スリランカのアーユルヴェーダ医師を教育するなど、スリランカのアーユルヴェーダの近代化および制度化を国外から促したのである。こうした背景には、当時のインドのアーユルヴェーダが置かれていた政治的な状況がある。当時のインドもスリランカ同様、イギリス植民地支配からの脱却を果たしたばかりであり、こうした状況下、アーユルヴェーダはナショナリズム運動の主義主張のよりどころとされていた。そして、スリランカでアーユルヴェーダの近代化・制度化が推進されるのと時期を同じくして、インドでも、アーユルヴェーダの近代化が積極的に推し進められていたのである［加瀬澤　二〇〇六］。こうした事情から、インドにおいて、隣国スリランカにおけるアーユルヴェーダの制度化にまで関与しようとするアーユルヴェーダ医師が現れたと考えられる。

一九五六年、インドのアーユルヴェーダ学術雑誌『ナーガールジュナ』（*Nāgarjuna*）において、スリランカにおける大規模なアーユルヴェーダ研究機関設立の必要性を訴えた記事が大きく掲載されると、それに答えるように、スリランカ国内のアーユルヴェーダ医師らのあいだで、国家レベルの研究機関の設立を訴える声が高まった。これを受けて、当時の首相バンダラナーヤカ（S.W.R.D. Bandaranāyake）が一九六二年、国立アーユルヴェーダ研究所を設立するにいたった(18)。この研究機関では現在、臨床研究だけでなく、薬草に関する研究やスリランカ土着の医学的知識の記録・保全、スリランカの薬草資源に関する薬局方の作成などがおこなわれている。

スリランカにおけるアーユルヴェーダの近代化に際してインドが与えた影響は、教育現場にも色濃く反映されている。たとえば、ウィックラマーラチが設立した大学では設立当初、インドから招いた複数名のアーユルヴェーダ医師によってアーユルヴェーダ教育の基盤整備がおこなわれた。また、現在でも、ヒンディー語およびベンガル語(19)が必修科目となっており、定期的にインドから教授を招いて講義がおこなわれたりしている。カリキュラムも、インドのアーユルヴェーダ大学のカリキュラムに倣って作成されている。

このように、今日のスリランカの教育研究機関でみられるアーユルヴェーダは、仏教伝来とともに断続的にインド亜大陸から伝えられ、仏教王国で研究が進められてきた医療が直接の起源であるというより、二〇世紀初等のナショナリズムの流れのなかでインドから持ち込まれ、再編成されたアーユルヴェーダと理解すべきである。つまり、今日のスリランカでは、教育研究機関でおこなわれるアーユルヴェーダ（インディアン・アーユルヴェーダ）と、仏教王国で研究が進められてきたインド由来の医療（サンスクリット・アーユルヴェーダ）との間には大きな乖離があり、前者が二〇世紀以降にインドから導入された近代化を経たアーユルヴェーダであるのに対し、後者は仏僧によっておこなわれる医療なのである。後者は、サンスクリット文献に依拠しながらも、治療に際しては僧侶によって呪文が朗誦されたりするなど、呪術的な要素を多分に含むものであり、インドにおいて「近代化」されたアーユルヴェーダ（インディアン・アーユルヴェーダ）とは著しく性質を異にする。しかし両者は、生物医療と対比される文脈ではアーユルヴェーダと同一視されるが、それらはまったく異なる起源や治療法をもっている。したがって、二〇世紀初期に始まるアーユルヴェーダの拡張は、アーユルヴェーダの再復興［Wanninayako 1982; Higuchi 2002］としてではなく、再導入と理解すべきであろう。

四　伝統医療のアーユルヴェーダ化

スリランカ独立を期に高まったアーユルヴェーダへの関心は、スリランカにおけるその他の伝統医療をアーユルヴェーダが包摂しスリランカ固有の伝統として再定位しようとする動きへとつながっていった。スリランカでは今日、アーユルヴェーダは西洋医療以外のその他の伝統医療一般をさす代名詞とされている。しかし、西洋医療以外のその他の伝統医療のあいだの差異が問題にされる文脈では、現在のスリランカにおいては、少なくとも二つのアーユルヴェーダが存在するといえる。ひとつ目は、二〇世紀初頭にインドに留学した医師たちによってもたらされた、インドで合理化・近代化を経たアーユルヴェーダである。このアーユルヴェーダは今日、他の伝統医療と区別される文脈では、インディアン・アーユルヴェーダ、あるいはサンスクリット・アーユルヴェーダと呼ばれている。[20] このアーユルヴェーダの医師は、白衣に身を包み、[21] 聴診器や血圧計を用いた診療をおこなうなど、西洋医療の医師によく似た外見的な特徴をもっている。現在、インドのアーユルヴェーダ教育のカリキュラムは、スリランカのアーユルヴェーダの学部教育や、ニケータナと呼ばれるアーユルヴェーダ学校において、ひな形とされている。そして、この教育課程を修了した医師たちが勤務する大学付属病院、国立・州立・県立アーユルヴェーダ診療所でおこなわれている。二〇一〇年現在、国立大学の付属病院が二か所、国立病院が四か所、国立診療所が二三二か所、州・県立病院が五六か所、州・県立診療所が二〇八か所 [Ministry of Indigenous Medicine Sri Lanka 2010] あるほか、私立のアーユルヴェーダの診療所も複数ある。[22] このアーユルヴェーダは、『チャラカ・サンヒター』『スシュルタ・サンヒター』の二冊の文献にもとづき体系化されたアーユルヴェーダである。[23] 文献にもとづくアーユルヴェーダは今日、グローバルな規模で展開するアーユルヴェーダの商業化にともない、南アジア固有の伝統医療として固有名詞化される傾向があり、南アジア以外の地域や、英語で表記される場合、つまり外国人を対象とする場合には、しばしば頭文字を大文字にして Ayurveda と表記される。

ふたつ目のアーユルヴェーダは、スリランカにおける他の伝統医療、すなわち、シッダ、ユナーニー、デーシィーヤ・チキッサ（「国内の医術」の意。パーランパリカ・ウェダカマもこれに相当する）など他の伝統医療を含めたアーユルヴェーダである。一九六一年に施工されたアーユルヴェーダ法においてアーユルヴェーダは、「シッダ、ユナーニー、デーシィーヤ・チキッサを含む医療体系」と定義されている（Section 89 of Ayurveda Act No.31 of 1961）。また、アーユルヴェーダ評議会が一九五〇年からおこなっているアーユルヴェーダ医師登録においては、パーランパリカ・ウェダカマの治療家もアーユルヴェーダの医師として計上されている。文献にもとづくアーユルヴェーダ教育では、アーユルヴェーダの科目としてシッダやユナーニーが排除されているのに対し[24]、このアーユルヴェーダでは、複数の伝統医療を包摂する傾向がある。スリランカ政府主導の伝統医療保護政策においては、アーユルヴェーダ法における定義のもと、複数の伝統医療をアーユルヴェーダとして位置づけ、文献にもとづくアーユルヴェーダも区別することなく保護政策の対象としている。

さて、アーユルヴェーダ法において、デーシィーヤ・チキッサという名のもとに複数の伝統医療を含む医療体系のなかに組み込まれたパーランパリカ・ウェダカマは、他の複数の伝統医療との差異が問題にされる文脈では、どのように呼ばれているのだろうか。パーランパリカ・ウェダカマは、スリランカにおける他の伝統医療と対比される場合には、シンハラ・ウェダカマ（*Sinhala wedakama*「シンハラ人の医療実践」の意）、シンハラ・ベヘット（*Sinhala beheth*「シンハラ人の医療」の意）、ヘラ・ウェダカマ（*hela wedakama*「我らの医術」）ゴダ・ウェダカマ（*goda wedakama*「田舎者の医術」の意。蔑称なので好まれない）、ウェダ・ラーラ（*weda ralā* 蔑称なので好まれない。第一章参照）と呼ばれることがある。しかしこれらの呼称が用いられるのは、他の伝統医療と区別する際に限定されており、特定の医師の診療を受ける患者たちは、ゲダラ・ナマや医師の所在地をさした名称を好んで使用していた。パーランパリカ・ウェダカマは、行政文書においてはしばしば、デーシィーヤ・ウェダカマ（*deesheeya wedakama*「国内の医術」）という語が用いられる。

以上にみてきたように、今日のスリランカにおいて、パーランパリカ・ウェダカマは複数ある伝統医療の代表とされるアーユルヴェーダに少なくとも用語の上で包摂される形でアーユルヴェーダ化されている。しかしながら、前章で述べたように、パーランパリカ・ウェダカマは親族集団ごとに独自に継承されることから治療法等が統一されているわけではないことを鑑みれば、アーユルヴェーダに包摂されるものでは決してない。さらに、より厳密な意味では、デーシィーヤ・チキッサや、シンハラ・ウェダカマ、パーランパリカ・ウェダカマなどという呼称で一括りにされること自体、「〇〇村のウェダ・マハットゥヤー」と治療家を呼ぶ患者の認識からかけ離れたものであると言わざるを得ない。

しかしながら、パーランパリカ・ウェダカマがアーユルヴェーダに取り込まれる状況、すなわちアーユルヴェーダ化は、用語だけでなく、政府主導でおこなわれる伝統医療保護政策においても認められた。さらにパーランパリカ・ウェダカマの治療家たちも、積極的にアーユルヴェーダ化することによって生き残りを図っていたのである。次章以降では、伝統医療保護政策におけるパーランパリカ・ウェダカマのアーユルヴェーダ化についてみていきたい。

五　伝統医療保護政策におけるパーランパリカ・ウェダカマ

スリランカでは、二〇世紀初頭にインド留学から帰国したアーユルヴェーダ医師たちを中心におこなわれた、伝統医療保護育成活動がきっかけとなり、一九六一年のアーユルヴェーダ法の施行、一九六二年のバンダラナーヤカ記念アーユルヴェーダ研究所の創設、一九八〇年のスリランカ土着医療省設置によって、スリランカ政府主導のものとなっていったという経緯がある。

一九二八年、インド留学から帰国したアーユルヴェーダ医師たちを中心として創設されたスリランカ土着医療委員会（Sri Lanka Indigenous Medical Board）は、スリランカにおけるアーユルヴェーダ医師たちの情報交換の場として機能していたが、一九六二年にスリランカ発のバンダラナーヤカ記念アーユルヴェーダ研究所（Bandaranayake Memorial Ayurveda Institute）が設立されると、アーユルヴェーダ医療評議会とその名称を変え、国立アーユルヴェーダ研究所の下位機関となった。一九六二年は、『チャラカ・サンヒター』『スシュルタ・サンヒター』[25]が初めてシンハラ語に翻訳された年でもある。一九五〇年から現在にいたるまで、アーユルヴェーダ医療協議会は、アーユルヴェーダおよびパーランパリカ・ウェダカマの治療家たちの医師登録をおこなっている。

二〇世紀初頭、インドから帰国したアーユルヴェーダ医師たちは、自ら診療をおこなうほか、一九二九年のガンパハ・ウィックラマーラチ・シッダ・アーユルヴェーダ・インスティテュート（Gampaha Wickramaarachi Ayurveda Institute）や、同一九二九年に設置された国立コロンボ大学の土着医療学部アーユルヴェーダ学科において教鞭をとったりすることをつうじて、積極的にスリランカのアーユルヴェーダ教育にたずさわった。

一九八〇年には、土着医療省（Ministry of Indigenous Medicine Sri Lanka）が設置されると、国立、州・県立のアーユルヴェーダ病院や診療所が急速に増加した。土着医療省は、国立アーユルヴェーダ研究所を吸収したほか（アーユルヴェーダ協議会もこの下部機関であり、同時に吸収された）、アーユルヴェーダの普及を担当するアーユルヴェーダ局（Department of Ayurveda）を設置した。また、薬草、とりわけスリランカ固有種を保護・育成したり、薬草の国内自給率を維持・向上させるため、国内五か所の薬草園[26]を経営するほか、薬草に関する知識の普及を目的に出版をおこなったりしている。

土着医療省は、一九六一年に施工されたアーユルヴェーダ法に準拠し設置されており、その守備範囲は、上記アーユルヴェーダ法でのアーユルヴェーダ定義にもとづき、さまざまな土着の医療実践を網羅している。たとえば、先住民ヴェッダー（Weddā）たちの文化や薬草の栽培に対する援助活動をおこなっている。また、地域でワークショップをおこなったり、薬草の種子や苗を提供するなどの事業もおこなわれている。

たとえば、アーユルヴェーダ局のアヌラーダプラ支部がおこなっているヴィレッジ・ファーマー・プロジェクトでは、アヌラーダプラ県の農民たちに無償で薬草の種子や苗が配布されるほか、州立病院に勤務するアーユルヴェーダ医師が一か月に二回以上、特定地域の農村をまわり、アーユルヴェーダやスリランカの伝統的な医学的知識に関するワークショップを開いている。このワークショップでは、西洋医療だけでなくアーユルヴェーダをも含めた病院による診療に依存せず、農民たちが自身で健康を維持・向上するための薬草や食物の活用法について指導がおこなわれている。このプロジェクトの対象農村では、ガスコンロ、アルミ鍋、電動式ミキサーを使用しない代わりに、薬草や果物、野菜の苗の他、土製のかまど、製粉のための石臼などが提供されている。

じっさいに、ワークショップの開催やアドバイザーとしてプロジェクトに関わっているアーユルヴェーダ医師の説明によると、伝統的な道具の提供は、現金収入が少ない（調査をおこなった村ではトウモロコシが主要な現金収入の手段であった）農民たちが、交通費をつかって市街地の病院に通わなくてもすむよう、薪を割ったり、手作業で穀物を製粉することなど適度に身体を動かす機会を与えることで、糖尿病などの生活習慣病を防ぐためのものだという。また彼女は、スナック菓子やビスケットなど、砂糖や油脂を大量に含む製品の購入を控えるよう指導していると話していた。これは、農民たちが限られた収入を、不健康を導くような食品の購入に充てないようにするためであるという。

土着医療省は、パーランパリカ・ウェダカマの治療家たちに対しても積極的な支援活動をおこなっている。土着医療省は、パーランパリカ・ウェダカマの治療家たちが、べヘット・ゲダラごとに独自の診療をおこなうことや、知識を共有したりすることを好まないという特性を尊重しており、直接的な介入や指導、知識の採取をおこなうというよりも、医師たちの診療をサポートするという姿勢がみられる。たとえば、アーユルヴェーダ協議会による医師登録は現在、アーユルヴェーダ局による指導のもとに作成された試験問題が出題されるが、パーランパリカ・ウェダカマの治療家たちには、アーユルヴェーダの教育機関を修了した学生たちとは別の試験問題が用意されており、その内容は、具体的な知識や技術に踏み込んだものよりも、医師としての倫理的な素質を問われる面接試験が中心とされている。このことを鑑みるかぎりでは、専門知識をもつ他者からの検閲や、行政からの大規模な介入を、事実上免れているといえる。

土着医療省によるパーランパリカ・ウェダカマの治療家たちにする支援活動としては、特定のパーランパリカ・ウェダカマの治療家の診療所に病棟を設置するというヘラ・ウェダ・ゲダラ（*Hela Weda Gedara*）プロジェクトを挙げることができる。ヘラとは、「我らの」という意味であり、直訳すると「我らの医療の家」である。

このプロジェクトでは、農村地域において、経済利益を期待せずに診療をおこなっているパーランパリカ・ウェダカマの治療家に対し、最低一〇人の患者が生活できる設備をそなえた病棟を設置し、二〇一〇年現在、このプロジェクトに一二万スリランカ・ルピーが投じられている。医師の選定は、バンダラナーヤカ・メモリアル・アーユルヴェーダ研究所（Bandaranayake Memorial Ayurveda Institute: BMAI）のアーユルヴェーダ医師が担当している。筆者が調査をおこなった、アヌラーダプラ県で診療（整骨）をおこなうアナンダさんは、このプロジェクトにより二〇〇三年、自宅敷地内に三棟の病棟を設置してもらっていた。

パーランパリカ・ウェダカマに対する行政からのアプローチは、土着医療省だけにかぎられているわけではない。ガンパハ県キリンディウェラ（Kirindiwela）につくられたウェダ・ガマ（*weda gama*「医療の村」）には、スリランカ中から集められたパーランパリカ・ウェダカマの治療家たちが生活し、診療をおこなっている。ウェダ・ガマは、パーランパリカ・ウェダカマの治療家たちが自主的に集まったものではなく、スリランカ第三代大統領、ラナシンハ・プレマダーサ（一九八九―一九九三）のガム・ウダワー（*gam udawā*「村の啓蒙」の意）プログラムの一環として一九九〇年にガンパハ県につくられた行政主導のものである。ウェダ・ガマには、バンダラナーヤカ・メモリアル・アーユルヴェーダ研究所による査定によって、治療効果と信頼性が承認された二〇名の医師が集められている。一九九〇年代後半にウェダ・ガマを訪れた小椋正得の報告では、当時ウェダ・ガマには二二名の医師が診療をおこなっていたという［小椋　二〇〇一：二五―二七］が、二〇一〇年に筆者が調査をおこなった際には、一三名の医師に減少していた。

ウェダ・ガマには筆者が調査をおこなったスサンタさんとその父親が診療をおこなっていた。スサンタさんの父親は、上記ヘラ・ウェダ・ゲダラ・プロジェクトによって病棟を立ててもらったアヌラーダプラの治療家アナンダさん（第五章参照）の父親の弟であり、スサンタさんはアナンダさんの従妹ということになる。スサンタさんと父親、アナンダさんはいずれも、ホリヴィラ・ウェダカマという整骨治療のパーランパリカ・ウェダカマをおこなっていた。ホリヴィラは、アヌラーダプラ県の村落の名称で、アナンダさんが診療をおこなっている。

アーユルヴェーダ協議会は一九五〇年から現在にいたるまで、伝統医療の医師登録をおこなっている。二〇一〇年一二月三一日現在、一三三五二名のパーランパリカ・ウェダカマの治療家が登録されている。医師登録では、サルウァンガ（内科にほぼ相当し、身体全体を対象とした治療をおこなう）とヴァイシェーシャ（専門科）に大きく区分されており、サルウァンガは①パーランパリカ・ウェダカマ、②専門学校修了者（diploma holder）、③学部修了者（degree holder）に区分されており、[27]②③は、学位取得先別に登録人数が計上されている。専門学校修了者は、二〇一〇年一二月三一日現在、アーユルヴェーダが二二四九名、シッダ、ユナーニーあわせて四八二名が登録されている。学部修了者は、アーユルヴェーダが一一五四名、シッダが三二六名、ユナーニーが二七六名登録されている。ヴァイシェーシャは、サルパ・ヴィシャ（ヘビの毒抜き）が三四一三名、キャドゥム・ビンドゥム（整骨）が二一〇八名、アクシ・ローガ（眼病治療）が六二三名、チャルマ・ローガ（皮膚疾患治療）が五二六名、ゲディ・ヴァナ（できもの治療）が三五四名、ジャラビティカ（狂犬病治療）が一八〇名、マーナーシカ（精神疾患治療）が一四一名、ダヴン・ピリッスム（火傷治療）が七七名、ヴィドゥム・ピリッスム（切り傷治療）が七名、その他が六五八名、合計八〇八七名が登録されている。ヴァイシェーシカとして登録されている医師はすべて、パーランパリカ・ウェダカマの治療家である。

調査をおこなったパーランパリカ・ウェダカマの治療家たちの中には、医師登録をおこなっていないものも少なくなく、調査をおこなった五三名中二〇名が医師登録をおこなわずに診療をおこなっていた。医師登録をおこなっていない医師のすべては診療をおもな現金収入源としておらず、農村地域で診療をおこなうものに集中していた。ラトゥナプラ県では、調査をおこなった二一名の治療家のうち一六名が未登録で診療をおこなっていた。

医師登録には、アーユルヴェーダ協議会によっておこなわれる国家試験に合格する必要があるが、テキストでなく実践をつうじて習得してきたパーランパリカ・ウェダカマの受験者にとって、一次試験が筆記試験であることは、障壁となっているようであった。医師登録をおこなうアーユルヴェーダ協議会は、アーユルヴェーダ局の指導のもとに作成された試験問題を出題するが、パーランパリカ・ウェダカマの治療家たちには、専用の試験問題が準備されている。パーランパリカ・ウェダカマに課される問題は、診療をおこなううえでの倫理的な素質を問う面接試験が中心とされているが、一次試験が筆記試験であることは、パーランパリカ・ウェダカマの治療家たちの受験への意欲を減退させているようであった。

調査をおこなったパーランパリカ・ウェダカマの治療家のうち、医師登録をおこなっていない治療家たちが、登録しない理由として挙げていたのは、「面倒だから」「専業でやっているわけではないため必要ないから」というだけでなく、「試験が難しいから」「試験にはサンスクリット語が出題されるが、学校で勉強していない自分には無理だから」という試験問題の内容にかかわるものであった。アーユルヴェーダ協議会の職員に試験問題について尋ねたところ、パーランパリカ・ウェダカマの治療家登録試験には、サンスクリット語は出題されていないということであったが、パーランパリカ・ウェダカマの治療家たちの一部には、筆記試験は大きな障壁となっているようである。

以上に紹介してきたように、スリランカの伝統医療保護政策は、さまざまな伝統医療をその守備範囲とし、普及や保護育成のため、教育・研究や出版事業だけでなく、薬草資源の栽培や、ワークショップなどをつうじて多方向的におこなわれている。そして、こうした政策においてパーランパリカ・ウェダカマは、その独自の診療に対する姿勢が尊重されており、政府による直接的な介入というよりも、独自の診療がより安易にできるようにするための支援というかたちでおこなわれていたのである。

六　パーランパリカ・ウェダカマの二極化と生存戦略としてのアーユルヴェーダ

以上に述べてきたように、パーランパリカ・ウェダカマは今日、行政を中心とした機関とさまざまなかたちでかかわっている。とりわけ、一九五〇年からアーユルヴェーダ評議会によっておこなわれている伝統医療の医師登録や、ヘラ・ウェダ・ゲダラ・プロジェクト、ウェダ・ガマの創設などは、一部の医師に大きな影響を与えているといえる。行政とのかかわりだけでなく、マス・メディアの影響も顕著である。

すぐれた治療効果があると評判になった一部の医師のもとへは、スリランカ中から患者が殺到するほか、外国から医師が研修のために訪ねてきたり、外国の雑誌やガイドブックの取材を受け、メディアをつうじて国外にまで知名度を広げている医師もいる。たとえば、上にあげたスサンタさんやその父親、従兄のアナンダさんは、外国人から取材を受けることが多く、国外のメディアにもよく取り上げられている。また、ガヤンさんやクスマさんをはじめ、調査をおこなった治療家のもとへは、メディアをつうじて評判をききつけた外国人の患者がやってくるほか、その治療術や薬草に関する知識を学びたいと外国人が訪ねてくることがあったり[28]、国外の学会や、ワークショップなどに講師として招聘されたりする治療家もいた。

スリランカ国内でも、特定の治療家についての記事が新聞や雑誌にとりあげられることで国内から大勢の患者が集まることも珍しくない。たとえば、『アーユルヴェーダ・オス』（*Ayurveda Osu*「アーユルヴェーダの薬方」の意）という月刊誌には、パーランパリカ・ウェダカマの治療家の紹介や、パーランパリカ・ウェダカマへの取材に基づき美容や健康増進に効果のある身近な薬草や野菜の調理法などが紹介されたりしている。さらに、筆者の調査中には、スリランカ中のパーランパリカ・ウェダカマの治療家を特集するテレビ番組が放送されたりもしていた。新聞記事やテレビに取り上げられた医師によると、しばらくはスリランカ中から患者が殺到するのだと話していた。

スリランカ社会の変化や患者の生活スタイルの変化だけでなく、行政やマス・メディアとのかかわりは、パーランパリカ・ウェダカマの治療家たちの診療に大きな影響を与えているようである。医師登録や、特定の医師のみを選出し支援をおこなったり、マス・メディアが取り上げることで、特定の医師に極端に多くの患者が集中する一方で、西洋医療やアーユルヴェーダの浸透にともなったパーランパリカ・ウェダカマの診療を受ける患者の減少により、その他の医師の診療を受ける患者が極端に減少しているのである。「患者が来れば診る」という姿勢のパーランパリカ・ウェダカマの治療家たちは、患者が来なくなれば治療をおこなわないため、後継者を生み出しにくくなってきている。また、医師登録が義務化されたり、患者が減少していくことで、専業で診療に従事するか、ほとんど診療をおこなわなくなるか、というように医師たちの二極化がみられるのである。

たとえば、前節でとりあげたヘラ・ウェダ・ゲダラ・プロジェクトやウェダ・ガマの創設は、国立のアーユルヴェーダ研究所の医師による査定を受け、その治療効果が認められた医師のみが選出されている。スサンタさん一族が所属するベヘット・ゲダラは、ホリヴィラ・ウェダカマというスリランカ国内ではもっとも知名度のある整骨のパーランパリカ・ウェダカマである。行政による支援は、こうした特定のベヘット・ゲダラに集中し、マス・メディアや、それを通じて医師をたずねる外国人たちの集中も促している。(29) 一方、西洋医療やアーユルヴェーダの医療機関が普及したり、インフラの整備によって比較的遠方の医療機関に通院することが従来にくらべ簡単になってくると、「村のお医者さま」として地域に根ざした診療をおこなうパーランパリカ・ウェダカマの需要が減少してきており、行政からの支援やマス・メディアによって取り上げられた一部の治療家以外のパーランパリカ・ウェダカマの治療家は、患者が減少傾向にあると話していた。そしてその理由を、西洋医療やアーユルヴェーダの医療機関の普及に求めていた。

アーユルヴェーダの近代教育の普及も、パーランパリカ・ウェダカマの治療家たちに大きな影響を与えているようである。今日、パーランパリカ・ウェダカマの後継者がアーユルヴェーダの教育を受けるようになっていく傾向がみとめられるのである。しかし、後継者たちがアーユルヴェーダ教育を受けるのは、パーランパリカ・ウェダカマをやめてアーユルヴェーダの医師になることが目的であるというよりは、パーランパリカ・ウェダカマの診療を継続するための基盤維持という側面が大きい。

現在、スリランカにはアーユルヴェーダの教育機関として二つの国立大学のアーユルヴェーダ学部に加え、私立のアーユルヴェーダ学校が複数ある。こうした教育機関では、全身の内科的な治療であるサルウァンガ（前章参照）が教えられているが、サルウァンガはもっとも需要が高く汎用性の高い分野でもある。そのため、パーランパリカ・ウェダカマの治療家たちのなかには、自らの治療術を後継者に伝えると同時に、後継者をアーユルヴェーダの教育機関に通わせるものも少なくない。つまり、後継者たちは、パーランパリカ・ウェダカマの診療をおこないながら、サルウァンガのアーユルヴェーダの診療も同時におこなうことで、パーランパリカ・ヴェタカマが次世代でも継続されていくような基盤を確保することを求めているのである。

筆者が調査をおこなったアーユルヴェーダ学部やアーユルヴェーダ学校には、ベヘット・ゲダラ出身の学生が少なくなかった。こうした学生は、卒業後にアーユルヴェーダの医師として登録し、サルウァンガの治療をおこないながら、パーランパリカ・ウェダカマの診療をおこなうことが多い。調査当時、ケラニヤ大学のアーユルヴェーダ学部に所属していたルワンティさん姉妹はベヘット・ゲダラの出身であり、父親からサルウァンガの治療を学んだという。しかし、「父から受け継いだ医療をやっていくためにも、アーユルヴェーダを勉強して学位を取得する必要がある」ため、アーユルヴェーダ学部に進学したのだと話していた。パーランパリカ・ウェダカマの治療家たちが後継者をアーユルヴェーダ学部へ進学させることを望むのは、アーユルヴェーダ学部を卒業すると、国立のアーユルヴェーダ病院に就職する権利が与えられることも影響していると考えられる。調査をおこなった治療家のうち、とりわけ都市部の治療家のなかには、息子や娘にパーランパリカ・ウェダカマを継承させることを望んではいるが、その場合、アーユルヴェーダ学部に進学する必要があると話す治療家が何人かいた。なぜならば、大学卒業の医師には、国立のアーユルヴェーダ病院などの安定した収入が得られる職が与えられるからだという。すでに開業している治療家のなかにも、べヘット・ゲダラ出身であるにもかかわらず、アーユルヴェーダ病院でアーユルヴェーダの診療をおこなっていたり、アーユルヴェーダの副業として自宅でパーランパリカ・ウェダカマの診療をおこなっていると話していた。

このように、パーランパリカ・ウェダカマの治療家たちは、サルウァンガのアーユルヴェーダとパーランパリカ・ウェダカマを器用に使い分けて診療をおこなっていたのである。営利目的でないパーランパリカ・ウェダカマの診療（第五章参照）をおこなうため、アーユルヴェーダの医師として医療サービス業に従事し安定した収入を確保することは、今日、パーランパリカ・ウェダカマの治療家たちの生存戦略であるといえる。

七　町の「検査屋」と複数の医療を利用する患者たち

これまで紹介した治療家のように、親族から受け継いだパーランパリカ・ウェダカマと、生存基盤としてのアーユルヴェーダを器用に使い分けているのは、患者たちも同じであった。すでに述べたように、スリランカでは複数の医療が共存しているが、患者たちは症状の重軽や内容、経済的事情、診療所へのアクセス、利便性などさまざまな条件にもとづき、複数の医療を使い分けたり、時には同時に治療を受けたりしていた。また、患者たちの既往歴

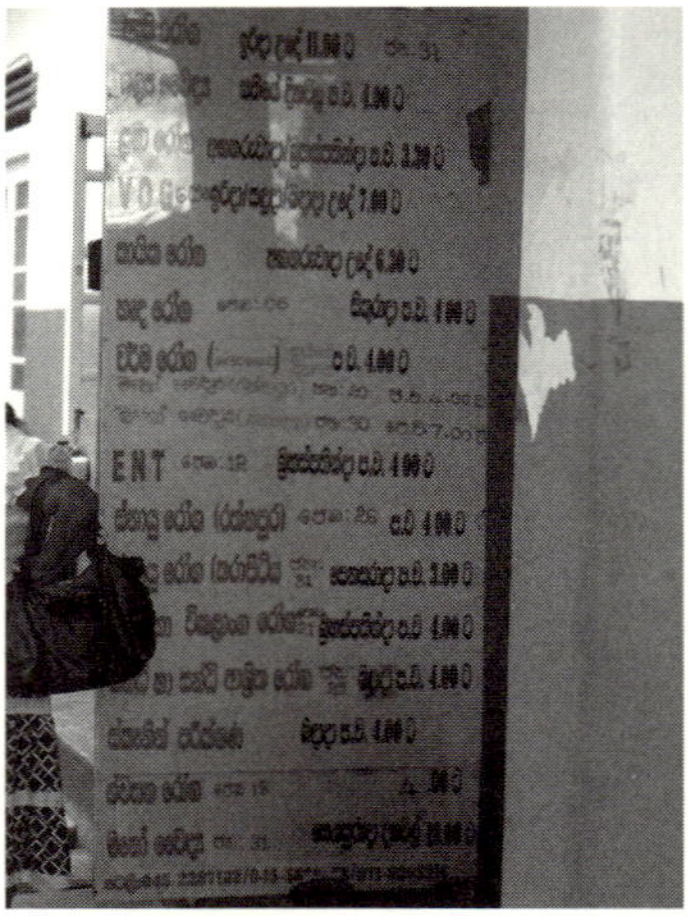

写真 2-6　ラトゥナプラ県バランゴダ市街地にある「検査屋」の価格表（2015/2/9）

には、患者たちが医師を知る際に用いる手段が大きくかかわっている。そして、患者が治療家について〇〇病の名医であるとしてメディアを通じて知るのと、治療家の近隣地域に居住しており、看板などなくとも世代をつうじてお互いを知っている関係とでは、治療家と患者との関係の取り結び方も異なってくる。

　患者たちが様々な医療を器用に使い分けることができる背景のひとつとして、今日のスリランカにおいては、各種の治療とは切り離された医療診断システムが確立していることが指摘できる。つまり、治療をおこなう医療機関あるいは診療所ごとに医療診断が行われるのではなく、患者と医師・治療家との間に医療診断を専門で請け負う独立した業者が介在しているのである。スリランカでは、各地の商店街で薬局と並んで尿検査、血液検査、大規模な店舗であれば心電図やレントゲン撮影をおこなう「検査屋」がある。道端でよく「血液・尿（*le/mutra*）」とだけ書かれた看板を目にすることがあるが、それらは血液検査および尿検査をおこなう商店のことである。こうした店では、顧客から血液や尿を採取し、顧客が希望する項目の検査をおこなう。項目ごとに価格がつけられており、だいたい三〇〇ルピーから四〇〇ルピーほどで受けることができる。

　スリランカでは近年、生活習慣や食生活の変化にともない、糖尿病や高コレステロール血症が増加傾向にある。したがって、これら慢性疾患に対する人々の関心は非常に高く、血糖値やコレステロール値をコントロールする食材や薬草がテレビや新聞、雑誌等でとりあげられたり、わざわざ「最近シュガー（血糖値）が高めだから」といいながら紅茶に入れる砂糖を控えめにしたりビスケットの量を調整したりすることがよくある。そして人々は、しばしば町の「検査屋」で血液検査や尿検査を受け、自身の身体の状況をチェックするのである。こうした「検査屋」は、専門の医療機関の受診や人間ドックほど大掛かりではなく経済的な負担も少ないため、人々は気軽に検査を受けることができる。そしてそこで異常が見つかると、検査結果をもって西洋医療の病院に行ったり、アーユルヴェーダの病院へ行ったり、パーランパリカ・ウェダカマの治療家をたずねたり、思い思いの医療を選択し受診するのである。

それでは、パーランパリカ・ウェダカマの治療家の診療を受ける患者たちは、何をきっかけに受診しているのだろうか。患者たちは、地縁的な関係性や評判などさまざまな要因をきっかけに受診するが、とりわけ地縁的関係の希薄な関係にあるサルウァンガの治療家を受診する患者は、治療家についての評判を聞きつけて受診する。サルウァンガの治療家は、全身治療という守備範囲の広さゆえ、さまざまな不調に対応することができる一方、不妊治療の名医だとか、糖尿病治療の名医、高コレステロール血症の名医といったように、特定の疾患治療について評判となると、遠方から多くの患者が受診しにやってくるのである。したがって、評判を聞きつけて受診する患者は、すでに自身がどのような問題を抱えているのか、ということを明確に自覚している。たとえば、クスマさんは糖尿病と高コレステロール血症の名医として過去にメディアでとりあげられているため、クスマさんの診療には、こうした症状に特化することなく彼女の診療を受診する近所の患者だけでなく、血糖値の上昇をきっかけに初めて彼女の診療を受診しにやってくるという患者が少なくない。なかには、泊まりかけでやってくる患者もいる。つまり、こうした患者はクスマさんの診療を受ける前から自身が糖尿病であるという自覚をもち、しばしば「検査屋」で受診した血液検査の結果を持参してクスマさんに治療を乞うのである。

第七章で詳しく述べるように、実際にはクスマさんをはじめパーランパリカ・ウェダカマの多くの治療家たちは、診療に際して患者が持参する検査結果をあまり参照にしていない。このことは、治療家たちが処方する薬や治療法が、治療家たち独自の「手」の診断と切り離しえないことと関係している。しかしながら患者は「糖尿病」や「高コレステロール血症」といった西洋医療の診断基準をもとに設定された疾患をきっかけにパーランパリカ・ウェダカマを受診するのである。したがって、前節で述べたマス・メディアによるパーランパリカ・ウェダカマの二極化は、西洋医療を基準としたパーランパリカ・ウェダカマの評価を再生産していると言ってよいだろう。

一方、サルウァンガの診療を受ける患者のうち、治療家の居住地域に住む患者は、自分が何の病気なのか特定せずに、「なんだか具合が悪いから」といってやってくる傾向にある。つまり、こうした治療家たちは、特定の疾患に特化した治療をおこなう治療家として患者によって認識されているわけではなく、整骨や内科、という比較的守備範囲が広い治療家として、患者の診療にあたるのである。前章で述べたとおり、ウェダ・マハットゥヤー、ウェダ・ハーミネーという尊称によって呼ばれ、地域社会のなかで善き相談役としての役割も果たすパーランパリカ・ウェダカマの治療家たちは、主な患者である地域住民と診療以外にもかかわっており、互いに幼少からの顔なじみであったり、互いの家族構成や職業などをよく把握していたりすることが多い。こうしたパーランパリカ・ウェダカマの治療家たちのほとんどは、自宅の居住空間の一部で診療をおこなっており、看板を掲げることや宣伝活動に消極的であった。電話帳には医師個人の氏名が書かれているのみであり、電話帳を見ただけではそこで診療がおこなわれているのか見分けることは不可能である。

以上にみてきたように、複数の治療術が混在する今日のスリランカにおいて、パーランパリカ・ウェダカマの診療は、アーユルヴェーダや西洋医療など、他の医療と競合あるいは共調しながら人々に根強く支持されている。次章では、調査をおこなった治療家のうち五名の治療家を取り上げ個別に紹介していきたい。また、筆者自身が苦しんできた腱鞘炎の治療のため受診したキャドゥム・ビンドゥムの治療体験についても紹介していく。

注

(1)　アーユルヴェーダは、紀元前一四世紀頃の北インドに起源をもつとされており、紀元前一三世紀頃から紀元前一世紀頃にかけてウェダ哲学が醸成されていく過程で、四ウェダのひとつアタルヴァ・ウェダから、身体を主にあつかう分野として独立していったと考えられている[Gupta 2006]。アーユルヴェーダは、サンスクリット語の *ayush* すなわち命と *veda* すなわち知の体系に由来し、「命の科学」と訳されるのが一般的である。アーユルヴェーダは現在、南アジアを中心とした多くの国や地域でおこなわれており、土着の自然環境や薬草資源にもとづいて、独自の実践がみとめられる。

(2)　問診のみの診療および、軽微な薬品の提供は無償であり、入院費も私立の病院と比較して安価である。しかし、地域を問わず、多くの患者が集まるため、診療を受けるために長時間待たなければならないこと、治療家の数が圧倒的に不足しているため診療の質が不十分であること、設備が老朽化したり不備があることなど問題も多い。また、X線撮影や血液検査など検査機械を用いた検査や手術などを受ける場合には、私立の病院と同程度の高額の料金を支払わなければならない。

(3)　ユナーニー学部は男女別学であり、筆者が調査をおこなった当時、女子学生の講義では、ほぼ全員が黒いヴェールをまとって授業を受けていた。

(4)　紀元前よりインド亜大陸から断続的に移住してきたタミル人であるスリランカ・タミルが一一・一五パーセント、一九世紀にプランテーション労働者としてイギリス人によってインド亜大陸から強制的に移住させられてきたインディアン・タミルが四・一二パーセント。

(5)　国土面積に占める生物多様性の度合いは、熱帯アジアのどの国よりも高いという報告もある［Gunasekera, L. 2000: 7］。また、豊かな自然環境に加え、歴代の王国が建設した高度な技術を誇る灌漑施設が、薬草の生育に与えた影響も看過できない［Macmillan 1999 (1935): 33］。

(6)　スリランカの観光分野では一九九〇年代以降、伝統医療アーユルヴェーダが観光資源とされてきており、アーユルヴェーダのマッサージや施術をおこなうアーユルヴェーダ・リゾート施設が南海岸の海浜地区を中心に増加傾向にある。こうした施設の利用客の圧倒的多数は外国人観光客であり、一週間から一か月のあいだ、同一施設に滞在し、アーユルヴェーダの施術を受けて過ごす。詳しくは、拙稿［梅村　二〇一二a、二〇一二b］を参照されたい。

(7)　ヴェッダーはスリランカの先住民とされ、現在も内陸部のマヒヤンガナー（Mahiyangana）東部の密林地帯を中心に、洞窟などに居住し狩猟採集生活をおこなっている。ヴェッダーについての調査研究は、二〇世紀初頭にセリグマン夫妻によっておこなわれている［Seligmann and Seligmann　1911］。鈴木によると、ヴェッダーの人口は激減しており、一九五三年に八〇三人と記録されて以降は人口統計に反映されていないという［鈴木　一九九六：三三三—三三四］。筆者が調査をおこなったコロンボ県バッタラムッラ市の住宅地にある自宅兼診療所でサルウァンガのパーランパリカ・ウェダカマの診療をおこなう女性の医師三七は、処方薬をつくる際にハチミツを頻繁に用いるが、彼女はマヒヤンガナーでヴェッダーの人々が採取するハチミツがもっともよいと評価していた。また、ヴェッダーの人々がもつ薬草に関する知識や技術に関しては伝統医療省も、文書記録というかたちで保存に力をいれているほか、ケラニヤ大学のアーユルヴェーダ学部でおこなわれている「伝統医療」の講義では、マヒヤンガナーにあるヴェッダーの村へ見学に行くという野外講義もおこなわれていた。

(8) シンハラ語の難解な表現が多い本書の読解は、ケラニヤ大学のアーユルヴェーダ学部の教授であり、同大学付属病院の医師でもあるチャンドラシリ師（Dr. Chandrasiri）による解説および教授によるところが大きい。

(9) 『サーラーリル・サングラハ』は、インドから輸入された医学書を、より平易に、そして実践的にした内容であり、一九八七年にはシンハラ語訳が出版され、現在でも手にとることができる。

(10) 訳語は［Liyanaratna 2006］による。

(11) 『ラーマーヤナ』のスリランカにおける受容とその解釈、地域や民族による内容のヴァリエーションについては、鈴木は儀礼を中心とした調査にもとづき興味深い考察をおこなっている［鈴木　一九九八］。

(12) 鈴木によると、インドでは南方をヤマ（*yama*「悪魔」の意）がいる方角とされることから、インド亜大陸の南方に位置するスリランカは不吉なイメージでとらえられることも多かったようである［一九九三：二六、一九九八］。

(13) ハヌマーンは猿の顔をもつ神であり、移動には足を前後開脚して長距離を飛躍して移動することができるとされる。

(14) ヴァイディヤは、ウェダカマのウェダと語源を同じくする。

(15) 同年に、現在のコロンボ大学の伝統医療学部の前身である専門学校も設立されている。

(16) ウィックラマーラチは、カルカッタに留学する前に仏僧スリー・スマンガラ（Sri Sumangala）に師事した。

(17) 設立当初はインスティトゥートであったが、一九九五年にケラニヤ大学に統合され、大学の学士号を授与できる教育機関となっている。

(18) 研究所の開幕式で当時のインド大統領ネールが演説をおこなったことからも、この研究所の設立に際してインドが与えた政治的なインパクトは極めて大きいことが窺える。

(19) ヒンディー語が必修科目となっているのは、言うまでもなくヒンディー語文化圏である北インドで同時代に出版される文献を参照する必要があるからである。ヒンディー語は現在、その他のアーユルヴェーダ大学においても必修科目となっている。ベンガル語に関しては、創設者ウィックラマーラチがベンガル州カルカッタでアーユルヴェーダを修めた経緯が影響している。

(20) 実際にはアーユルヴェーダの病院でおこなわれるアーユルヴェーダも、スリランカ土着の薬草を用いていることから、インド由来のアーユルヴェーダが土着化したものとして、シンハラ・アーユルヴェーダ、あるいはランカ・アーユルヴェーダと呼ばれたりもする。

（21）白衣の下には、男性はスラックスに襟付きのシャツを着用し、女性はサリーを着用している。

（22）私立のアーユルヴェーダの診療所のなかには、治療をおこなうかたわら、美容や健康増進を目的としたマッサージをはじめとする施術をおこなうものも少なくなく、なかには、こうした施術を中心としている診療所も、コロンボ県やガンパハ県を中心にみられ、医療施設と同格にあつかうかどうかは議論の余地があるだろう。

（23）しかし、パーランパリカ・ウェダガマに関する人文社会科学的アプローチをおこなう研究者のなかには、土着の実践の理論的よりどころを、『チャラカ・サンヒター』『スシュルタ・サンヒター』に求めるものが少なくない。しかし、筆者が調査をおこなった範囲では、サンスクリット語が理解できるパーランパリカ・ウェダガマの治療家は皆無であり、シンハラ語訳された上記二冊の文献にもとづき診療をおこなっていると答えた治療家もいなかった。つまり、スリランカにおける土着医療研究においては、伝統医療のアーユルヴェーダ化が起こっているのである。詳しくは拙稿［梅村　二〇一三］を参照されたい。

（24）スリランカの制度化された伝統医療教育では、文献にもとづくアーユルヴェーダ、シッダ、ユナーニーそれぞれに個別の教育課程がある。たとえば、コロンボ大学の土着医療学部には、アーユルヴェーダ学科、シッダ学科、ユナーニー学科がある。また、アーユルヴェーダの学部課程には、デーシィーヤ・チキッサという科目が必修とされており、この科目では、スリランカ固有の伝統医療としてパーランパリカ・ウェダガマの治療家が講師として召喚され、講義をおこなっている。しかし、パーランパリカ・ウェダガマの治療家が講義をおこなっているのは、あくまでデーシィーヤ・チキッサの科目であり、学部教育においておこなわれるパーランパリカ・ウェダガマの講義は、文献にもとづくアーユルヴェーダとは完全に区別されている。

（25）この二冊の文献は、インドで体系化されたアーユルヴェーダにおいて、その理論的基盤のよりどころとして位置づけられている。『チャラカ・サンヒター』（紀元後二～三世紀成立）は、一世紀頃の医師チャラカとの対話形式から内科的なアプローチについて記述されている。また、『スシュルタ・サンヒター』（紀元後三～四世紀成立）は、紀元前七世紀頃の外科医スシュルタの言行を後世の医師が体系化したとされる。なお、これらの著作の成立時期は諸説あるが、本稿ではグプタ［Gupta 2006］の説を採用することにする。

（26）**Haldummulla**（六五エーカー）、**Girandurukotte**（一六五エーカー）、**Pattipola**（一五エーカー）、**Pallekele**（五エーカー）、**Navinna**（一二エーカー）である。

（27）ガンパハ・ウィックラマーラチ・シッダ・アーユルヴェーダ・インスティテュートは、一九九五年、ケラニヤ大学のアーユルヴェーダ学部として学部教育機関となったため、一九九五年以前の卒業生は、**diploma holder** として、以降の卒業生は **degree** holderとして登録されている。

(28)　治療術を学びたいといってやってくる外国人に対し、いっさいの情報を開示しない治療家もいれば、一部の薬のレシピを教えたりする治療家もいた。こうした外国人の多くは、ヨーロッパ人、とりわけドイツ人とイギリス人が多かった。

(29)　スサンタさんは、小椋によっても取材を受けていた［小椋　二〇〇一：二五―二七］。

第三章　治療家たちの「顔」

一　はじめに

第一章において、パーランパリカ・ヴェダカマは、「薬の家」ごとに異なる診療をおこなう「個」の医療であると説明した。筆者はこれまで、スリランカ各地で約五〇人近くの治療家のもとを訪れ調査をおこなってきたが、彼・彼女たちはそれぞれ、患者との関係のもち方や診療に対する姿勢、知識の継承にかかわる考え方が大きく異なっていた。診療以外の生活においても近隣住民と深くかかわりをもつ治療家がいる一方で、遠方からやってくる患者に一度きりの診療をおこなう治療家もおり、また、「診療で金儲けすれば効果が落ちる」という治療家もいれば、アーユルヴェーダの医薬品を大量生産して薬剤ビジネスを展開する治療家がいたり、アーユルヴェーダや針灸治療を導入し新たな治療法を開拓する治療家、アーユルヴェーダを学ぶ学生に積極的に知識を提供する治療家がいたのである。したがって、それぞれの治療家たちの診療に対する姿勢は決してひとくくりにできるものではなかった。本章では、調査をおこなった治療家のうち五名のウェダ・マハットゥヤー／ウェダ・ハーミネーをとりあげ、彼・彼女らによる診療を背景とともに紹介していく。また、筆者自身が受診したキャドゥム・ビンドゥム（整骨）の治療についても報告していきたい。

二　棚田の村のウェダ・マハットゥヤー――労働交換に埋め込まれた診療（スムドゥさん）

紅茶農園が広がるヌワラエリヤの麓、ラトゥナプラ県バランゴダ地区にスムドゥさんが診療をおこなう村、シーロガマ（*Seelogama*）がある。シーロガマはバランゴダ市街地から約一二キロメートル離れた山あいの村で、同名の行政区は、シーロガマとその北側に位置するアガラガマ（agala gama）から構成される。

村に面した山の斜面には二〇〇〇枚以上にのぼる大小さまざまな形の水田（*liyadda*）から成る棚田（*helmal kumbul*）が連なる。この棚田は、各水田を囲む土手（*niyali*）に刻まれた小さな水路（*pawakkadhi*）をつたい、ゆるやかな傾斜を利用して各田に水が隈なく行き渡るようにできている。この棚田に沿うようにして立ち並ぶ民家には七〇世帯二四三人が暮らしており、ほとんどの世帯は、〇・五から一・五エーカーの田を所有している。多くの世帯は、兼業で水田耕作をおこなっているが、田植えがおこなわれる一月頃と七月頃、稲刈りがおこなわれる五月頃と一一月頃（この村では二期作が行われている）には、街で働く若者から学校の教員、村のオフィス事務員まで、家族総出で耕作をおこなう。それに加え、近隣住民や遠方の親族の間で互いの水田耕作をめぐる労働交換（*aththam kulamāna*）をおこなうことで、限られた季節にたくさんの田を効率よく耕作するための術が維持されている。本節では、スムドゥさんと村人とのあいだでやりとりされる、診療と水田耕作の交換に注目しながら、スムドゥさんの診療を紹介していきたい。

シーロガマの村人にとって、水田耕作は特別な意味をもつようで、水田では耕作にかかわる特定の語彙の使用が忌避され、かわりに水田においてのみ使用される特別な言葉、カマテ・バーシャーワー（*kamathe bhāshawa*「脱穀の言葉」

の意）が話される。たとえば、「稲」は通常ゴヤン（*goyan*）と呼ばれるが、水田ではバッタ（*baththa*）という語が使用される。また、通常コタナワー（*kotanawa*）と言われる「耕す」には、ウダッラ（*udalla*）が使用され、通常ゴヤン・カパナワー（*goyan kapanawā*）と言われる「稲刈り」には、ダーカッタ（*dākaththa*）という語が用いられる。他にも、水田耕作に欠かせない家畜である水牛は、通常ミーハラカ（*mee halaka*）と呼ばれるが、水田耕作の最中にはアンバルワー（*ambalwā*）と呼ばれる。これらの語彙は、村によって異なるため、労働交換で他の村の水田耕作を手伝いに行く際には、「最初は何を言っているのか全く分からなかった」とある村人が話してくれた。シーロガマでは、カマテ・バーシャーワーだけでなく、害虫や害獣の被害から田を守るためのまじない（*kem*）をしたり、田植え終了時には田に向かって合掌するなど、水田耕作は村人にとって特別な存在として位置づけられているようである。

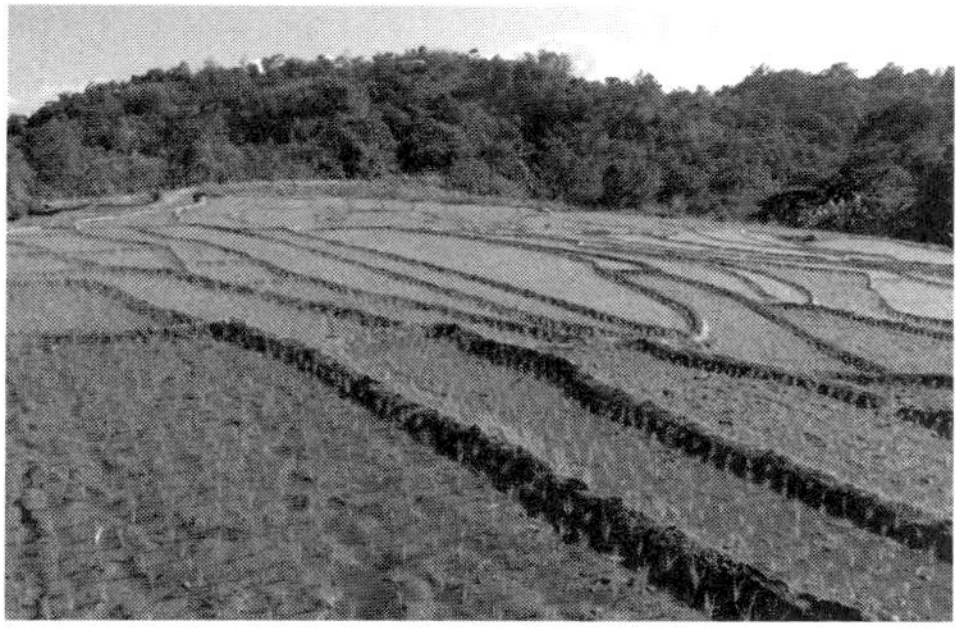
写真 3-1　田植え直後の棚田の様子（2015/8/2）

本節で紹介するスムドゥさんは、ヘビの毒抜き、サルヴァンガに加え、厄除けの護符ヤントラ（*vanthra*）をつくったり、必要に応じて悪魔祓いをおこなったりしている。スムドゥさんも他の村人と同様に、診療のかたわら、自宅前に広がる約一エーカーの水田を耕作し副収入を得ている。また、後述するように、スムドゥさんの水田耕作では、親族ネットワークにもとづく労働交換だけでなく、彼の治療を受けた患者やその家族が水田耕作を手伝いにやってくる。スムドゥさんは、村人たちの診療に加え、スリランカ各地からやってくる患者を診療したり、重篤な患者のもとに遠方まで往診に行ったりしている。村外の患者は、深刻な精神疾患を治療するためのヤントラや悪魔祓いを目的とした患者が中心で、スムドゥさんは、一か月に三～五件は、スリランカ各地の患者から招かれて往診に行っている。村外の患者はスムドゥさんを〇〇（彼の苗字）ウェダ・マハットゥヤーと呼ぶが、村人たちは、親しみを込めてアイヤ（*aiya*「お兄ちゃん」の意、年の近い年上の男性に対する呼びかけに用いられる）とか、マーマー（*māmā*「おじさん」の意、年上の男性に対する呼びかけに用いられる）とか、マッリ（*malli*「おとうと」の意、年下の男性に対する呼びかけに用いられる）と呼ぶ。なぜなら、目上の人や年配者を本名で呼ぶことは、失礼にあたるため避けなければならないからだという。[1] 村人があえて他の名前で呼ぶ場合には、ミーガハクンブラ（*mee gaha kumbra*）のウェダ・マハットゥヤーと呼ぶ。「ミーの木の田んぼ」[2]を意味するミーガハクンブラというのはスムドゥさんの屋号（*gedara nama*）である。しかしこの名前は、スムドゥさんに対する呼びかけとして用いられることはなく、話されるのは、もっぱらスムドゥさんがいない場面においてである。

スムドゥさんは、母方の祖父よりヘビの毒抜き、サルワンガ、悪魔祓いの治療を受け継いだ。彼は、幼いころより祖父からその才能を認められ、祖父を手伝いながらウェダカマを習得した。彼は祖父より、複数のプスコラ（*pusu kola* パルミラヤシの葉で作った貝葉の書物。診断法や処方薬の製造法、マントラ等が記載されている）を受け継いだが、祖父は薬草の種類や薬効を教える際、スムドゥさんに名前を言うことはなく、その植物を見せて「これだよ」といいながらプスコラでその使用法を教えるだけだったという。また彼のもとには、体調がすぐれない村人が健康相談をしに、しばしばやってくるが、薬効のある植物やその利用法は丁寧に教えるが、その植物の名前は「絶対に教えない」のだという。なぜなら、薬草の名目を明らかにすると「薬効がなくなるから」（*sakthi nathiwenawa*）だと説明してくれた。[3] その場に居合わせた村人に尋ねてみても、スムドゥさんはとても親切に植物の使い方を教えてくれるが、名前は教えてもらったことがないという。なぜならば、スムドゥさんのようにアトゥ・グナヤ（*ath gunaya*「手の効力」の意、治療能力）があるわけではないから（自分は）「知るべきではない」からだと話していた。このことについては、第七章であらためて考えることにしたい。

スムドゥさんには、三人の娘と二人の息子がおり、長女がヘビの毒抜きのみを受け継ぎ、嫁ぎ先のコロンボ郊外の自宅で患者が来たときのみ診療をおこなっている。しかし、スムドゥさんがおこなうその他の診療、すなわち悪魔祓いとサルワンガを継承した子供はおらず、スムドゥさんの代で最後だという。

スムドゥさんは、ヘビの毒抜き、全身治療、ヤントラ（厄除けの護符）の作成、悪魔祓い等、さまざまな診療を通じて村人と深くかかわっている。なかでも、ヤントラの作成や悪魔祓いは、それを通じて村人のほとんどがスムドゥさんの世話になっており、村人はしばしばそれらの診療を、グルカマ（*guru kama*）とかシャンティ・カルマ（*shanthi karma*「心穏やかにする行為」の意）と呼んでいる。スムドゥさんの診療のうち、まずはグルカマを紹介することにしたい。

シンハラ社会ではしばしば、子供が生まれると、僧侶や星占いの知識をもつものに依頼して、その子の誕生日時にもとづく星占いの図表、ケーンダラ（*kēndara*）とシンハラ語の文字を受ける。そしてその文字を頭文字とした名前をその子につける。シーロガマの村人は、子供が生まれるとスムドゥさんか村の寺院の僧侶に依頼してケーンダラを作成したり、成長に合わせてその子のケーンダラにもとづき作成した厄除けのお守りヤントラを受ける。また、不幸が続いたり、精神的な不安が払拭できない状態が続くと、スムドゥさんのもとを訪れ、不幸や不安の原因を診断してもらい、ヤントラを作成してもらったり、必要によっては悪魔払いの儀礼（*thovil*）や心を落ち着かせる儀礼（*seth saahthiye*）をしてもらう。

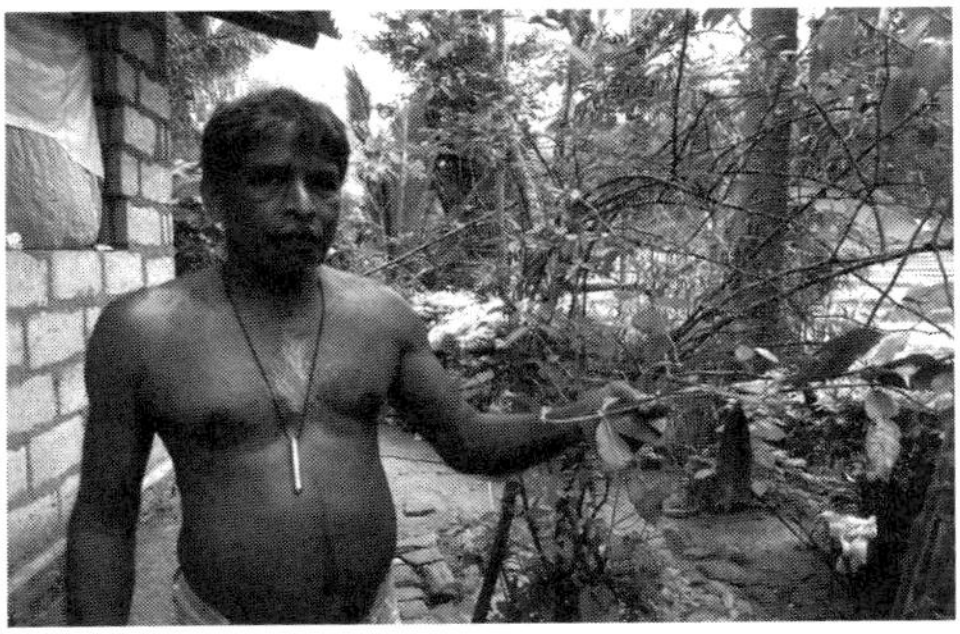
写真 3-2　薬草について説明するスムドゥさん（2015/2/3）

ヤントラは、【写真3―3】のように薄い銅板に刻まれた文様であり、それを丸めて金属製の筒に入れて【写真3―2】のスムドゥさんのように首にかけたり、内容によっては家の出入り口や天井の隅に張り付けられることもある。シーロガマの村人の多くは、老若男女を問わず、首にヤントラをぶら下

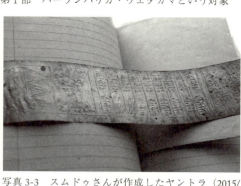

写真 3-3　スムドゥさんが作成したヤントラ（2015/8/1）

げているが、誰が作ったものなのか尋ねると、半数以上はスムドゥさんに作ってもらったと話してくれた(4)。ヤントラは、子供であれば成長の段階に合わせて、大人であれば願い事や悩み事に応じて、その都度、持ち主の星に合わせてスムドゥさんが作成しており、何度も作り直されることも珍しいことではないという。村人がスムドゥさんからヤントラを受ける際、スムドゥさんはマントラを唱え、受ける村人はヤントラを身につけているあいだ悪いことはしないことを誓う。

　スムドゥさんのグルカマには、ケーンダラやヤントラの作成だけでなく、悪魔払いの治療もある。スムドゥさんのもとへは、精神的な不安や問題についての相談をしに村外から人々がやってくる。この精神的な不安や問題とは、意思疎通が不可能なほどの症状だけでなく、「子供が成長して家を出て以来、気持ちがふさぎ込んでしまった」とか「生まれたばかりの赤ちゃんがなかなか母乳を飲まない」、「仕事が長続きしない」、「娘がまだ中学生なのに彼氏と駆け落ちをして家出をした」という内容のものまであり、精神疾患の治療というよりは、人生相談に近いものも少なくない。したがって、内容によっては、隣人でもあるスムドゥさんに話しづらい事柄もあるようだが、スムドゥさんは村人間の問題をむやみに口外することはなく、村人はスムドゥさんに問題を打ち明け、ヤントラを作ってもらったり、悪魔祓いをしてもらうのだという。したがってスムドゥさんは、村人が抱える問題を誰よりもよく知っている人物でもある。

　先に挙げた「子供が成長して家を出て以来、気持ちがふさぎ込んでしまった」という女性は、一〇年ほど前、スムドゥさんに気持ちを落ち着かせる儀礼をしてもらい、彼に作ってもらったヤントラを身につけるようになって以来、とても元気に過ごすようになり、夫を亡くした現在は息子夫婦とともに暮らしていると話していた。一方、「まだ中学生なのに彼氏と駆け落ちをして家出をした」娘は、八歳の時に父親を事故で亡くし、一四歳頃から近隣の村の複数の少年たちと代わる代わる関係をもつようになったという。心配した母親と父方オバが彼女をスムドゥさんのもとへ連れてゆき、二度にわたり精神を落ち着かせる儀礼をしてもらったが、彼女は落ち着くことはなく、一七歳となった現在、五キロメートル北にある町の少年の子供を身ごもったものの別の少年と恋仲になり、出産後はその少年とともに実家で過ごしている。結婚できる年齢である一八歳の誕生日を迎えると同時に、その少年と入籍することになっているそうで、紆余曲折したものの「ひとまず落ち着いた」と彼女の母親は話していた。

次にスムドゥさんによるヘビの毒抜き治療を紹介したい。次節で紹介する通り、シーロガマおよびその周辺は水田耕作およびワッタ栽培がさかんな地域であり、村人たちは毒ヘビに咬まれると近隣のウェダマハットゥヤーのところで毒抜きの治療をしてもらうか、一二キロメートル離れたバランゴダ（Balangoda）市街地（乗り合いバスで移動すると最短で三〇分）にある国立病院で抗毒血清を打ってもらう。

スムドゥさんによると、ヘビの毒は日によって強くなったり弱くなったりするそうで、火曜日と土曜日と日曜日と満月の日にはどんな治療をおこなっても毒を抜くことは難しいのだという（後述するように、スムドゥさんは、毒が強まる日は治療をしないため、好物のヤシ酒を嗜むことを楽しみとしている）。一方、月曜日と水曜日と木曜日と金曜日には、毒が比較的弱くなるため、治療をしても助かることが多いのだと説明してくれた。

このようにスムドゥさんは、ヘビの毒抜き治療をはじめ、村人の悩みを聞いてそれに合わせた護符を作ったり、悪魔祓いをしたり、生まれた子どもの守護星を判定したりすることを通じて、ほとんどの村人と交流がある。つまり、村人のほとんどがスムドゥさんのお世話になっているというわけである。そしてスムドゥさんは、診療で「金儲けするとサクティが落ちる」と主張し、患者に見返りを請求しないし、貨幣や贈り物を受け取ろうとしない。村外の患者は、サラマやシャツの他、家具や調度品、貨幣をスムドゥさんに渡しているようであるが、村人からは「受け取れない」のだという。つまり、同じ村に住む住民から高価なものを受け取ることは気が引けるというのである。

スムドゥさんが村人から診療の「お礼」を受け取らない背景には、この村では水田やワッタの耕作をはじめとする、アッタムと呼ばれる労働交換がコミュニケーションとして成立していることがある。この労働交換は、水田耕作やワッタの手入れ等、毎年決まった時期に一定量の人手が必要となる物に関しては親族間で体系的におこなわれることが多いが、それ以外にも、常日頃から物々交換や友好関係の証として組み込まれることも珍しくない。たとえば、大きなジャックフルーツの実も隣家に分けると、翌々日に隣家の住民が予告なくワッタの手入れを手伝いに来たりすることはよくある。このように、労働交換とよべるほど体系化されていなくとも、友好関係にある人同士が互いに野菜や果物を分け合うのと同じように手伝いをし合うのである。したがって、この村で生活するスムドゥさん自身も例外なく、自分の水田やワッタの手入れを村人たちに手伝ってもらっているのであり、診療はそれに対する「お返し」と位置づけられる。この村のアッタムは、長期的に不定期でおこなわれるモノと労働のやり取りであることから、最初に与えたのが誰なのかも、どれが何の「お返し」に相当するかも不明瞭なのである。

スムドゥさんの診療を受けた村人たちは、アッタムというこの村の流儀にしたがい、診療の対価としてスムドゥさんに金を支払ったり贈り物をするのではなく、彼が所有する水田とワッタを代わる代わるおとずれ、農作業を手伝う。また、スムドゥさんの自宅の屋根が雨漏りしたりドアが壊れたりしようものなら、頼まれてもいないのに村人が修理にやってくる。そしてこうした患者による労働奉仕は、治療家およびその親族と村人とのあいだの診療以外のモノやアッタムのやり取りへと統合されることで、どこまでが診療への返礼であるのかが不明瞭となり、永遠に続いていくのである。

三　村の救命救急士――ヘビの毒抜きウェダ・マハットゥヤー（ニルマルさん）

次に、ヘビの毒抜き治療（*sarwanga*）をおこなうウェダ・マハットゥヤーのニルマルさんを紹介したい。筆者はシーロガマで調査をするまで、毒ヘビの危険性について「情報」としては知り得ても、身に迫る問題として真剣に考えたことはなかった。ヘビに咬まれたこともなければ、毒ヘビと遭遇したことすらなかったため、ヘビに咬まれて命を落とすということは想像を超えたところにある出来事だったのである。ところが、幸か不幸か、筆者はこの村に滞在中、毒の有無にかかわらずヘビに出くわさない日はほとんどなかった。おかげで、否が応でもヘビの恐ろしさや視覚的な醜さ気持ち悪さを実体験せねばならず、楽しく快適な村での生活は、一方でヘビに怯えながら過ごす恐怖の日々でもあったのである。とりわけ、下宿先のベッドに二メートル以上もある大きなギャラニヤ（毒はないが、黒く艶のある鱗に覆われた太ったヘビで、その醜い姿は今でも鮮明に覚えている）が鎮座し、悲鳴を上げる筆者に気づくやいなやベッドに置いてあった筆者のリュックサックや着替えや枕の上をスルスルと通って窓から外に出ていく光景を目撃した時には、血の気が引く思いだった。

筆者の恐怖にさらに追い打ちをかけたのは、毒ヘビに咬まれ何とか命拾いした人や、命を落とした人の遺族の体験談である。自宅で睡眠中にコブラに咬まれ命を落とした男性の妻の話など、村人から話を聞けば聞くほど（話を聞くために村に滞在しているのだが）、毒ヘビに対する恐怖が募り、夜中に少しでも物音がするだけで怖くて眠ることができなかった。もし毒ヘビに咬まれたら、村から一二キロメートル離れたところにある国立病院に行って抗毒血清を打ってもらおうか、いや、せっかくだからウェダ・マハットゥヤーにすべてをゆだねてみようか、という深刻な悩みをいつも抱えながら過ごしていた。幸いにも、今のところ筆者は毒ヘビに咬まれずにいるが、いざ咬まれたと

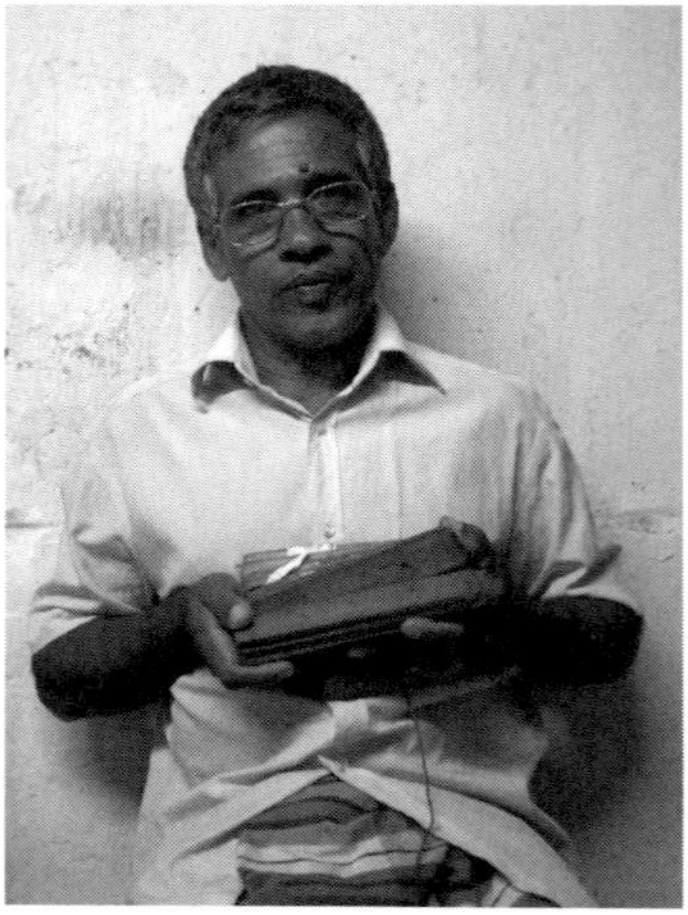

写真 3-4　父親から受け継いだプスコラを持つニルマルさん（2015/8/9）

きどうしようかという迷いに答えは出ていない。

本節では、筆者のヘビへの恐怖を増大させる原因ともなった治療家のニルマルさんとその患者たちから聞いた話を紹介することにしたい。ニルマルさんは、シーロガマの隣村アガラガマでヘビの毒抜き治療をおこなうウェダ・マハットゥヤー（調査当時五七歳）である。ニルマルさんは、一〇歳頃より父親の手伝いをしながら治療法を学び、二五歳頃から自宅で診療をおこなっている。ニルマルさんは、水田耕作と胡椒、ビンロウ椰子、ココヤシを中心としたワッタ耕作（次節で詳述）を主な生業としており、診療は、患者が必要とするとき、つまり、村の誰かがヘビに咬まれたときにおこなっている。したがって、毒ヘビが餌となるカエルやネズミを求めてワッタや水田を動き回る雨の少ない時期は患者が増え、ニルマルさんの診療は忙しくなる。

アガラガマおよびその周辺には、毒をもたないヘビだけでなく、コブラ（*naya*）、ポロンガ（*polonga*）、クナカトゥワ（*kunakatuwa*）をはじめ、猛毒をもつヘビが生息している。そのため、毒ヘビの被害にあう村人は絶えることはなく、ニルマルさんは多い時にはひと月に一〇人以上、少ない時でもひと月に二〜三人の患者を診療しているという。アガラガマの村民をはじめ、近隣の村や町の患者も診るという。

ニルマルさんによると、この地区に生息するヘビのうちもっとも危険なのがコブラ（*nayi*）、ポロンガ（*polonga*）、クナカトゥワ（*kunakatuwa*）の三種類のヘビだという。

ポロンガは、シンハラ語でティス・ポロンガ（*tith polonga*）と呼ばれるラッセルクサリヘビ[5]と、ウァリ・ポロンガ（*wali polonga*）と呼ばれるノコギリヘビ[6]とに大別される。前者は体長一〇〇〜一三〇センチメートル程のヘビで、茶色っぽい体表にこげ茶色の模様が連なる。後者は体長四〇～六〇センチメートル程の比較的小型のヘビで、茶色またはベージュ色地に白色の模様が連なる。体表が突起のある鱗でおおわれている。いずれも猛毒で、スリランカ国内でも多くの死者を出している。クナカトゥワ[7]は、インド、スリランカに生息するクサリヘビ科マムシ亜科の猛毒をもつヘビで、明るいベージュ色に茶色の小さな斑点が鎖状に連なる。シンハラ語では通常、クナカトゥワ（*kunakatuwa*「腐った骨」の意）と呼ばれるが、ポロンテリッサ（*polonthelissa*「逆さまの唇を持つ蛇」の意）という呼称もある。

こうした猛毒をもつヘビが数多く生息するスリランカにおいては、毒ヘビによる被害が常に死因の上位に挙げられており、国中にある大型病院では、さまざまな種類のヘビの抗毒血清を常備している。アガラガマ近辺でいえば、一時間に二本ある乗り合いバスに乗って四〇分ほどのところにあるバランゴダ市街の病院に抗毒血清が常備されている。しかしながら、抗毒血清は、製造段階で使用される毒ヘビの毒に対してのみ有効[8]のため、病院で抗毒血清を打ってもらう際には、どの種類のヘビに咬まれたのかを患者自身あるいは付き添いの者が証言する必要がある。しかし、先に述べた通り、コブラもポロンガも、さらに細かい下位分類があり、正確な種類を識別するのは容易ではない。アガラガマやシーロガマの村人たちによると、病院の医師は、どの毒ヘビに咬まれたかを正確に把握するため、しばしば「咬まれたヘビを殺して持ってきなさい[9]」というのだという。

ニルマルさんを筆者に紹介してくれたシーロガマの村人のサラットさんが、患者を代表してポロンガに咬まれた時の体験とニルマルさんの診療について話してくれた。サラットさんは前節で紹介したスムドゥさんの村シーロガマに住んでおり、水田での作業中に左のかかとをポロンガに咬まれたのだという。そこで、村のウェダ・マハットゥヤーであるスムドゥさんを訪ねたところ、その日はあいにく土曜日（スムドゥさんは毒を抜くことが難しいとしている）だったため、スムドゥさんは診療するつもりは毛頭なく、昼間から好物のヤシ酒を飲んで酔っ払ってしまっていた。そこでサラットさんは、仕方なくバスで四〇分ほどかかるバランゴダ市内の病院に行き、抗毒血清を打ってもらった。

ところが、サラットさんの踵はどんどん腫れてゆき、とうとう意識まで失いそうになったという。病院に一〇日ほど入院してもよくなるどころか足の形が分からなくなるほどに患部の腫れが大きくなり、サラットさんはあきらめて村に帰り隣村のニルマルさんをたずねた。するとニルマルさんは、サラットさんの踵上に残されたままのポロンガの牙を見つけたのだという。

サラットさんによると、村のウェダ・マハットゥヤーは、スムドゥさんのように曜日によっては酒を飲んで治療をしてくれないこともあるが、村人の生活や毒ヘビの習性をよく知っているというだけでなく、毒ヘビに咬まれた際には一刻も早くその毒を体外へ排出する必要があるため、尋ねれば昼夜構わず診療をしてくれるウェダ・マハットゥヤーは、村の救命救急士のようなものであると話していた。じっさいサラットさんは、先の例のようにポロンガの牙をそのまま放置された経験もあってか、以降毒ヘビに咬まれた際には、スムドゥさんかニルマルさんに治療してもらうことにしていると話していた。抗毒血清の普及により国立病院で治療が受けられるようになった今日においてもなお、パーランパリカ・ウェダカマのヘビの毒抜き治療が根強く支持されている背景には、人々の身近で生活を共にするというパーランパリカ・ウェダカマの治療家の治療のスタイルが大きく影響しているのである。[10]

四　生業と結びついた診療——ワッタの村のウェダ・マハットゥヤー（カヴィットさん）

毒ヘビによる被害が頻発しやすい水田耕作が主要な生業とされているシーロガマやアガラガマにおいて、スムドゥさんやニルマルさん[11]がヘビの毒抜き治療をおこなっていたように、パーランパリカ・ウェダカマの治療家たちの診療は、しばしばその地域で生活する人々の生業と深くかかわっている。これから紹介するカヴィットさんは、ワッタ（*waththa*）と呼ばれる果樹園の集まったサマナラガマで整骨治療（*kadum bindum*）の診療をおこなっている。

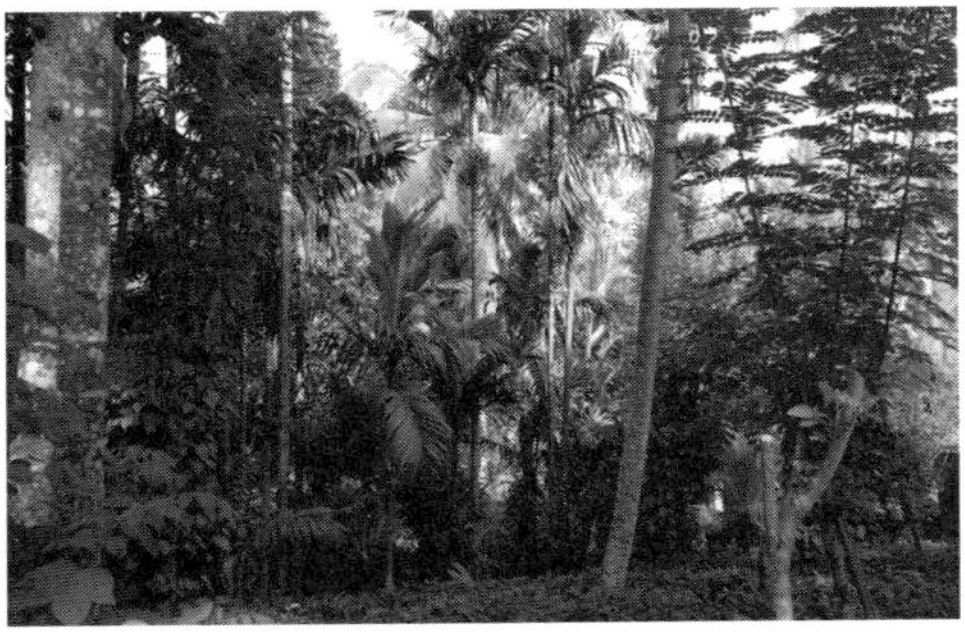

写真 3-5　サマナラガマのワッタ（2015/2/7）

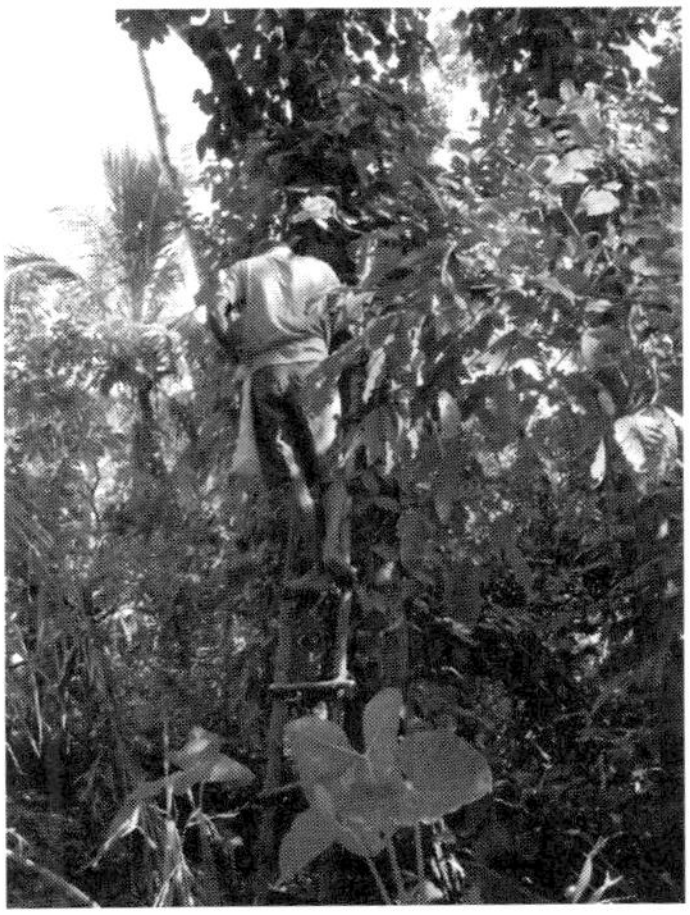

写真 3-6　木に登ってコショウの実を収穫する村人（2015/8/3）

シーロガマより一〇キロメートルほどバランゴダ市街地に近い位置にあるサマナラガマでは、三六の全ての世帯（pawula）が自宅周辺にワッタを所有しており、村人たちは近隣の町での賃金労働と兼業してワッタ耕作をおこない現金収入を得ている。カヴィットさん自身もワッタ耕作をおこなっており、村人たちは彼のことを「バンダーラのワッタのウェダ・マハットゥヤー」（*Bandāla waththa wedamahathyā*）と呼んでいる。カヴィットさんの自宅前に広がるワッタでは、茶やコーヒー、ココナッツ、ビンロウ椰子、キトゥル椰子、コショウ、ジャックフルーツ、パンの実、バナナ、パパイヤ、アノーダ、グアヴァ、ライム、ザクロ、セイロンオリーブ、ネッリなどに加え、診療で使用するすべての薬草を栽培していた。

ココナッツやジャックフルーツなど、ワッタで栽培される植物の多くは、果実が収穫できるようになる頃には五メートルから一五メートルほどの高さにまで成長する。したがって、村人たちはこうした果実の手入れをしたり収穫したりするために、頻繁に高木に登って作業しなければならない。そして高木上での作業中、村人たちはしばしば木から落下して大けがを負う。カヴィットさんは、ワッタでの作業中に高木から落下し骨折をした村人のために整骨治療をおこなっているのである。

カヴィットさんは、長男夫婦と孫娘と同居する自宅で診療を

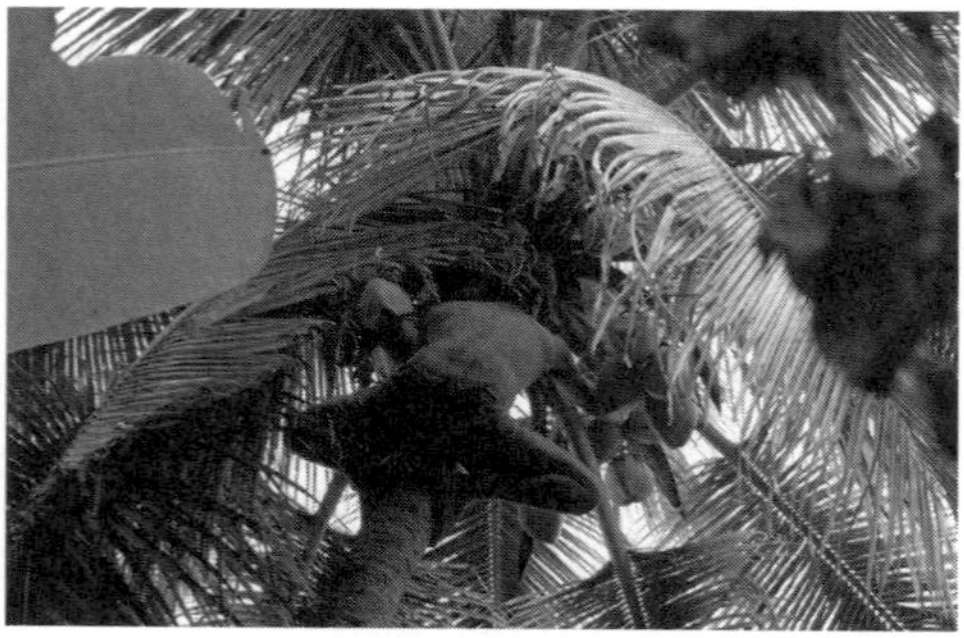

写真 3-7　ココナッツの実を収穫する村人（2015/2/7）

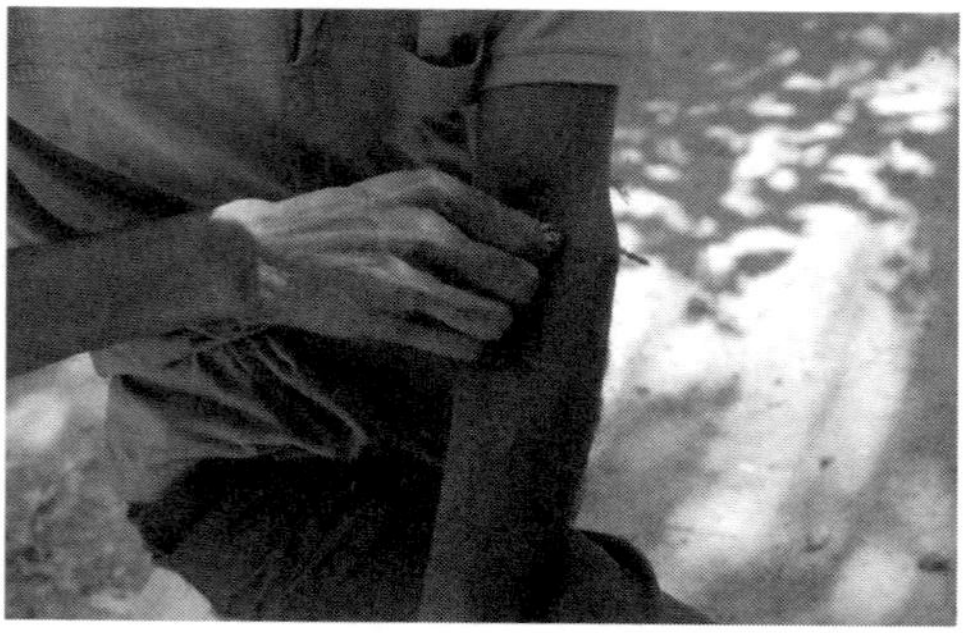

写真 3-8　ワッタでの作業中に毒虫に刺された患部に薬草を塗り込む。作業は、高木からの落下だけでなく、有毒の昆虫による被害とも隣り合わせである。村人たちは、虫の被害に効く薬草についてよく知っており、虫に刺されてもあわてることなく薬草を採取してきて手当てをする。（2015/8/3）

おこなっている。患者は一週間に一五人～二〇人ほどでその多くがサマナラガマの村人だという。カヴィットさんは普段は近隣の農道整備の仕事に出かけており、早朝や帰宅後の夕方、休日に患者を診察することが多い。先に挙げたアッタム（手間貸）のように、村人とは互いにワッタ耕作を手伝い合いながら暮らしているため、村人に診療費を請求することは無いと話していた。カヴィットさんの診療では、ミーテル（ミーの木の実から抽出した油）、エラギテル（乳牛の精製バター）、タラテル（タラの木の実から抽出した油）にワッタで栽培している薬草をすりつぶしたものを加えた湿布（泥のようなペースト状の湿布）を患部に当てる治療が行われる。三種類の油のうち、エラギテルは特に高価なものではあるが、整骨治療でしばしば使用される塗布用オイルと比較して、湿布の場合には油の使用料が格段に少なく、何とか無償で診療ができているのだという。

カヴィットさんは、父親から整骨治療を学んだが、父親の代までは整骨治療だけでなくサルウァンガの治療もおこなっていたという。しかしながら、カヴィットさん自身はサルウァンガの診療を学んだだけで、同居家族が体調を崩した時以外には一切治療をおこなったことがないという。なぜかと言えば、隣町に西洋医療の小さなクリニックができたり、村内で食料品や雑貨を扱う商店でも薬品が購入できるようになることで、村内でのサルヴァンガ治療の需要が急激に少なくなったためだと話していた。一方、整骨治療については、村人にとってワッタ作業が身近な生業であるということから患者が絶えることがなく、数は少ないながらも村人を治療しているのだという。カヴィットさんは同居する長男に整骨治療とサルヴァンガの診療の両方を教えたが、サルヴァンガの患者をほとんど診療することがないことから、長男に実際の診療を見せることができておらず、完璧には伝えられていないと話していた。カヴィットさんの診療は、今日のサマナラガマの村人の置かれた現状とともに変化しているのである。

ところで、サマナラガマはバスに乗って三〇分ほどのところにあるバランゴダ市街地の国立病院で西洋医療の整骨治療を受けることができる。じっさい村人たちは、商店や薬屋で手に入る薬剤を飲んで回復しない場合には、国立病院や小規模なクリニックで診療を受けている。そうであるにもかかわらず、村人たちはなぜ、整骨治療に限ってカヴィットさんの治療を受けるのだろうか。背景の一つとして、村内にカヴィットさんというウェダ・マハットゥヤーがいるにもかかわらず、その人の診療を受けずに遠方の医師に治療を乞うことは、カヴィットさんの立場を傷つけることであり、そのことでカヴィットさんとの関係が悪化したり疎遠になることを避けるということが考えられる。しかしながらカヴィットさんの診療に限らず、都市部で診療をおこなう整骨医療の治療家においても、パーランパリカ・ウェダカマの整骨治療は、西洋医療が浸透する今日においても、根本的な治療として患者たちに支持される傾向がある。サルヴァンガが西洋医療やアーユルヴェーダにとってかわられる一方で、パーランパリカ・ウェダカマの整骨治療は相対的な需要が高

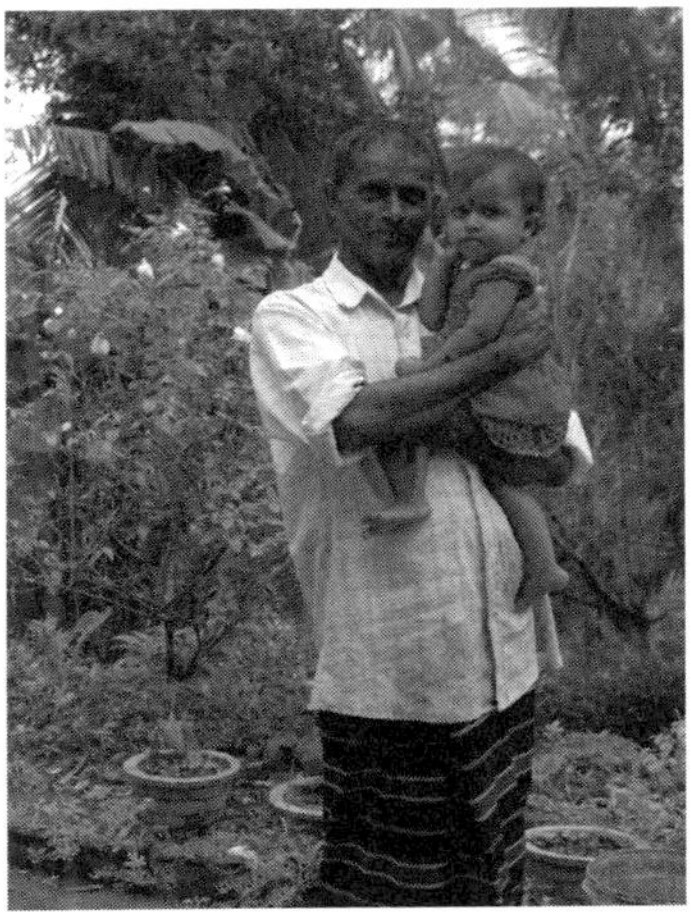

写真 3-9　ワッタを背景に孫娘を抱くカヴィットさん（2015/2/7）

まっているのである。その背景には、「薬の家」ごとに異なる独自の処方のオイルが絶大な治療効果をもたらすとされていることが挙げられる。

五　祈りとともにある診療――信仰熱心なウェダ・ハーミネー（クスマさん）

次に紹介するクスマさんは、筆者がもっともお世話になったウェダ・ハーミネーであり、彼女の話は本書でもたびたび登場する。クスマさんは現在、コロンボ郊外の住宅地にある自宅で母方祖父から受け継いだサルウァンガの診療をおこなっている。彼女はかつて、コロンボ大学のアーユルヴェーダ学部で学び、卒業後はコロンボにある国立アーユルヴェーダ病院で勤務医として働いていたという経歴をもつ。彼女は二〇歳代半ば頃から、アーユルヴェーダ病院の診療が休みの日に自宅で祖父から受け継いだパーランパリカ・ウェダカマの診療を自宅でおこなうようになり三四歳の時、アーユルヴェーダ病院を退職して以降は自宅でのパーランパリカ・ウェダカマの診療に一本化している。

クスマさんは、アーユルヴェーダ病院で勤務医として診療をおこなっていた当時から、処方した既成のアーユルヴェーダ内服薬によって一部の患者に副作用が生じるのを目の当たりにし、アーユルヴェーダの治療法に疑問を抱くようになったという。そこで、保存料やアルコール、白砂糖などを使用しない、祖父から受け継いだ自家製の処方薬のみで診療をおこなおうと決意し、自宅で診療を始めるようになったのだという。

クスマさんは、二〇〇八年に筆者が初めてスリランカを訪れた際に出会った治療家であり、アーユルヴェーダとパーランパリカ・ウェダカマの相違を認識していなかった筆者は、クスマさんの診療をアーユルヴェーダだと思い込んでいた。ところが、二〇〇九年七月から継続して彼女のもとで調査をおこなうようになってから二か月ほど経過した頃、「私がやっているのはアーユルヴェーダじゃないよ」と告げられた。そう言われて筆者は、かなり当惑してしまったが、同時に、アーユルヴェーダでないのなら何なのか、彼女がおこなう診療についてもっと知りたいと思うようになった。そして、クスマさんのもとで調査を続ける過程で、彼女がアーユルヴェーダの勤務医を辞めて祖父から受け継いだサルヴァンガの診療をおこなうようになった背景が明らかとなってきた。そこには、彼女が「ケミカル」と総称する既成薬に含まれる添加物質がもたらす悪影響を危惧する姿勢がみられた。

　クスマさんは、西洋医療やアーユルヴェーダの既成の内服薬に含まれる保存料や甘味料、アルコール、白砂糖などを総称して、「ケミカル」と呼び、これらが副作用をもたらす要因だと断言する。そして、これら複数の内服薬を長期間にわたり同時に服用すると「ケミカル」の過剰摂取により長・短期的に身体に悪影響が生じるため、西洋医療とアーユルヴェーダの内服薬は同時服用すべきではないと患者に話している[12]。一方、クスマさんが自身で製造する祖父から受け継いだ処方薬は、「ケミカル」をいっさい含まないため、西洋医療やアーユルヴェーダの治療中も同時に服用することができるのだという。スリランカでは現在、インド製の大量生産されたアーユルヴェーダ薬やサプリメントが市場に出回っており、市販のアーユルヴェーダ薬を服用して副作用が生じてしまう患者

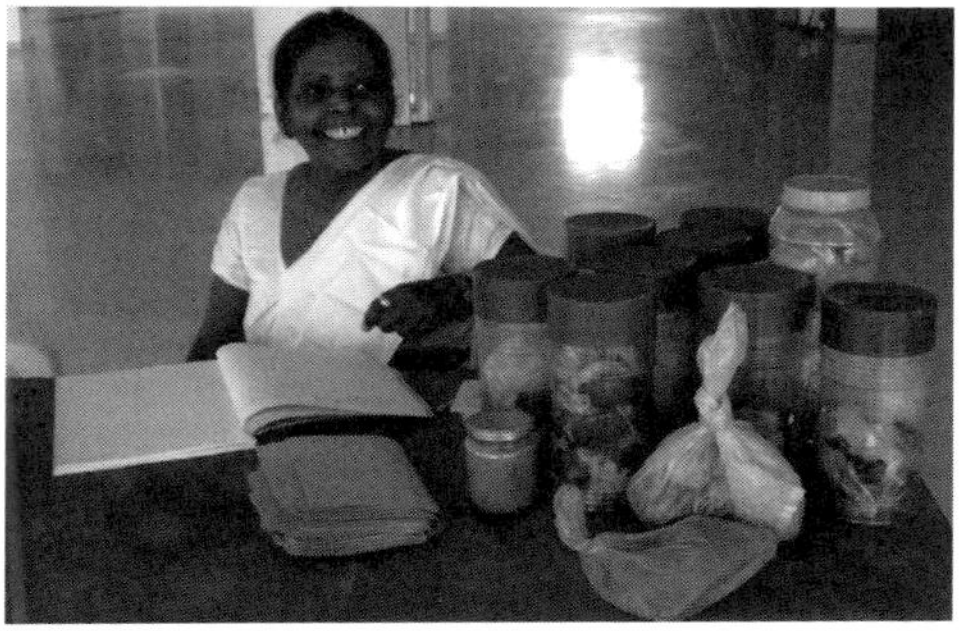

写真 3-10　クスマさん（2009/10/23）

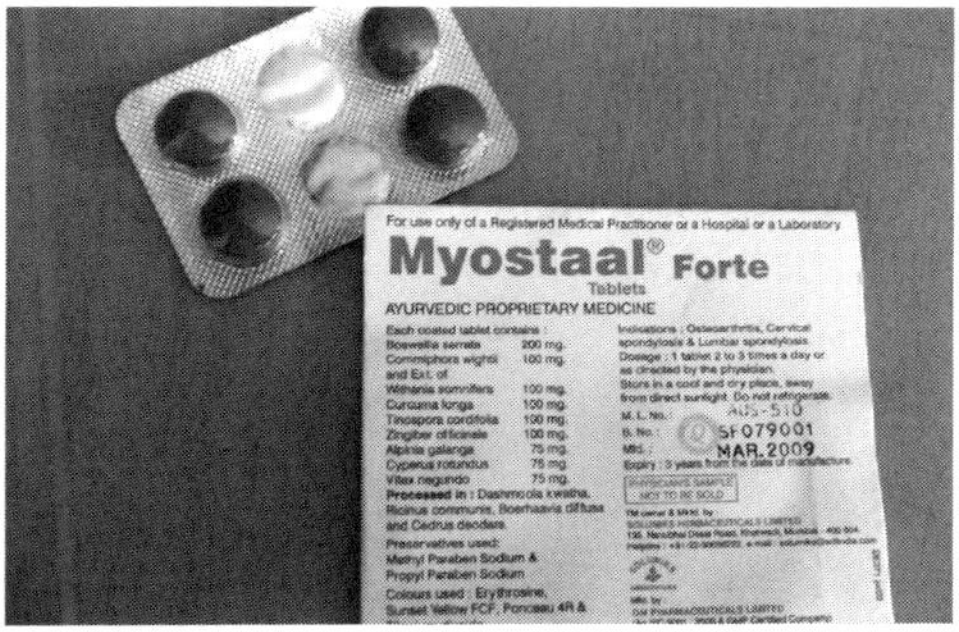

写真 3-11　患者が持参したアーユルヴェーダ市販薬（2009/10/18）

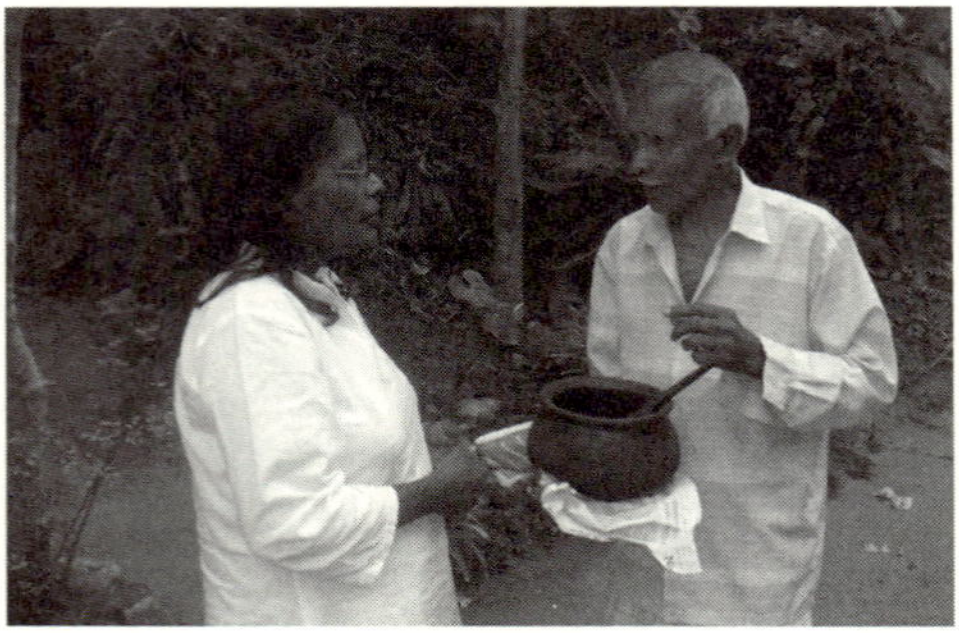

写真 3-12　他のパーランパリカ・ウェダカマの治療家と薬草の使用法について議論するクスマさん（2011/8/23）

たちが、クスマさんのもとへとやってくる。【写真3―11】は、クスマさんの診療を受診した患者が持参したインド製のアーユルヴェーダの錠剤である。完熟トマトのような真っ赤な色をしたこの錠剤は、患者が薬局で市販されていたのだという。持参した患者は、この錠剤を服用するようになってから、皮膚に湿疹ができるようになってしまい、心配でクスマさんに相談しにやってきたのだと話していた。

クスマさんは、祖父から受け継いだサルヴァンガのパーランパリカ・ウェダカマだけでなく、薬草を用いた様々な治療法をとりいれることにも積極的である。たとえば、甥が暮らすラトゥナプラ県バランゴダ地区を訪れた際には、現地の複数のパーランパリカ・ウェダカマの治療家のもとを訪れ、薬草の薬効や治療法について、「知の駆け引き」をおこなっていた。第八章以降で詳しく検討するように、パーランパリカ・ウェダカマの治療家の多くは、自身が継承した治療法や薬草の使用法の一部について、他人に明らかにすることに積極的ではない。クスマさんは、自身が教えてもよいと判断する範囲で、薬草のもつ薬効や使用法について現地の治療家と知識を共有し、現地の治療家が「ここからは言えない」という範囲には決して踏み込まぬようしながら、互いの知識を深めようとしていたのである。

クスマさんは、結婚しておらず、現在は、中東出稼ぎから帰国した同じく未婚の弟と二人で暮らしている。スリランカにおいて、女性が未婚のままでいるというのは極めて特殊なことであり、彼女自身、このことに対して多大なるコンプレックスを抱いている。二〇一〇年に亡くなった彼女の母親は、生前、クスマさんが未婚であることについてたびたび心配を口にしていた。クスマさんは、自身が診療によって生計を立てなければならないというプレッシャーを抱えながらも、診療を通じて患者や近所の人と交流できることを何よりも大切にしている。そして、診療を通じて得られた現金収入によって、定期的に寺院に布施をすることを生きがいのように感じているようである。

第五章で詳しく紹介するように、クスマさんは、毎日のように寺院に参詣し、僧侶を診察したり自身で作った薬草を原料とする薬や滋養ある飲み物を布施している。また、寺院との関係は母親の死後さらに強くなったようで、母親の追善供養のために大規模な儀礼を執りおこなうほか、ストゥーパ建立のための資金を布施したりするなど、診療で得られる現金を貯めては寺院に布施しているのである。

クスマさんは、寺院に参詣したり大規模な儀礼を執りおこなうだけでなく、普段の診療においてもブッダや他の神々に対する信仰を反映させている。診療をおこなう日の朝には、毎日おこなうブッダへの礼拝と瞑想に加えて、その日の診療が実りあるものとなるようブッダに念入りに祈る。また、毎週日曜日におこなう自宅での診療では、BGMとしてガヤトリマントラをスピーカーで流しながら患者を診察し、自身で作った処方薬が貯蔵してある小部屋にも、誰も聴いていないにもかかわらずマントラのCDを流している。早朝からブッダに祈りをささげ、診療で得られた現金を元手に大規模な布施や母親の追善供養をする彼女の生活の大部分は、祈りとともにあるのである。

六　薬ビジネスを展開するウェダ・マハットゥヤー（タミンダさん）

クスマさんをはじめ、これまで紹介した治療家たちが自宅で細々と診療をおこなう一方、薬の大量生産によってビジネスを展開する治療家もいた。次に紹介するタミンダさんは、自宅での診療に加え、敷地内に増設したアーユルヴェーダ医薬品工場を経営し、アーユルヴェーダの医薬品を大量生産しスリランカ全土で販売している。タミンダさんは、父親からサルウァンガの治療を受け継ぎ、ガンパハ県にある自宅およびコロンボの市街地にある診療施

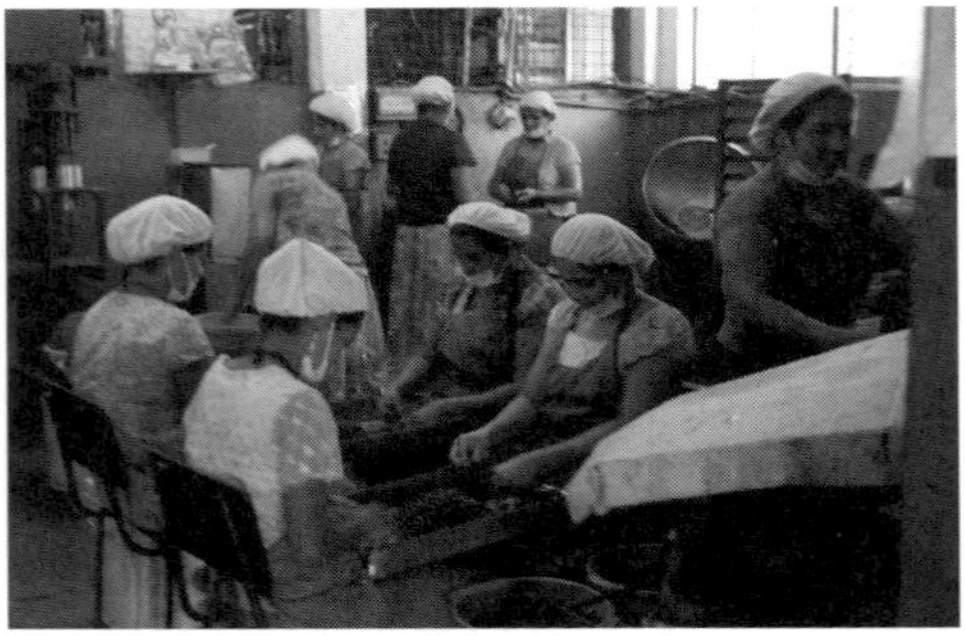
写真 3-13　薬を手作業で選別する従業員たち（2015/2/12）

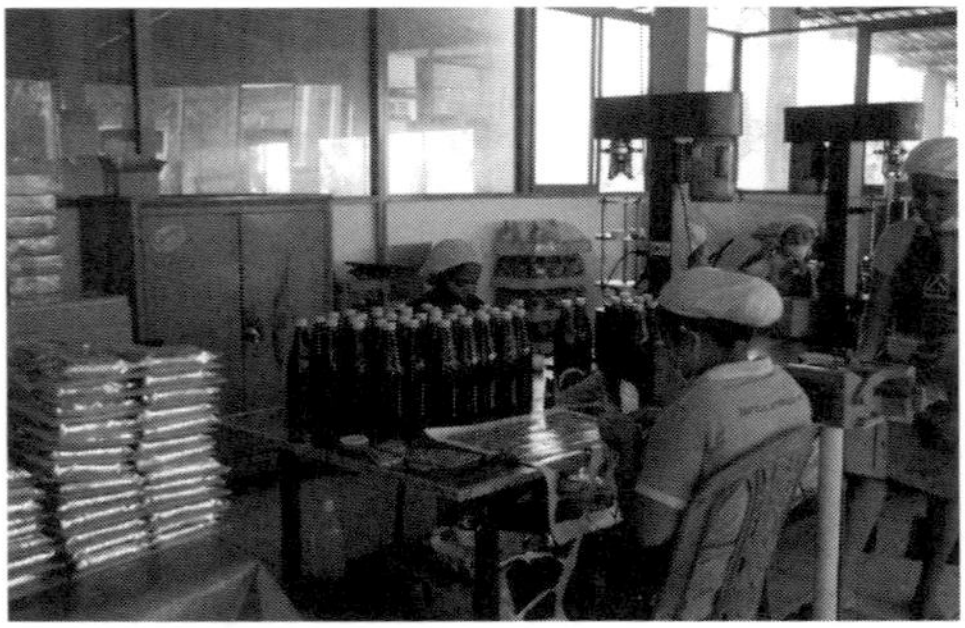
写真 3-14　ラベルを張る従業員（2015/2/12）

設で週に一回診療をおこなっている。この診療施設は、スリランカ政府が経営するウェダ・ゲダラ（*weda gedara*「医療の家」）と呼ばれる施設で、治療効力をスリランカ政府によって承認されたパーランパリカ・ウェダカマの治療家がスリランカ全土から集まり、不定期に診療をおこなう施設である。この施設では、タミンダさんだけでなく、第五章で紹介するアナンダさんもかつて診療をおこなっていたという。

タミンダさんは父親からパーランパリカ・ウェダカマを受け継ぎ自宅で診療をおこなう他方、医薬品の大量生産にも積極的に取り組んできた。自宅の敷地内で経営する工場では、三〇人ほどの従業員がインドのアーユルヴェーダ製薬会社のアーユルヴェーダの医薬品を製造している。製造される薬は、グリと呼ばれる乾燥させた薬草の粉末を原料とする粒状の飲み薬や、アリステと呼ばれる薬草を煎じて作った液体状のシロップなどである。原料のほとんどは、インドからの輸入の他、スリランカ政府が経営するアーユルヴェーダ製薬会社から購入しているという。作られた医薬品は、メーカーブランドのロゴが印刷されたラベルが貼られ、インド・スリランカだけでなく、東南アジアや欧米や日本にも出荷されている。

タミンダさんは現在、四二歳になる息子に工場の経営を任せ、自宅と週一回のウェダ・ゲダラでの診療のみをおこなっている。いずれの診療も、一日に一〇〜二五人ほどの患者が受診するというが、大規模な工場経営とは裏腹に、彼の診療は脈診によって患者の容態を把握するというきわめてシンプルなものである。また、処方する薬も工場で生産されるアーユルヴェーダ薬ではなく、自身が父親から受け継ぎ自ら製造したパーランパリカ・ウェダカマの処方薬であり、タミンダさんは、父親から受け継いだパーランパリカ・ウェダカマの診療と、敷地内でおこなうアーユルヴェーダ薬の工場経営とを明確に区別しているようである。【写真3―15】は、自宅内の診察室に貯蔵された自家製の処方薬である。敷地内の工場で生産されたプリントラベルの張られた市販薬とは対照的に、タミンダさんが自ら手作りする薬は、プラスチック製のバケツや茶瓶に保存され、手描きの紙が貼られている。

じっさい、彼は診療において患者に診療費を要求したりすることには積極的ではない。ところがいずれの診療においても、患者たちは儀礼で用いるキンマの葉に任意の額の紙幣を載せてタミンダさんに差し出す。【写真3―17】の机の上に置かれたキンマの葉に乗せられているのは、複数の一〇〇ルピー札である。ウェダ・ゲダラはスリランカ政府が経営する無償の診療施設であるため、彼は患者から診療費を受け取るのではなく、政府から給料をもらって診療をおこなっているのである。したがって、患者たちは処方薬の代金を除く診療それ自体に対し

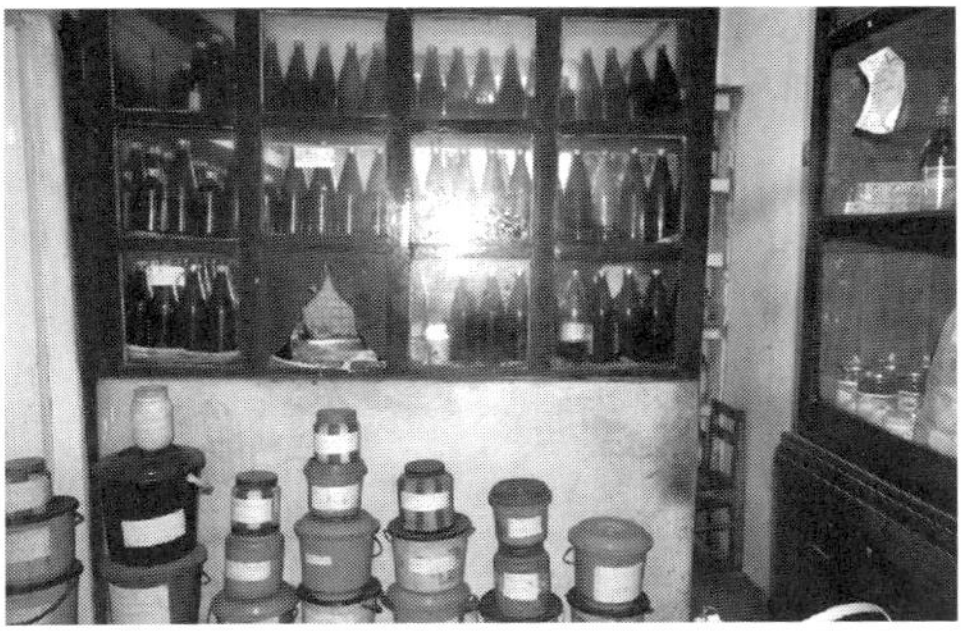
写真3-15　自宅内の診察室に貯蔵された自家製の処方薬（2015/2/12）

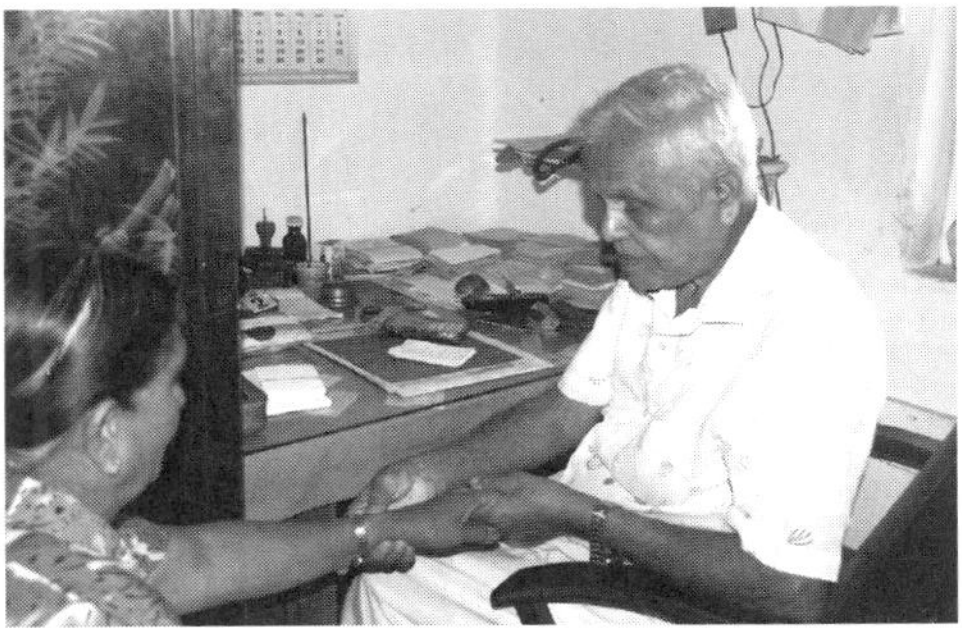
写真3-16　患者の脈を診るタミンダさん（2015/2/12）

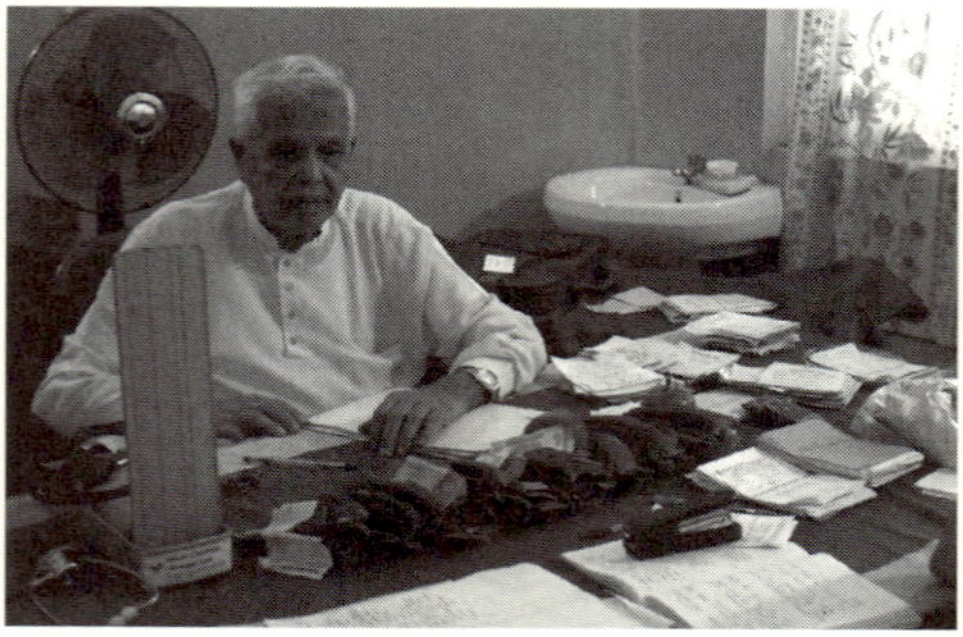

写真 3-17　ウェダ・ゲダラでの診療（2015/1/30）

て診療費を支払う必要はない。また自宅での診療においても、彼は処方薬の代金のみ患者に求めるが、患者たちは彼に言われなくともあらかじめ持参したキンマの葉に紙幣を載せて彼に差し出すのである。

こうしてみてみると、タミンダさんは大規模な工場経営によって医薬品を大量生産し、「金儲け」する一方で、自身が受け継いだパーランパリカ・ウェダカマの診療を「金儲け」としての工場経営から区別しておこなっていることが分かる。このことについてタミンダさんに尋ねてみると、彼が工場経営を始めようとした一九六〇年代頃というのは、生物医療だけでなくアーユルヴェーダの病院が町中につくられ、アーユルヴェーダと競合する父親から受け継いだパーランパリカ・ウェダカマのサルウァンガの診療だけでは生活していけない状況だったのだという。そこで彼は、アーユルヴェーダの医師免許を取得し、アーユルヴェーダの医薬品を大量生産して販売することで生活を維持しながら、父親から受け継いだ診療もおこなってきたという訳である。こうしてみてみると、タミンダさんの工場経営は、第二章で紹介したように、パーランパリカ・ウェダカマの治療家たちの生存戦略としてのアーユルヴェーダであるということができるだろう。

七　キャドゥム・ビンドゥム（整骨治療）を受けてみた

普段から姿勢の悪い筆者は、歪んだ姿勢のまま長時間パソコンに向かって仕事をしていたせいか、数年前から右手首の腱鞘炎に悩まされてきた。特にひどかった時期には、ハサミを使うことも、箸もろくに持つこともできなかったほどである。そこで、せっかくだからスリランカに滞在中にキャドゥム・ビンドゥムの治療を受けてみようと思い立ち、アヌラーダプラ県の農村で診療をおこなうアマラシリさんのもとを訪れた。アマラシリさんは、キャドゥム・ビンドゥムの治療家としてよく知られており、スリランカ全土から連日患者が集まる。筆者が訪れた日には、一五〇人以上の患者を診察していると話していた。患者たちは、敷地内の屋根付きの待合所に毛布や蓆をひいて座ったり横になったりしながら診察を待つ。筆者は、外国人というだけの理由で特別扱いしてもらい、痛そうに待つ患者に申し訳ない気持ちもあったが、順番を待たずに彼の診療を受けさせてもらった。

　診察は、まず痛みの部位と症状について筆者からアマラシリさんに口頭で伝え、右手首および肘の内側、肩を触診してもらうというものであった。診察自体は五分も経たずに終わったが、その後に長時間にわたる気の遠くなるような痛みとの戦いが待っていた。アマラシリさんは、筆者に処方する薬と、当日の治療で使用する薬について書いたメモを筆者に渡し、会計と処方をおこなう小屋に行くように促した。小屋に到着し会計[13]を済ませると、大量の木片や瓶に入ったオイルが手渡され、別の棟に移動して治療を受けることとなった。

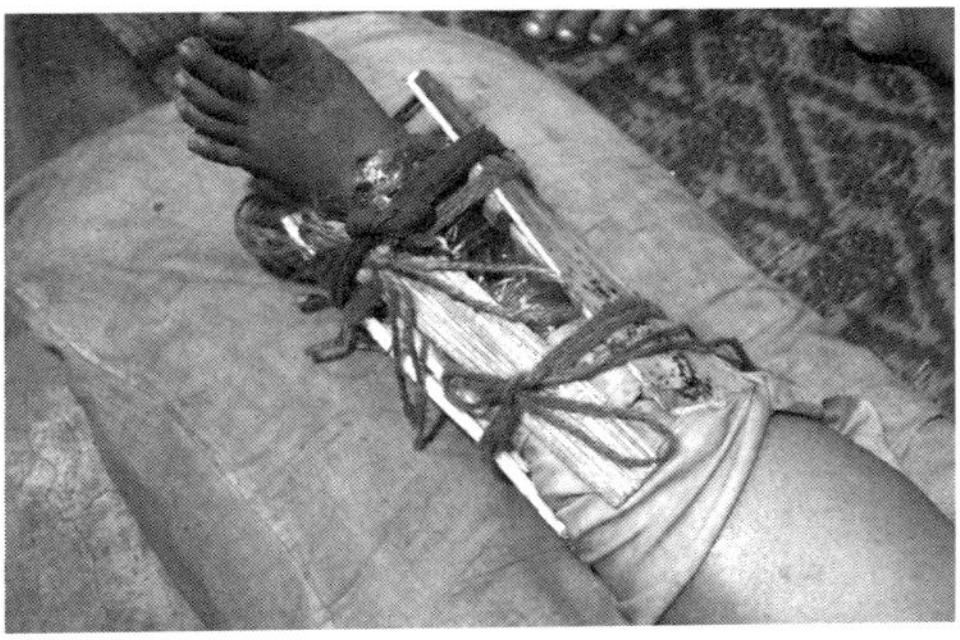

写真 3-18　左足の治療（2015/8/14）

　言われた通り別棟に移動すると、薄暗く蒸し暑い部屋の中に男女別に大勢の患者たちが座ってじっとしている。よく見ると、この患者たちは、ただ座っているのではなく、治療を受けているのであり、そのほとんどが無言で重い表情をしていた。中には、しくしく泣いていたり唸り声を上げて痛みに耐えている患者もいた。患者たちが受けていた治療というのは、**【写真3―18】【写真3―19】**のように、複数の薬草から作ったペースト状の湿布薬を患部に押し当て、周囲を木片で支えて麻ひもでぐるぐる巻きにするというものである。患者たち

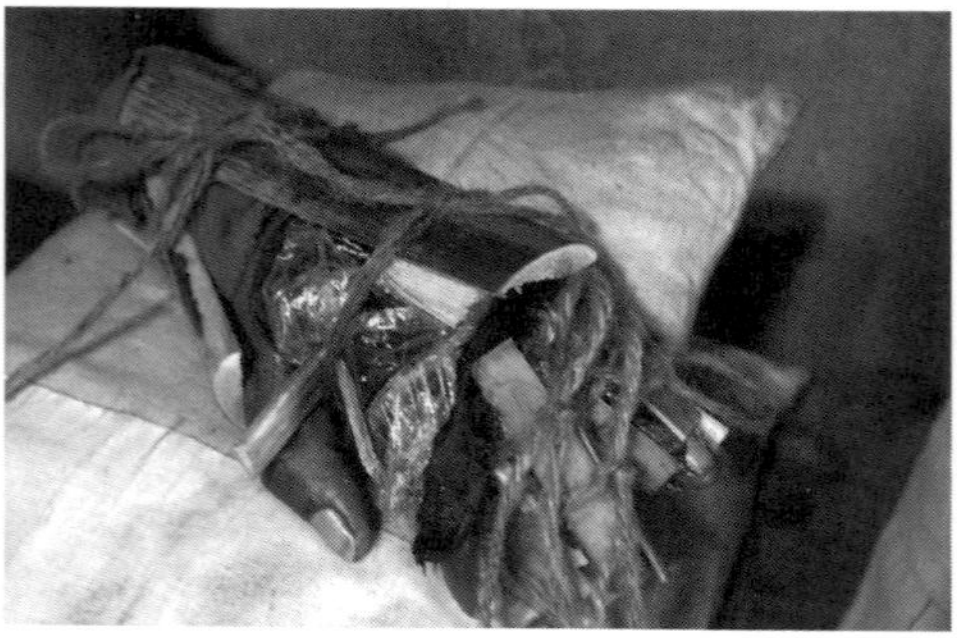
写真 3-19　左手の治療（2015/8/14）

を苦しめていたのは、最後のぐるぐる巻きにするという部分である。というのも、大人の男性が二人がかりで体重をかけながら一気に締め上げて患部を固定するのだから、その圧力たるや相当のものだろう。患者たちは、ぐるぐる巻きの圧力に耐えながら、一時間弱の時間が経過するのをじっと待つのである。

痛がる患者を怯えながら見ていた筆者も、この治療から逃れることなどできず、アマラシリさんから渡されたメモをスタッフから奪われるようにして治療が始まった。筆者自身は右手首の痛みを感じていたのだが、その原因は、手首というよりも肘の下の内側にある筋肉が盛り上がっている部分と、肩下の筋肉の炎症にあったようで、治療は右手首だけでなく、右肘下と右肩、右肩甲骨にまで及んだ。まず、女性が治療を受ける部屋に誘導され、上半身の右側は衣類を脱ぎ、複数の薬草から作られたペースト状の湿布薬を手首と肘の内側、肩に塗り込まれた。さらに、湿布薬を塗り込んだ患部を脱脂綿とセロファンで覆い、複数の木片と麻ひもで固定された。この固定の段階では、成人男性二人が全力で締め上げたのだが、想像を絶する痛みから思わず悲鳴を上げずにはいられなかった。そしてこの痛みは、その後も継続したまま治療終了となる四〇分後まで筆者を苦しめた。

筆者は当時、右手首で物を持ったり動かすだけで痛いと感じていたのだが、この治療による痛みはこれまでの痛みと比較できないようなものであり、このまま一生右手が動かなくなってしまったらどうしよう、と、不安でたまらなくなってきた。しかも四〇分間もこの痛みにさらされるかと思うと、興味本位で治療を受けにやってきたことを心底後悔した。治療を受けることで、かえって症状が悪化するとしか思えなかったのである。手首の痛みは、もはやそれをしのぐ治療による痛みによってかき消され、痛みと圧迫によって右上半身がしびれて感覚がなくなりそうになっていた。

同室には、筆者の他に四名の患者が付き添いの家族とともに痛みに耐えながら横たわっており、互いに苦い笑顔を交わしながら、何処から治療にやってきたのだとか、アマラシリさんの評判や治療効果などについて話しながら時間が経過するのを待っていた。彼女たちは、農作業や家事によって決まった動作を繰り返しているうちに、膝や腰を痛めてしまったのだという。同室の患者の中には、アヌラーダプラ市街地からやってきた患者だけでなく、前日の夜に隣のクルネーガラ県を出発してやってきた患者、コロンボからやってきた患者もいた。皆、アマラシリさんの診療を受けるのは二回目だといい、この治療を一度受けるとかなり楽になると話していた。とはいえ、強烈な痛みに苦しむ筆者は、情けないことに愛想笑いすらろくにできず、アマラシリさんの診療を賛美する患者たちの会話は、この痛みをやり過ごすために互いに慰めあっているだけのようにしか思えなかった。

見かねた患者の家族が、アマラシリさんの治療がいかに効果があるか、そしてその効果を得るためには、今耐えている痛みがいかに重要かということについて筆者を励ますように説明してくれた。彼女によると、ケガや過労による関節の摩耗は、すぐに治療をする必要があり、数日間も放置しておくと身体が反応して中途半端に組織を再生しようとするのだという。しかし、ゆがんだり曲がったりした状態で再生すると、痛みがさらに増して、治療もうまくいかなくなるため、アマラシリさんの診療では、まずケガや摩耗が生じた状態をあえて作り出すことからスタートするのだという。つまり、筆者が受けた治療というのは、もう一度、手首の神経を摩耗させるというものだったのである。したがって、この治療の後に続く自宅での療養と手当てがとても大事なのであり、今味わっている痛みは、続く自宅での手当の前段階ということになる。

痛みに耐えているあいだじゅう、逃げ出そうかと何度も思ったが、途中で投げ出したら中途半端にケガをした状態になると思うと恐ろしくなり、痛みに耐えるしか道はないように思えて気が遠くなった。正直なところ、「人為

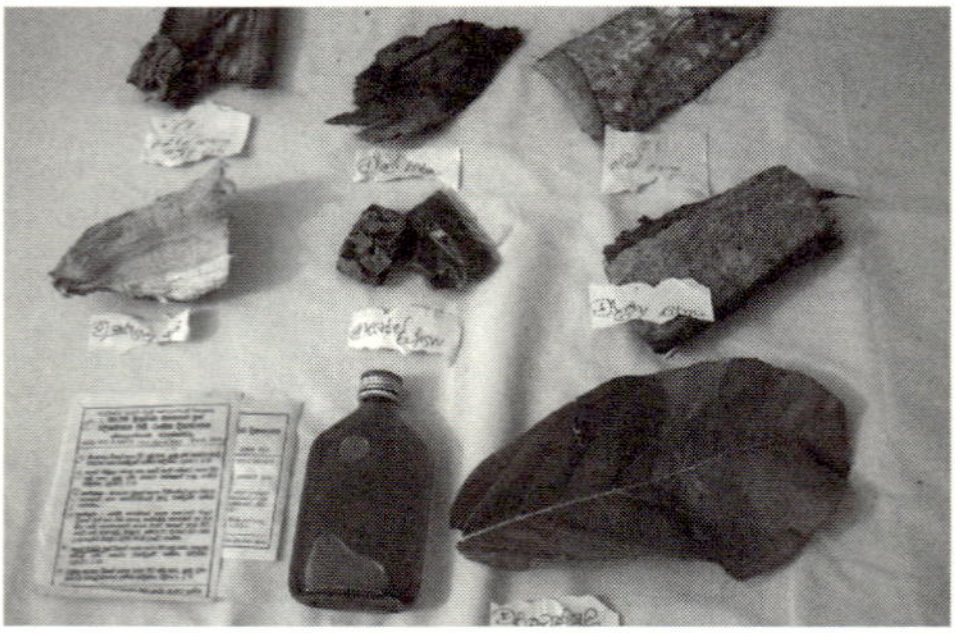

写真3-20　アマラシリさんの診療でもらった木片（2015/8/14）

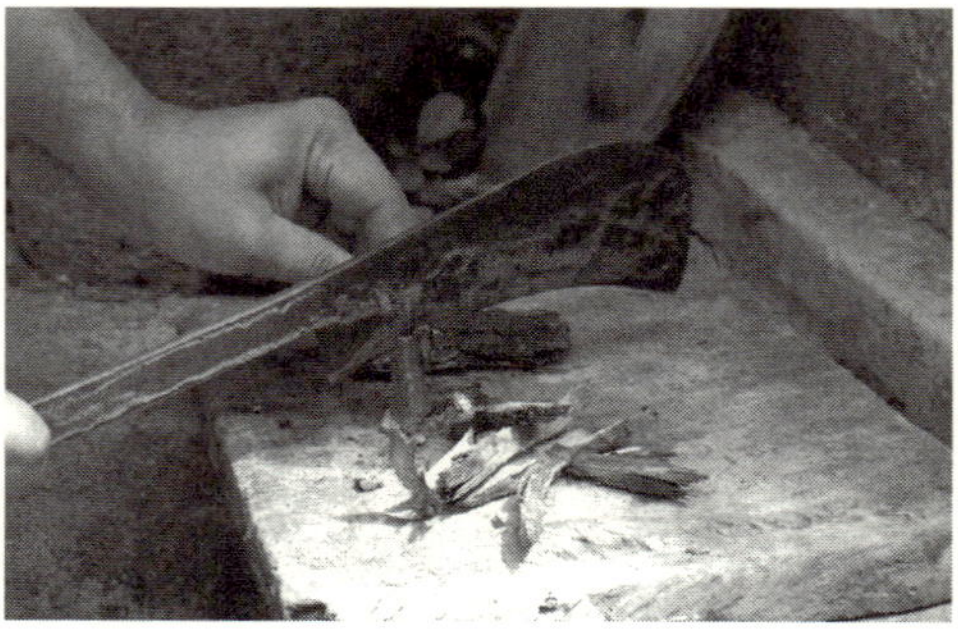

写真3-21　処方された木片を斧で細かく削る（2015/8/17）

的にケガをさせるなんて何て乱暴な治療なんだ」と心底思ったが、連日大勢の患者たちがスリランカ中からアマラシリさんの治療を受けにやってくることを考えると、それなりの効果があるのかもしれない、と自分に言い聞かせながら痛みに耐えることにした。しかし、あまりの痛みに耐えきれず、見かねたスタッフが本来は五〇分間耐えなければならないところを、四〇分の時点で解放してくれた。

ぐるぐる巻きにした麻ひもをほどいてもらい、木片を外すと右腕全体が青ざめて感覚がなくなっていた。しばらくして感覚が戻ってきても、治療の痛みの強烈さからか治療前に感じていた手首の痛みは感じられなかった。痛みから解放され安堵に浸る筆者に、スタッフは、会計をおこなった小屋でもらった木片やオイルによる治療をしっかりとおこなうように念を押した。じっさい、安心したのもつかの間、その翌朝にはいつも通りの手首の痛みが戻ってきたのである。したがって、スタッフに言われた通り、持たせてもらった木片やオイルによる治療をおこなうことにした。

木片は、異なる植物の木の幹であり、種類ごとにその名前を記したメモとともにビニル袋に入れられていた。説明書きには、各木片の使用方法が書かれている。【写真3―20】の上部に並べられた六つの木片は、左下から時計回りに、ムルンガ（*murunga*）、ボーミ（*bōmi*）、ミー（*mee*）、ヒック（*hik*）、ゴーミ（*gōmi*）、ダムヌ（*damunu*）の木の幹である。右下にある葉は、コタティンブラ（*kotathimbula*）の木の葉である。

説明書きには、各木片を細かく削って、生のターメリック（*amu kaha*）と食塩を加えてすり潰し、蒸し器で蒸したものを患部に当てたまま一週間過ごすようにと書かれている。この作業をするだけで、腱鞘炎がひどくなってしまいそうだし、利き手である右手が使えないまま一週間も過ごすと思うと気が遠くなってしまったため、学生時代にアーユルヴェーダ学部で一緒だった友人宅に居候しながら続きの治療をおこなうことにした。友人は、自宅でアーユルヴェーダの診療をおこなう傍ら、筆者のために湿布薬を作ってくれた。

まず、【写真3―21】のように木片を斧で削り、生のターメリックと食塩を加えて石臼ですり潰す（【写真3―22】）。

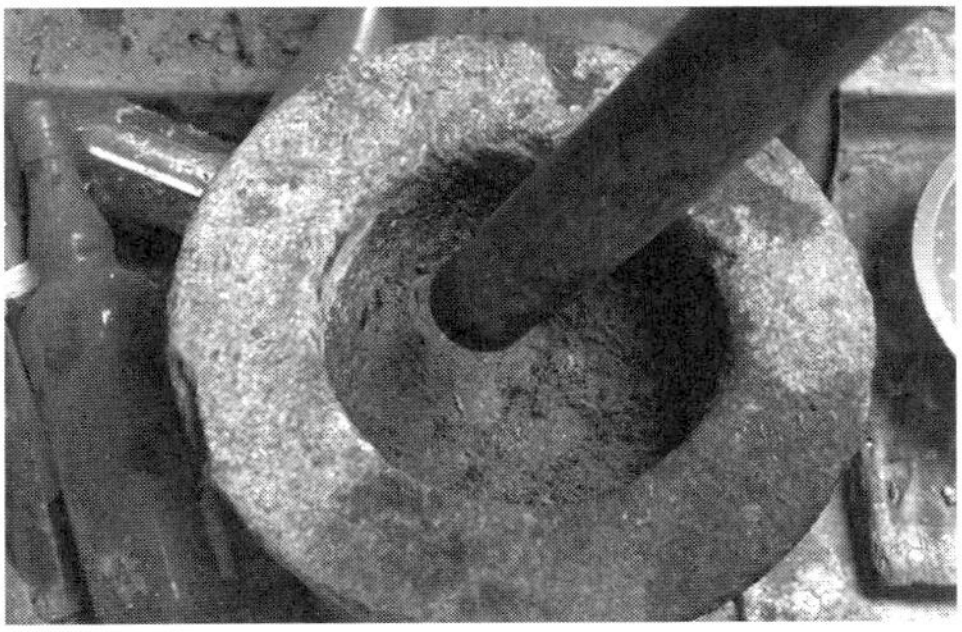

写真 3-22　削った木片を石臼ですり潰す（2015/8/17）

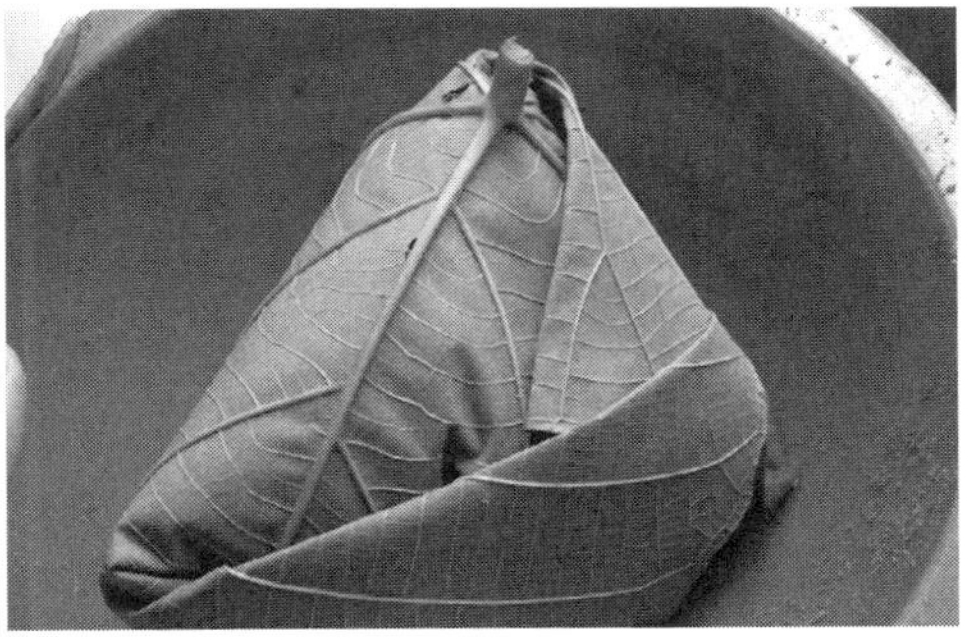

写真 3-23　粉末状になった木片を木の葉で包む（2015/8/17）

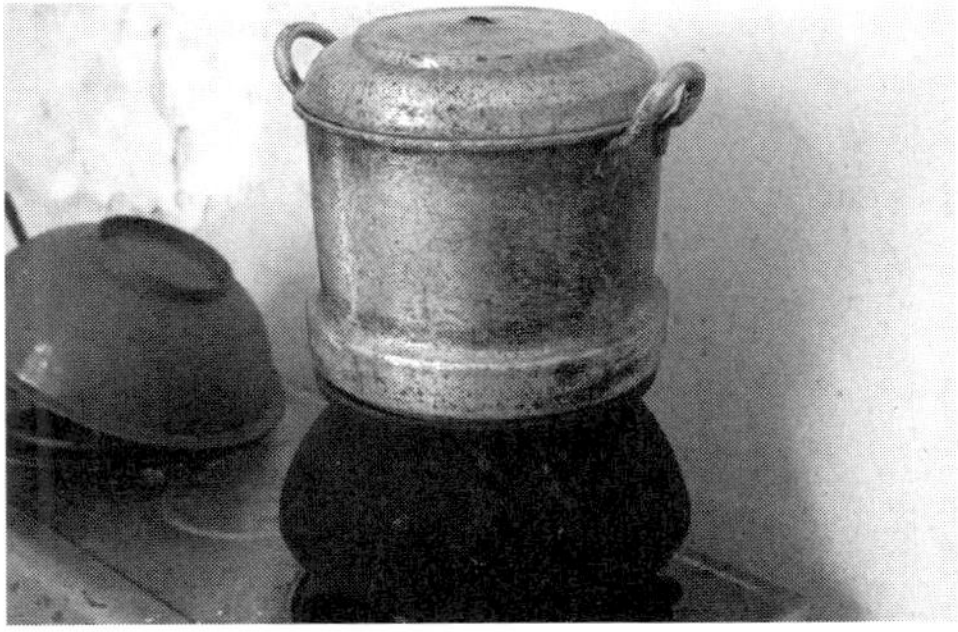

写真 3-24　木の葉で包んだ木片の粉末を蒸し器で蒸す（2015/8/17）

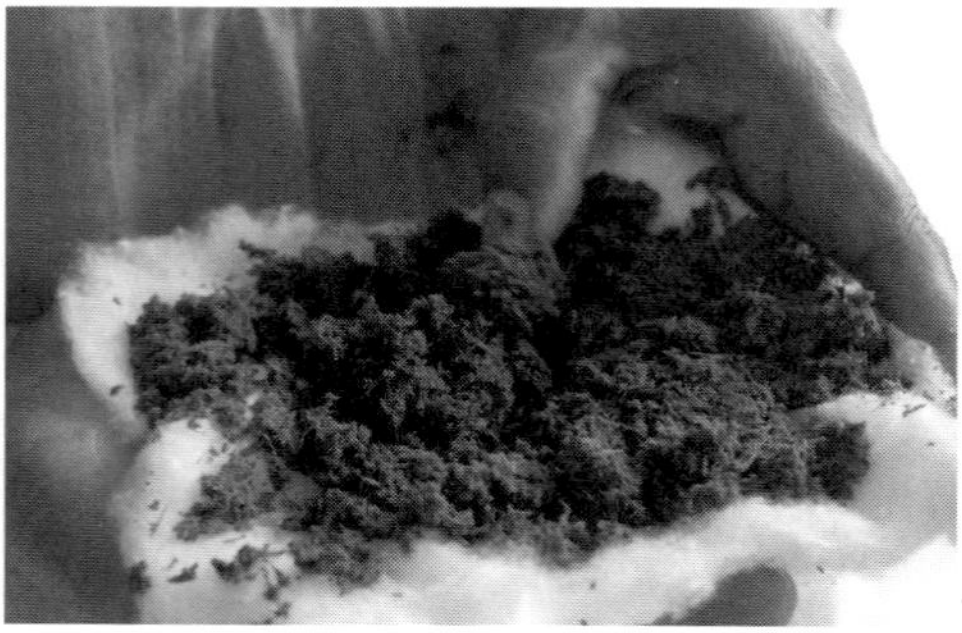
写真 3-25　蒸し上がった木片を脱脂綿にのせ、患部に当てる（2015/8/17）

友人によると、この木片を直接肌につけると、体質によっては皮膚に炎症を引き起こしやすいため、生のターメリックと食塩を加えることで灰汁を取り除くという意味があるということだった。木片の破片をすり潰すと湿ったふりかけのような荒い粉末となった。そして、庭に生えている適当な大きさの木の葉で粉末を包み、蒸し器で蒸すこと約三〇分、やっと湿布薬が完成した。友人は、完成した湿布薬を脱脂綿に乗せ、筆者の右手首に巻いてくれた。

今度は痛みを伴う麻ひものぐるぐる巻きはなかったため安心したが、友人が言った通り、この植物は皮膚アレルギーを引き起こしやすいらしく、数時間後には湿布をした部分にひどい痒みを感じるようになった。木片を手作業で荒い粉末にしたため、木の繊維のチクチクする感じが痒みの原因だと思っていたが、翌日になるとこの痒みは我慢できないほどのものとなり、心配した友人が湿布を外して患部を見ると、筆者の右手首は真っ赤に腫れ上がっていた。結局、アーユルヴェーダの医師でもある友人の判断によって、治療の効果を見ることなく筆者の腱鞘炎治療は中断を余儀なくされることとなった。治療を中断してしまったこともあり、筆者の右手首は治療前よりも腫れて熱を帯びた状態がしばらく続いたが、数週間後にはまた治療前の動かすと痛い程度の状態にまで回復し、現在ではほぼ違和感なく動かすことができるようになってきている。

ここで紹介したアマラシリさんの治療は、激痛や痒みを伴う過酷なものであったが、たまたまこの植物が筆者の体質に合わなかったというだけで、アマラシリさんの治療が危険であったり、いい加減なものであるということでは決してない。じっさい、治療で味わった激痛とは対照的に、診察をしてくれたアマラシリさん自身は非常に穏やかな人で、連日夥しい人数の患者を診察しているにもかかわらず、熱心に診察をしてくれた。アマラシリさんの治療を受けたといっても、中途半端なかたちとなってしまったのだが、実際にキャドゥム・ビンドゥムの治療を受け、自宅での手当てまでのプロセスを体験してみることで、キャドゥム・ビンドゥムの治療に必要とされる忍耐と根気強さを身をもって知ることができた。アマラシリさんの治療を受けて筆者が学んだ一番のことは、痛みを根本的に治療するためには、相当の痛みと忍耐を覚悟しなければならないということであった。

注

（1）村人同士が互いを本名で呼ぶことを憚る傾向は、筆者が村人の名前を正確に把握することを妨げもした。名前を尋ねれば教えてくれるものの、複数の村人同士で話をしているとき、相対的な年齢によって「大きいほうの弟」（*loku malli* 話し手にとって年下の男性が複数いた場合、相対的に年齢が上の男性に対する呼称）とか、「小さな娘」（*chūty duwa* 話し手にとって年下の女性あるいは娘が複数いた場合、相対的に年齢が下の女性に対する呼称）と呼ばれたり、話し手からみて年上であるか否かで、同じ人物が「おねえちゃん」になったり「ナンギ（年下の女性に対する呼称）」になったりするのである。したがって、各村人の実年齢を知らない限り、実際にどの人を指しているのか正確に把握することは難しく、いちいち「どの娘のこと？」と尋ねなければならなかった。しかし実際、筆者もアッカ（おねえちゃん）とかナンギ（年下の女性に対する呼称）と呼ばれ、村人のことをアイヤ（お兄ちゃん）とかアッカ（おねえちゃん）と呼んでいたわけで、状況や相対的な年齢に応じて臨機応変に変わる呼称に徐々に慣れていくと、本名を知らなくとも誰の話題なのか把握できるようになり、村人の年齢に詳しくなっていった。したがって、とてもよく世話をしてくれ、家族のことや日本のことなどたくさんのおしゃべりに花を咲かせたにもかかわらず、最後まで本名を知らずに過ごしてしまった村人たちの顔がいくつも浮かんでくる。本名を知らずに生活することは、村人同士でもよくあることのようで、仲の良い近隣住民の間で、筆者が「ところで、あの女性の名前はなんていうの？」と尋ねても、その女性がインフォーマントより年上だった場合、「知らない」と答えられることが少なからずあった。

（2）アカテツ科の常緑木で、皮、果実、幹、花の蜜が広く薬理利用される。皮膚疾患から整骨治療、ヘビの毒抜き、リウマチ等、汎用性が高い植物としてスリランカでは非常によく使用されている。学名：*madhuca longifolia*、英語名：mousey mi。

（3）薬草の名前を明らかにしないことについては、第八章にて詳しく論じることにする。

（4）スムドゥさん以外にケーンダラを作成してもらったという村人は、シーロガマ村内あるいは近隣寺院の僧侶に作成してもらったという。

(5) クサリヘビ科ラッセルクサリヘビ属に属するヘビ。学名：*daboia russelii*、英語名：Russel's viper。

(6) クサリヘビ科トゲクサリヘビ属に属するヘビ。学名：*echis carinatus*、英語名：Indian saw — scaled viper。

(7) 学名は *hypnale hypnale*、英語名は hump — nose viper。

(8) 近年、複数の毒ヘビの毒を微量ずつ使用した混合血清が製造されているようだが、バランゴダにある国立病院では、特定の毒ヘビにのみ有効な複数の抗毒血清を使い分けている。

(9) 毒ヘビに咬みつかれた動物や人間の血液は、咬みついた当の毒ヘビにとっても有毒となるため、毒ヘビはしばしば、動物に咬みつくと木陰でじっとしており安易に捕獲することが可能なのだという。

(10) サラットさんは、これまでに三度、毒ヘビに咬まれたことがあるという（ポロンガが二回とポロンテリッサが一回）。

(11) ニルマルさんが住むアガラガマには、高木の果樹を栽培するワッタ耕作も行われており、高木からの落下事故に対応した整骨治療をおこなう治療家が一名いた。しかし現在は、一切診療をおこなっていない。彼によると、彼がおこなう整骨治療は、薬草エキスとゴマ油等のオイルを混ぜた自家製の処方薬を患部に塗布する必要があり、ゴマ油等のオイルの価格が高騰したことから診療を継続することが困難となったためであるという。彼はかつて、スムドゥさんやニルマルさんがそうしているように、労働交換の一部として村人たちに無償で診療をおこなっていたが、処方薬の原料となるゴマ油の価格が高騰したことから原料費を請求せざるを得ない状況に陥り、そうであるからといって村人に現金を請求することもできないという葛藤の中で、廃業という道を選択したのである。

(12) また、服用後に体内で化学反応を起こす可能性があるため、西洋医療やアーユルヴェーダ薬を服用する際には、ショウガやマニオカは摂取すべきではないのだという。

(13) 当日の診察と治療、持ち帰った木片や薬草オイルを合わせて全部で八〇〇ルピーだった。ガンパハ県の友人宅にそれを話すと、高すぎると文句を言われてしまった。

第Ⅱ部　治療効果の由来

第四章　アトゥ・グナヤ（手の効力）の由来

一　はじめに

パーランパリカ・ウェダカマの診療は、治療家その人とともにある「個」の診療であると述べた。これは、治療家が生まれながらにもった治療能力であるアトゥ・グナヤや、治療家自身の診療に対する意欲や姿勢をも含めた才能であるヘキアーワがあって初めて成り立つとされるためである。しかしながら、こうした「個」の診療をささえる治療家の生得的な能力は、治療家個人の「所有物」というわけではない。患者の診療をおこなう治療家たちから見えてきたのは、パーランパリカ・ウェダカマの診療が、霊的存在や天体などに由来する効力によって成り立っており、治療家自身はこうした効力を媒介しているにすぎないとする姿勢であった。本章では、パーランパリカ・ウェダカマの治療家のアトゥ・グナヤに注目し、診療や処方薬づくりについて紹介していく。そのうえで、治療家たちが言及する薬草の薬効をもたらすという天体や超自然的存在とアトゥ・グナヤの関係について検討していく。

二　アトゥ・グナヤ（手の効力）

調査を開始して二か月ほど経過したばかりの頃、パーランパリカ・ウェダカマとアーユルヴェーダとの区別をよく認識していなかった筆者は、「私（筆者）も頑張ればこのウェダ・ハーミネーみたいにウェダカマができるようになるかしら？」と、クスマさんの診療の順番を待っている患者[1]に話したことがあった。するとこの患者は、それまでにこやかだった表情を急にこわばらせて、「それは無理ですよ」と断言した。筆者が「シンハラ語がへたくそだから？」と尋ねると、「言葉の問題ではなくて、生まれた時からウェダカマができる人とそうでない人が決まっているのです。ですから、シンハラ語ができる私（インフォーマントの患者）も、アーユルヴェーダのドクターやマヒンダ（当時のスリランカ大統領）であっても、何十年と勉強したところで絶対にできないでしょう」という答えが返ってきた。

患者たちが明確に区分するパーランパリカ・ウェダカマの治療家と他の人間とのあいだの位置づけの違いは、いったい何に由来しているのだろうか。アーユルヴェーダの治療家とパーランパリカ・ウェダカマの治療家との違いについて、パーランパリカ・ウェダカマの診療を受けにやってきた患者[2]に質問してみたところ、以下のように説明された[3]。

アーユルヴェーダのドクターは、大学や専門学校で五年くらい勉強して、試験に合格しさえすればドクターになれます。ちょうど弁護士や会計士みたいなもので、試験は難しいし誰もが簡単になれるわけではないけれど、本を読んで専門の知識を身につけさえすれば誰でもなることができます。ところが、このウェダ・マハットゥヤーがやっているウェダカマは、このウェダ・マハットゥヤーにしかできません。彼は、代々続くベヘット・ゲダラの人間だから、生まれつき特別な力をもっているのです。しかも、ベヘット・ゲダラに生まれたとしても、ウェダカマをできる人とそうでない人がいます。このウェダ・マハットゥヤーの大きい方の弟はウェダカマをしているけれど、小さい方の弟と姉はウェダカマをしていません。彼はヘキアーワ（才能）がないと父親に判断され、ウェダカマを教えてもらえなかったのです。それだけではありません。ヘキアーワがあるだけではなくて、このウェダ・マハットゥヤーは何年も父親の手伝いをしてやっとウェダカマができるようになったのです。このウェダ・マハットゥヤーにはアトゥ・グナヤ（*ath gunaya*「手の効力」の意）があります。だからこうしてたくさんの患者があつまってきます。要するに、アーユルヴェーダは伝統医療だといっても、結局はバタヒラ・ウェダカマ（西洋医療）といっしょで弁護士や会計士みたいに専門のことを人よりよく知っている職業というだけのことです。アーユルヴェーダや西洋医療は、Aレベルの試験（大学統一試験）でいい点数をとって大学に通って、それからたくさん難しい勉強をしなくてはならないから、すごく難しいことだけれど、それでも僕（インフォーマントの患者）でも君（筆者）にだってなれないことはない。だけど、このウェダ・マハットゥヤーがやっているウェダカマは、この人にしかできないのです【二〇一〇年一二月八日】。

ここで想定されているアーユルヴェーダの治療家とは、国立大学でアーユルヴェーダを学び、国立病院に勤務して診療をおこなうアーユルヴェーダの治療家のことである。彼の説明では、大学という教育機関で習得されるアーユルヴェーダの知識や治療技術が、弁護士や会計士などが習得する専門知識と同格にあつかわれている。それに対して、パーランパリカ・ウェダカマの治療家は、ベヘット・ゲダラの出自であることや、ベヘット・ゲダラの出自であってもヘキアーワが有るか無いかといった治療家個人の生得的な特性が強調されており、パーランパリカ・

ウェダカマが診療をおこなうことは、この特性に由来していることが示されている。さらに、生得的な特性をもっているだけでなく、そうした人間が長期にわたる修練を積むことも重要とされている。そして彼は最後に、特別な出自をもち、さらに長期間の修練を積んだパーランパリカ・ウェダカマの治療家にはそれぞれ、その人にしかないアトゥ・グナヤがあるのだと主張する。つまり、パーランパリカ・ウェダカマの診療は、「その人にしかできない」唯一無二のものだというのである。

このインフォーマントが言及しているアトゥ・グナヤという言葉に注目してみたい。アトゥ・グナヤとは、「手の効力」という意味で、籠を編んだり、道具を作ったりすることが上手な人や、料理の腕前や竈に火をおこすことが上手な人に対して「彼・彼女にはアトゥ・グナヤがある」という用いられ方をする。グナはサンスクリット語に由来する言葉であるが、もとのサンスクリット語では美徳のほか、利益、弓のつる、などの意味があり、仏教の文脈では功徳と同義で扱われる。ここではグナヤ（*gunaya*）を効力と訳したが、[4] グナヤは単独で用いられる場合には、徳目や価値、個性などの意味がある。たとえば、食物がもつ栄養や「身体にいい」ことをグナヤと言い、滋味ある食物のことをグナイ（*gunayi*「栄養がある」）という形容詞形にして表現したりする。

アトゥ・グナヤは、誰もが身につけられ発揮できるような質的に同一の力量や技術ではなく、個人によって質的に異なる生得的な力であるといえる。それはたとえば、料理が上手な人物に対して「彼・彼女はアトゥ・グナヤがある」と言った場合、その人物以外の人間が、その人物が料理するのとまったく同じ分量や手順で料理したとしても、その人物がつくる料理と質的に同一のものをつくることが不可能とされることからも明らかである。つまりアトゥ・グナヤは、料理のレシピのように分量や手順というかたちで数値化したり他人に伝えたりすることができない代替不可能な力なのである。

アトゥ・グナヤは、当人が意識していないところで発揮される場合もある。ガンパハ県のシードゥワにある自宅でキャドゥム・ビンドゥムの診療をおこなう女性のパーランパリカ・ウェダカマのサチニさん（調査当時五三歳）は、三人姉妹の三番目の娘としてキャドゥム・ビンドゥムのパーランパリカ・ウェダカマの家に生まれた。サチニさんは、父親からパーランパリカ・ウェダカマを継承したが、彼女以外の二人の姉は父親から直接パーランパリカ・ウェダカマを継承することはなかった。サチニさんは、子供の頃から父親がおこなうウェダカマに興味を示し、父親の診療を手伝いながらウェダカマを継承したという。二人の姉は、父親の生前にはウェダカマに興味を示さなかったが、父親の死後、サチニさんが本格的に診療を始めるようになると興味をもちはじめ、一番目の姉にはサチニさんが七年ほどかけてウェダカマを伝え、現在では二番目の姉も嫁ぎ先のキャンディ県でキャドゥム・ビンドゥムのパーランパリカ・ウェダカマの診療をおこなっている。また、キャンディ県の農家に嫁いだ一番上の姉は、ウェダカマに関する知識はまったくもたないが、サチニさんがつくる処方薬の原料となる薬草を栽培したり、処方薬づくりを手伝ったりしていると話していた。サチニさんによると、彼女で何代目かは分からないが、彼女の家は代々キャドゥム・ビンドゥムをおこなうべヘット・ゲダラであり、この家の人間にはアトゥ・グナヤがあるのだという。したがって、二人の姉は、父親から直接ウェダカマを継承していなくても、また、一番上の姉のように薬草やウェダカマに関する詳しい知識がなくても、同じ家に生まれた人間として同質のアトゥ・グナヤをもっているというわけである。そうであるから、二番目の姉は七年でウェダカマができるようになったし、一番上の姉のようにウェダカマに関する知識などまったくもたなくても彼女が処方薬をつくるのを手伝ったりすることをお願いできるのだと話していた。アトゥ・グナヤの力を重視するサチニさんは、彼女がアトゥ・グナヤをもつとみなす姉妹に対してのみ彼女のウェダカマを教えたり手伝いを依頼したりする一方、彼女のもっとも身近にいる夫や夫の親族に対しては手伝いを依頼したりせず、遠く離れたキャンディ県にすむ一番上の姉に処方薬づくりを頼んでいるのである。

パーランパリカ・ウェダカマの治療家がもつアトゥ・グナヤは、じっさいにウェダカマをおこなうことでその力が定着するとされることもある。ガンパハ県のデワラポラの水田地帯にある自宅でヘビの毒抜き治療の診療をおこなうダミンダさん（調査当時六八歳）は、自身が受け継いだパーランパリカ・ウェダカマのうち、ラハス・ベヘット（「秘密の薬」の意。第八章で詳述）をのぞいた一部を書籍出版というかたちで一般公開している。彼が本に記したのは、ヘビの種類やその危険性、そしてヘビにかまれたときの応急処置が中心であるが、一部、応急処置で有効な薬草の調合法についても触れている。しかし彼は本に書かれた記述のみでは不十分で、じっさいにウェダカマをおこなうなかでその効果が現れてくると主張する。そして、彼の本の一般読者だけでなく、実際にウェダカマをおこなう彼自身、そして彼の後継者も、ただ生まれながらにアトゥ・グナヤをもってウェダカマを受け継いだというだけではそのアトゥ・グナヤは意味のないものだと話していた。ダミンダさんによると、「アトゥ・グナヤを使って金儲けをすると、そのアトゥ・グナヤは小さくなってしまう。ウェダカマに関するアトゥ・グナヤは、ウェダカマによって患者がよくなって患者が喜んだり、患者やその家族から感謝されたりすることによって大きくなる」のだという。

アトゥ・グナヤが「手」の効力であることにも重要な意味がある。ひきつづき料理の例で説明すると、スリランカ料理を作る際には、ココナツ・ミルクを絞ったり、和え物をしたりするときなど、調理のあらゆるプロセスにおいて、できるかぎり「手」をつかうことが重視される。たとえば、細かく刻んだ葉野菜を削ったココナツやスパイスで和えた「サンバル」という料理をつくるときには、指先だけでなく、指の付け根から手のひら全体をつかって「よくかき混ぜること」が美味しくする秘訣だといわれる。また、「手」で食事をすることも料理の味を左右するとされる。シンハラ人たちは食事をするときには通常、右手をつかって料理を口に運ぶが、列車の中など手を洗うことが困難な状況で食事をする際には、やむをえずスプーンを用いて食事をすることがある。この際、「手を使って食べるのとスプーンを使って食べるのとでは、味がまったく違う」と言われることもある。つまり、「手」には理屈で説明できないような効力があり、直接「手」を用いて作業をおこなうことで、手の効力が発揮されると考えられているのである。そして、こうした説明しようのない「手」の効力こそ、アトゥ・グナヤだと説明される。じっさい、アトゥ・グナヤは、上手に籠を編んだり、竈に火を起こしたりすることなど、「手」を直接使った作業に対して用いられるが、本を書いたり、商売で成功したりすることに対しては用いられない。

アトゥ・グナヤは、パーランパリカ・ウェダカマの治療家の手腕を形容する言葉としてもっとも頻繁に用いられる。[5]これは、パーランパリカ・ウェダカマの治療家が、「手」をつかって診療をおこなうことを重視していることも関係していると考えられる。調査をおこなったパーランパリカ・ウェダカマの治療家たちは、医療器具に頼らず「手」をつかって患者を診察したり、治療家みずからの「手」をつかって処方薬をつくったりすることをとりわけ重要としていた。血圧計や聴診器を所有する治療家もいたが、それらの医療器具はあくまで補助的に用いられていたのであり、ほとんどの治療家が触診や脈診を主な診断手段としていた。[6]また、処方薬のすべてあるいは一部は治療家みずからが自宅で製造したものを処方し、処方箋を発行して、同一の成分であっても、自分以外の人間や機械がつくった薬を処方することを好まなかった。次節以降では、パーランパリカ・ウェダカマの「手」をつかった診療について、診察と製薬、治療に焦点をあてていくことにしたい。

三　「手」の診療と処方薬づくり

医療社会学者のサガラ・クスマラトネは、聴診器・血圧計の二点の医療器具について調査地域ごとの統計データを示し、医療器具を使用するパーランパリカ・ウェダカマの治療家は、都市部であるほど多いという報告をおこなっている［Kusumaratne 2005 : 115］。

筆者が調査した範囲では、医療器具の所持は、地域だけでなく、その治療家の学歴に大きく影響を受けている

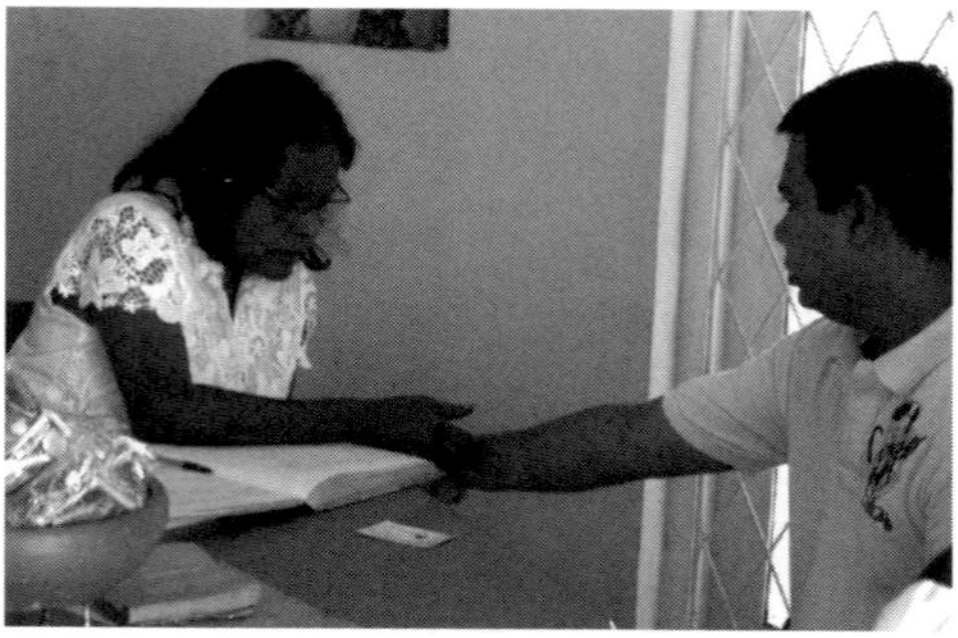

写真 4-1　患者（右）の脈を診るクスマさん（左）（2015/2/1）

ことが分かった。医療器具を所持する治療家は、アーユルヴェーダ学校あるいはアーユルヴェーダ学部においてアーユルヴェーダを学んだ経験のある治療家に限られていたのである。補助的に使用していると述べたが、これは調査をおこなったパーランパリカ・ウェダカマの治療家の一部には、アーユルヴェーダ学校あるいは大学のアーユルヴェーダ学部においてアーユルヴェーダを学んだ経歴をもつものがおり、パーランパリカ・ウェダカマとしてベヘット・ゲダラで受け継いだ専門分野（キャドゥム・ビンドゥム）をおこないながら、サルヴァンガのアーユルヴェーダの診療をおこなっていたためである。こうした治療家は、パーランパリカ・ウェダカマの診療をおこなうときには、脈診や触診によって診察をし、アーユルヴェーダの診療をおこなうときには聴診器を用いる、というように診療分野によって診察方法を使い分けていたのである。一方で、都市部のパーランパリカ・ウェダカマの治療家であっても、これらの医療器具を所持しているだけで、使用していない治療家（七名）や、かつてが所持していたが故障してしまったり廃棄あるいは紛失してしまった治療家（四名）もいた。

調査をおこなったパーランパリカ・ウェダカマの治療家たちがおこなっていた診察方法は、触診や脈診、望診などであり、その具体的な診断基準はベヘット・ゲダラごとに独自のものとされていた。[7] 触診は、キャドゥム・ビンドゥム（「整骨」にほぼ相当）の治療家が主要な診断手段としており、脈診は、調査をおこなったすべてのサルヴァンガの治療家がおこなっていた。望診は、眼科治療やヘビの毒抜き治療、火傷治療、皮膚疾患の治療、イボとり治療などの治療家たちが患部を観察するために用いていた。通常は望診を主な診察手段とし、外科的な治療を主とする治療家たちのなかには、内服薬を処方する際に、患者の体質や身体の状態を把握するために脈（ナーディ）で確認すると話す治療家も多かった。薬によっては、状態を悪化させたり副作用をもたらしたりする場合があるからである。脈（ナーディ）の診断については、第七章において詳しく紹介することにしよう。

パーランパリカ・ウェダカマの治療家が医療器具を所持したり使用したりするのは、治療家の学歴だけでなく、患者の既往歴などの背景も関係している。ガンパハ県でキャドゥム・ビンドゥムの診療をおこなう男性のガヤンさん（調査当時五五歳）は、診療室にレントゲン写真の読影をおこなうためのライトボックスを設置していた。ガヤンさんはアーユルヴェーダ学校でサルヴァンガのアーユルヴェーダを学び、サルヴァンガ・アーユルヴェーダの治療家として治療家登録をしているが、実際にはアーユルヴェーダではなく、父親から受け継いだキャドゥム・ビンドゥムのパーランパリカ・ウェダカマの診療をおこなっている。父親から受け継いだ診察では触診を診断の手法とすることから、ガヤンさんはレントゲン撮影の器具は所持しておらず、聴診器や血圧計も使用していない。しかし、コロンボから近距離にある彼の診療所には、レントゲン写真を持参してガヤンさんに意見を求める患者[8]も少なくないことから、患者の要望に応えるためにライトボックスを購入したのだと話していた。スリランカでは、コロンボにかぎらず各地の商店街で、レントゲン写真や血液検査や尿検査、心電図を測定することができる検査専門の店舗があり（第二章参照）。したがって人びとは、気軽にこうした検査を受けることができ、検査の結果により治療が必要となると、西洋医療の病院やアーユルヴェーダの病院、そしてパーランパリカ・ウェダカマの治療家のもとを訪れ、自身が選択した治療を受けるのである。ガヤンさんの診療を受けるためにやってくる患者は、ガヤンさんの薬草薬をたよりにしているため、ガヤンさんにレントゲン写真を読影してもらい、適切な薬を処方してもらうことを目的としているのだという。彼は、アーユルヴェーダ学校で近代解剖学を学んでおり、レントゲン写真から異常を発見したりすることができるため、一応はレントゲン写真をみるが、必ず触診をし、触診により把握できたことに対応し治療をおこなうと話していた。

一方で、これらの医療器具を用いないことが、パーランパリカ・ウェダカマのアトゥ・グナヤに対する評判をあげることに一役買っていることもある。ガンパハ県には、ウェダ・ガマ（*weda gama*「医療の村」の意、第二章参照）というパーランパリカ・ウェダカマの治療家を集めた村がある。これは、伝統医療省が一九九〇年に設置したもので、調査当時は一三名の治療家とその家族がこの村で生活し、そして診療をおこなっていた。[9] この村でキャドゥム・ビンドゥムの診療をおこなうスサンタさん（調査当時四七歳）の診療所には、早朝から夕方まで途切れることなく患者がおとずれ、平日には一日に二〇〇人から二五〇人、休日となると三〇〇人以上の患者が彼の診療を受診する。スサンタさんは、患者に触れることによって患者の身体の内部の状況を把握し、それに応じた治療をおこなう。彼は、スリランカ国内においてキャドゥム・ビンドゥムの診療で非常に有名なベヘット・ゲダラの出身であり、彼は父親から受け継いだキャドゥム・ビンドゥムの診療をおこなっていた。彼はまた、インドのデリー市内にあるアーユルヴェーダ大学で学位を取得しており、その過程で近代解剖学や近代生理学、西洋医療に関する教育も受けている。しかし彼は、触診を診察の主要な手段としており、触診によって把握した内容を図表や数値にして表象したり、言語化して記録することはせず、薬を塗布したり湿布を張ったりして患者を治療するのみである。

スサンタさんは、患者の身体に触れることで、その内部がどのような状態であるかを把握する。しかしながら彼が触れるのは、患者が痛みや不調を訴える箇所という訳ではない。彼は、身体全体の骨格や組織の状態をあらわす肩から肩甲骨のあたりと、腰から骨盤のあたりの様子を手がかりに身体内部の様子を把握するため、必ずしも患者が不調を訴える箇所を触診する訳ではないのである。左足首からふくらはぎの裏側にかけて、しびれるような痛みを感じると訴えていた患者（三〇歳代の女性）に対し、スサンタさんは彼女の左脚の全体、さらに右足に触れ、しびれの原因は、左足の付け根から腰部にかけての筋肉にあると特定した。[10] スサンタさんは、患者による訴えに耳を傾けながらも、患者が主張する患部だけでなく、それ以外の部位に触れ、不具合の原因を特定していた。スサンタさんの診察は、レントゲン撮影などによって身体を二次元の空間に視覚化させたり数値や病名などによって表象するのではなく、「手」で身体に触れ、その状態を把握するという触覚をたよりにしているのである。触診により読み取られたものは、図表や数値、言葉などによって表象されたり記録されることはない。

【写真4―2】は、スサンタさん（写真右）が患者（写真左）の診察をおこなっている場面[11]である。スサンタさんは患者を診察するとき、患者が訴える患部だけでなく、どの患者に対しても必ず肩の部分をさすって内部の様子を確かめるようにする。【写真4―2】の患者は腰と腕が痛いと訴えていたにもかかわらず、スサンタさんは腰や腕など痛みの局所的な部分ではなく、身体全体の状態を表している肩の部分にふれて、患者の身体全体の状況を把握することが診察においてもっとも大切なのだと話していた。

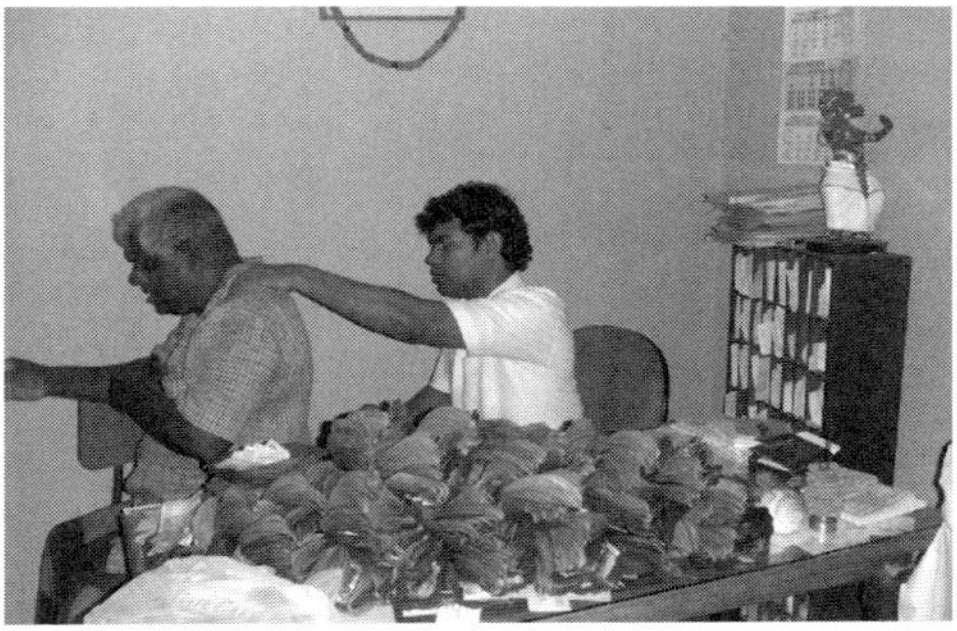

写真 4-2　患者（左）の診察をするスサンタさん（2010/12/8）

スサンタさんの診療を受けるため順番を待っている患者に対し、「スサンタさんが医療器具を全く使わないことに対して心配はないのか」と質問したところ、「このウェダ・マハットゥヤー（スサンタさん）は、とてつもなく大きな能力をもっているから、道具などに頼らなくても彼の手だけでなんでも分かってしまうのです。道具を使うようなバタヒラ・ウェダカマ（西洋医療）の大きな病院に通ってもなかなか治らなかった人たちがここに集まってくるのですよ。ヤッカラ（ガンパハ市内にあるアーユルヴェーダの国立病院）でも治らなかった人もここにきている。バスも少ないこんなに不便なところにあっても、すごくたくさんの患者が毎日やってくるのは、〝このウェダ・マハットゥヤーがやっている診療〟を受けるためなのですよ」という答えが返ってきた。スサンタさんは有名なベヘット・ゲダラ出身であるという出自ゆえ、治療に関する特別な能力をもつと患者たちにより信じられており、医療器具に頼らずとも診療ができるということは、スサンタさんが受け継いだパーランパリカ・ウェダカマの診療のスタイルであるというだけでなく、道具を使わないことが彼自身しかできない唯一無二の治療能力を患者に対し示す契機にもなっているのである。

つぎに、パーランパリカ・ウェダカマによる「手」をつかった処方薬づくりについてみていきたい。調査をおこなったパーランパリカ・ウェダカマの治療家はすべて、患者に処方する薬の一部あるいはすべてを自家製造しており、処方箋を発行して他人が作った薬を処方することを避けるようにしていた。治療家たちが自家製造していた処方薬は、薬草を主原料とし、さらに鉱物やハチミツ、エラギ・テル（*eraghee tel* 乳牛の乳から油分のみを抽出した液体状の精製バター）、クジャクの羽の油など動物由来の原料が用いられることもあった。原料とされる薬草は、植物の葉だけでなく、茎や枝、幹、根、花弁、蕾、果実、種子などあらゆる部位を使用し、それぞれの部位により薬効が異なるとされていた。

パーランパリカ・ウェダカマの治療家がつくる薬は、内服薬と外用薬に大別できる。内服薬は、サルヴァンガの治療家が主要な治療手段として用いるほか、サルパ・ヴィシャ・ウェダカマ（ヘビの毒治療）やチャルマローガ・ウェダカマ（火傷治療）などの治療家が、外用薬の補助として処方する場合もある。外用薬は、複数の薬草をすりつぶしてでてくる汁（イスマ）にココナッツ・オイルやゴマ油、エラギ・テル等を加え、一晩煮詰めたオイルや、複数の薬草を乾燥させ粉末状にしたものにこのオイルを混ぜてペースト状にした軟膏が主に用いられる。内服薬は、乾燥させた複数の薬草をすりつぶして粉末状にしたチュールナ（*chūrna*）、チュールナにエラギ・テルやハチミツ（*mee pani*）を加えペースト状にしたカルカ（*karka*）、薬草に水を加え一晩中煮出した液体状のクワータ（*kuwātha*）などが代表的である。原料とする薬草は、パーランパリカ・ウェダカマの治療家が自宅で栽培したり、付き合いのある農家から分けてもらったり、国立のアーユルヴェーダ薬草製造工場から買いとることもある。

先に紹介したクルネーガラ県の治療家アジットさんは、農業と兼業して診療をおこなっており、所有する耕作用の畑と自宅の庭で処方薬に使用する薬草を栽培している。彼は、栽培した薬草を自宅の庭やベランダで天日干しし、手作業ですりつぶして処方薬をつくる。

【写真4―3】は、アジットさんの自宅のベランダで天日干しされている薬草である。乾燥させた薬草は、石でできた臼に入れ、木の棒ですりつぶし粉末状にする。【写真4―4】は、生の薬草をすりつぶす道具である。石製の土台に複数の薬草を置き、付属の石でできた重石を前後に動かしてすりつぶしながら混ぜ合わせる。【写真4―4】の手前に写っている土台には、ガラス片が見られる。アジットさんは薬を作る際に呪文を唱えたりまじないをおこなったりするため、このガラス片は、三日前に薬を作った際に使用したまじない用のガラス片だという。

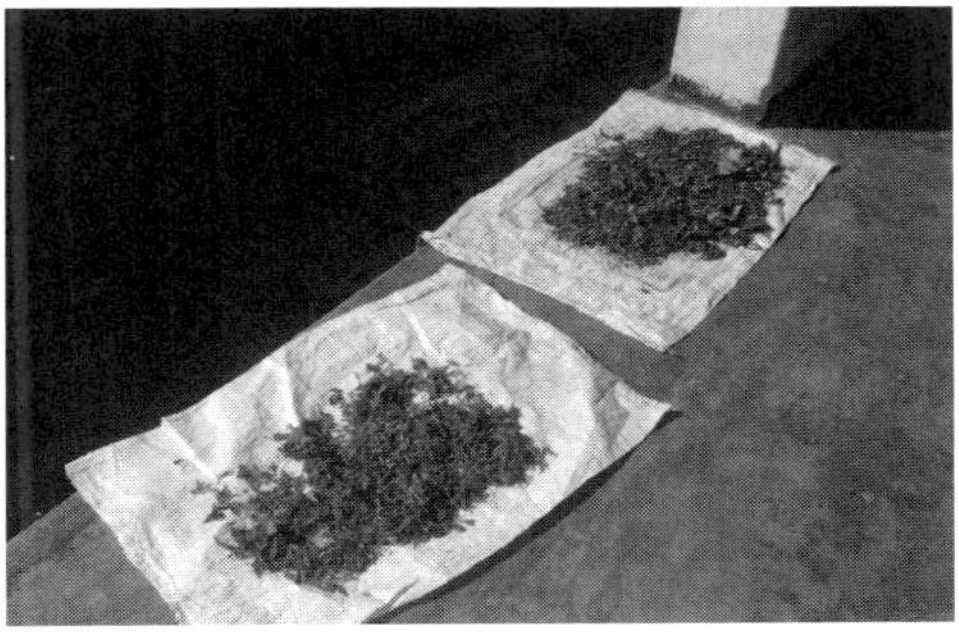
写真 4-3　天日干しされる薬草（2010/10/10）

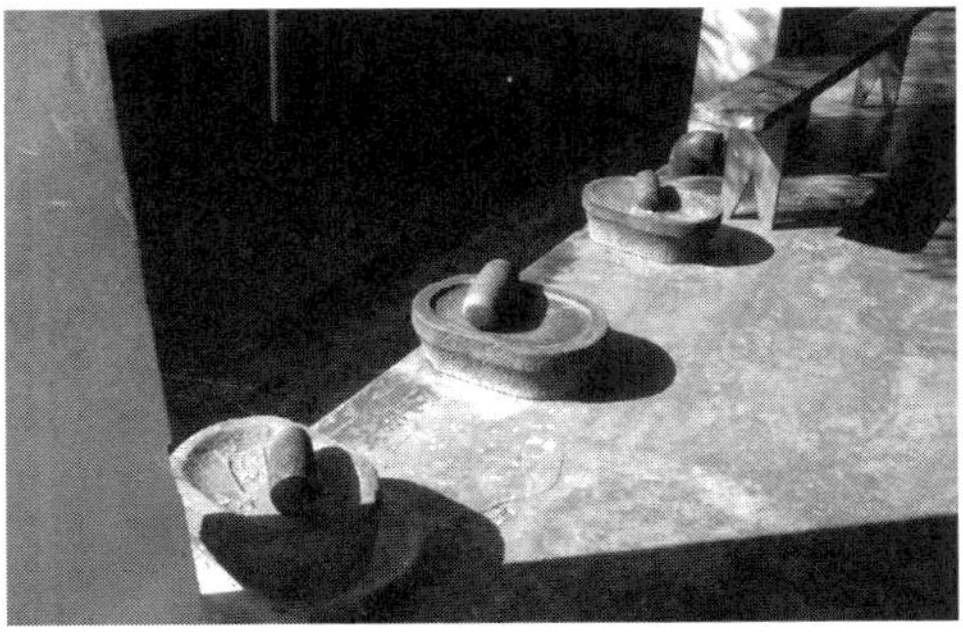
写真 4-4　薬草をすりつぶす道具（2010/10/10）

サルヴァンガの診療をおこなうクスマさん（第三章第五節参照）は、原料となる薬草を知り合いの農家や患者たちから譲り受けるほか、国立のアーユルヴェーダ薬草工場から袋詰めになった粉末状の薬草やハチミツ、エラギ・テルを購入している。クスマさんの自宅兼診療所は庭が狭く、患者に処方できるほど多くの種類や量の薬草を栽培する

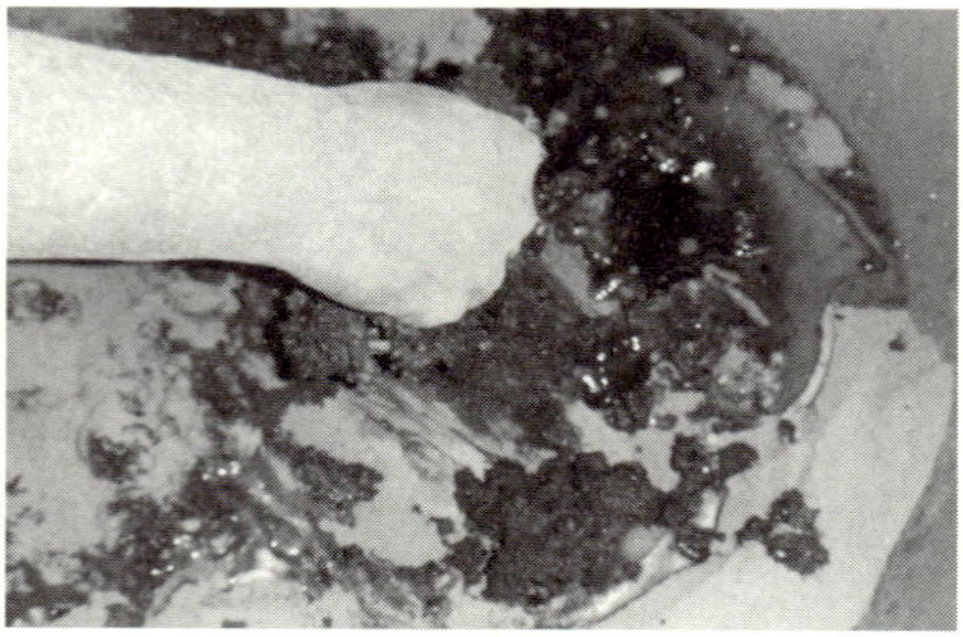

写真 4-5　手で薬草の粉を混ぜ合わせる（2009/11/4）

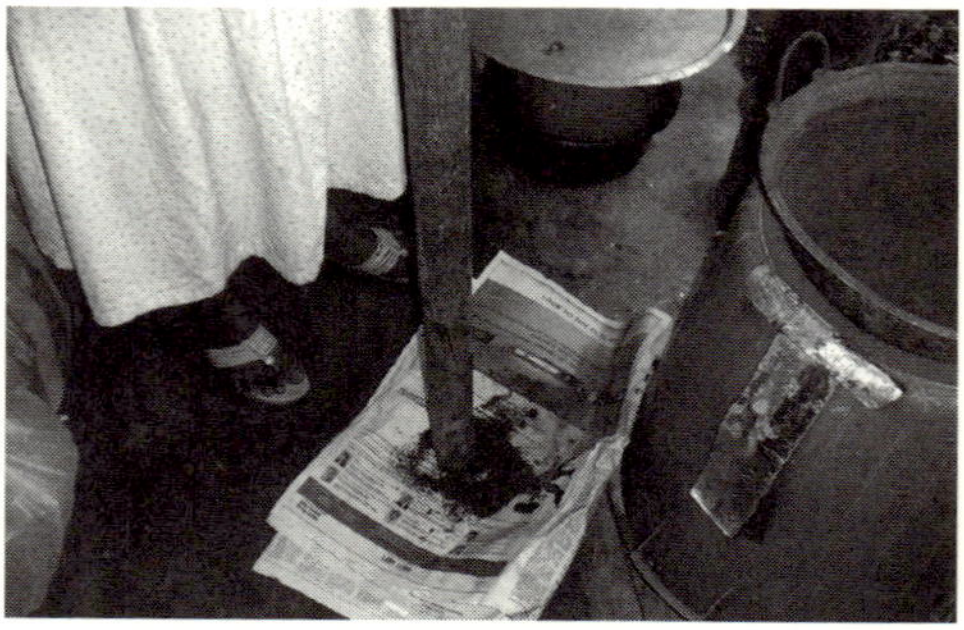

写真 4-6　出来上がった処方薬を粉末状にする（2009/11/4）

ことが困難であるため、原料は他人が栽培したものを購入していたが、薬を製造する過程では全過程を自分の手でおこなう。

【写真4―5】は、二四種類の乾燥させた薬草粉にハチミツを加え、手で混ぜながら、ペースト状の内服薬カルカを製造している過程を撮影したものである。【写真4―6】は、三一種類の薬草と鉱物を水分がなくなるまで煮詰め固めたもの（写真右にある鍋の内容物）を砕き粉末状にしている過程を撮影したものである。

クスマさんは、母方祖父から受け継いだ薬のレシピにもとづき薬を製造しているが、薬ごとにそれぞれ製造すべき日和と時間帯が決められていると話していた。たとえば、身体塗布用のオイルは丸一週間昼夜とおして火にかけて煎じる必要があるが、このオイルは新月の翌日から満月の前日にかけてしか製造できないという。[12] また、満月の日には、薬草を採取することや薬を作ることは一切行わない。これは、満月の日には薬草の力が急激に高まり非常に不安定な状態になることから、満月の日につくった薬は身体のバランスを崩しやすくしてしまうからだという。

また、満月の日にケガレとされる血液の流出をともなう事態を引きおこすことは極めて不吉であるとされており、薬をつくる最中に、万が一自分の身体を傷つけ血液を流したり、昆虫など他の生きものを傷つけ血液を流してしまったりするのを避けるためであるとも説明された。またクスマさんは、満月の日には人間の身体の組織もやわらかく不安定になるため、満月の日に負った傷は、非常に治りづらいと話していた。満月の日はあまり危険なことはせず、寺院に行くほかは自宅で過ごしたほうがよいと頻繁に口にしていた。また調査中、部分日食が起こったことがあったが、クスマさんは「今日は不吉だからあまり薬を作らずに家で静かに過ごすほうがよい」と話し、一日じゅう自宅で過ごしていた。

アジットさんやクスマさんによっておこなわれる「手」をつかった処方薬づくりに関する説明からは、「手」だけでなく、治療家以外の力が関与していることが分かる。アジットさんは薬を作る過程で呪文をとなえたりまじないをおこなったりすることで、超自然的な存在の力を利用していた。またクスマさんは、呪文やまじないなどはおこなわないが、月齢にもとづきタイミングを注意深く考慮に入れながら処方薬をつくっていた。パーランパリカ・ウェダカマの治療家たちから、薬作りに関して質問を繰り返す過程で、治療家たち自身の能力というよりは、薬草に宿る効力が月齢や方角などによって詳細に決められており、治療家たちはもっとも適したタイミングに合わせて薬を作っていることが明らかになってきた。次節では、パーランパリカ・ウェダカマの治療家たちによって用いられる薬草の効力の由来について紹介したい。

四　月の満ち欠けと薬草のグナヤの所在

先に挙げたダミンダさんは、治療に用いる薬をすべて自家製造している。彼が薬をつくるのは、吉日であるスバ・ムフルターヤ（*Subha Muhurthāya*）だけであり、それは、占星術であるケーンダラ（*kēndara*）とリタ（*ritha*）と呼ばれるシンハラ暦[13]によるカレンダーの両方を使って計算し、決めていると話していた。リタは、シンハラ暦に加え、それぞれの期日の吉兆のある時間帯や色、方角などが記されている。[14] このようなリタは、シンハラ人の家庭でよく見かけるものであるが、これとは別に、スリランカ伝統医療省アーユルヴェーダ局が発行しているアーユルヴェーダ・リタというリタがあり、ダミンダさんはアーユルヴェーダ・リタを使用していた。【写真4―7】は、ダミンダさんが使用していたアーユルヴェーダ・リタである。[15] シンハラ暦に加え、主要な薬草の薬効が高まる日時や方角が記されている。

ケーンダラは、天体の動きにもとづいた占いであり、薬草の薬効だけでなく、人間の運命や社会や経済、政治の動きなどを方向づけると信じられており、新しく事業を起こしたり契約を交わすときや新しく家を建てたり引越ししたりするときの日程、人生儀礼をおこなう日時、手術をおこなう日時などもケーンダラを参照して決められるため、新聞紙上で毎日掲載されている。杉本良男によると「スリランカにおける星辰信仰は、シンハラ仏教の信仰体系の一部をなしているが、そこでの天界の運行に関する知識は、シンハラ社会の時間論を支配するだけでなく、宇宙論・世界観全体にも影響しており、さらには人びとの運命を直接左右する力となっており、[16] 星辰信仰は、ケーンダラをつうじて人びとの生活のすみずみに浸透し、人生の節目節目でおおきな役割を果たしているという［杉本一九八九：一二八］。

ダミンダさんによると、スバ・ムフルターヤとは逆に、治療が困難になるタイミングもあるという。彼は、火曜日、土曜日、日曜日は、ヘビの毒が多くなるため、毒を抜く（*wisha aran yanawā*）のが非常に難しいと話していた。また、満月の日に噛まれた場合も、傷口が治りにくかったり、傷跡が残りやすかったりすると話していた。スバ・ムフルターヤの計算方法は、薬の製造法とともに彼が受け継いだパーランパリカ・ウェダカマの一部をなしており、アーユルヴェーダ暦とは異なる独自のものだという。

ダミンダさんによると、薬をつくる日時だけでなく、原料となる薬草が生える方角やそれを採取する日時によっても、薬効が異なるという。そのためダミンダさんは、薬草を栽培する方角や採取する日時にも注意を払っているという。ダミンダさんは、自家製造する処方薬の原料のうち、水銀などの鉱物以外はすべて自宅の庭で栽培しており、リーシャナ（*rishana*「北東」）に生える植物は薬効が高いため、すべてこの方角に植えていると説明してくれた。

ダミンダさんは、薬づくりや治療をおこなう際に、まじないのようなものであるさまざまなケマ（*kema*）をおこなう。なかでも、方角や日時が決められたケマとして、毒ヘビを寄せ付けないようにするケマを挙げることができる。彼は、ケマをおこなうのに適した日時であるアタワカ・ディナ（*athawaka dina*）を二八日の月齢サイクルにもとづき計算している。毒ヘビを寄せ付けないようにするケマは、アタワカ・ディナの日の午前〇時に全裸で外に出て、ワラー（*warā*）の木の根のうち西側に広がる根をとって家のなかに置いておくと、ヘビがその家に寄り付かなくなるというものである。このケマをする際、言葉を発してはならないし、誰かに見られてもならないと話していた。これは、ケマの最中に発話したり誰かに見られたりすると、ケマの効果が消滅するためであるという[17]。

ガンパハ県のシードゥワにある自宅でキャドゥム・ビンドゥム（*kadum bindum*「整骨治療」にほぼ相当）の診療をおこなうサチニさん（調査当時五三歳）も、患者がケガをする身体の部位とケガをした日時、処方薬の原料である薬草にグナヤが宿る場所と日時との組み合わせについて話してくれた。後述するようにサチニさんは、彼女の診療を邪魔したり患者の怪我を悪化させる超自然的存在であるマラヤー（*marayā*）を追い払うために、さまざまなケマや呪文を唱える。サチニさんによると、マラヤーがいる場所であるマル・シティナ・タナ（*maru sitina thana*）は、曜日と時間帯によって異なるという。日

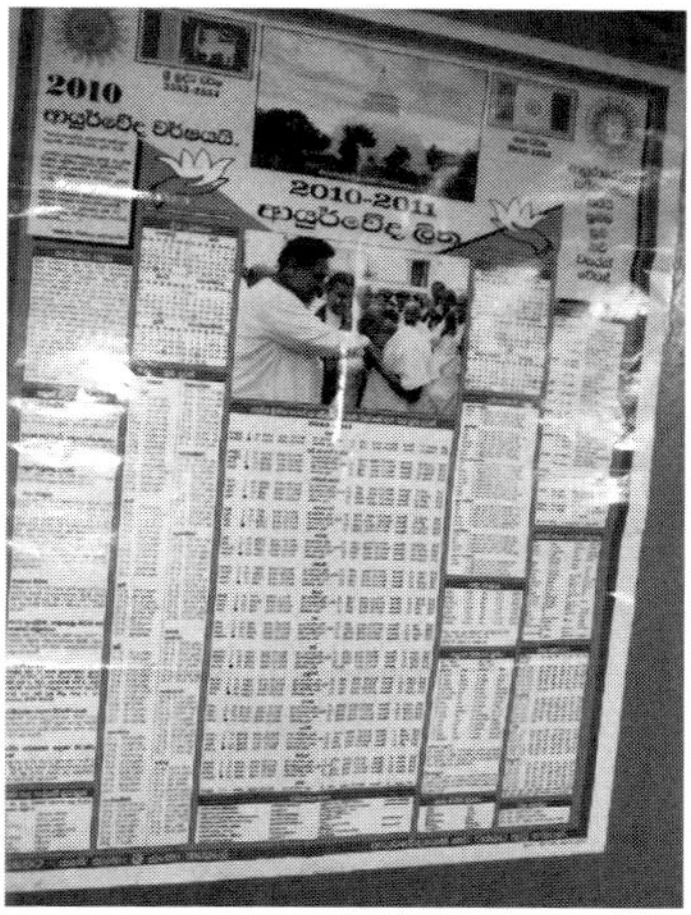

写真 4-7　ダミンダさん宅の診療室に貼られたアーユルヴェーダ・リタ（2010/11/19）

曜の早朝にはマラヤーは人間の目の周りにいるため、目の近くを怪我すると治りにくく、日曜以外の日では、マラヤーは日中の時間帯は腕におり、夜になると脚に移動するため、このタイミングでその部位を怪我すると治りにくいと話していた。また、薬草がもつグナヤも、同一の植物であっても日時によって根・枝・花などの部位を移動するため、グナヤがある場所であるグナ・シティナ・タナ（*guna sitina thana*）を考慮して薬草を採取しているのだと話していた。

このように、パーランパリカ・ウェダカマの治療家たちが処方する自家製薬は、アトゥ・グナヤをもつ治療家の「手」によって作られるというだけでなく、月齢や星の動きなど特定のタイミングでつくられる。さらに、その原料となる薬草についても、そのグナの所在が採取の月齢や星の動き、方角などによって変わってくるため、採取時期や使用する部位などについて細かい注意が払われていることが窺える。そして、サチニさんの説明からは、こうした天体や方角などの条件に加え、治療を邪魔する超自然的存在を追い払うことも重要視されていることが分かった。次節では、治療を邪魔するとしてパーランパリカ・ウェダカマから忌み嫌われている超自然的存在と、それらを追い払うために唱えられる呪文についてみていきたい。

五　マントラの朗誦とヤカー

シンハラ人の仏教徒は、仏教徒といえども、ブッダだけでなく、現世利益を祈願する対象としてさまざまな神々をまつり、さらに悪魔や亡霊など人々に病気や不幸をもたらす邪悪な霊的存在をも畏れると言われており、調査をおこなった。パーランパリカ・ウェダカマの治療家たちも、こうした存在について言及していた。ガナナート・オベーセーカラ（Obeyesekere Gananath）は、シンハラ人の民衆が信仰する仏教は、ブッダへの信仰だけでなく、ブッダへの信仰とスリランカの他の神々や悪霊への信仰とが融合した独自のものだとし、それをシンハラ仏教（Sinhalese

Buddhism）とよんだ。これは、教義や戒律を遵守し、修行をつうじて涅槃に到達することを目指すテーラワーダ仏教から区別される［Obeyesekere 1963］。シンハラ仏教はブッダを頂点にいただき、その下にパッティニ女神(18)やカタラガマ神など他の神々の領域(19)（*deva lōka*）、その下に人間の領域（*minis lōka*）、そして最下位に悪霊、亡霊などの領域（*yaksa lōka*）を置く階層的なパンテオンを構成しており、他の神々や人間、悪霊たちはみなブッダに従属しているとされる［Ames 1966; Obeyesekere 1966; Gombrich 1971a］。そのうえで、他の神々や人間、悪霊たちは、ピンカマをおこない、その見返りとしてブッダから他の神々や悪霊たちにワラン（*waram*「権能」の意）が転送（*transfer*）されることで、解脱に近づくことができると解釈される［Obeyesekere 1963 : 139-151, 1966］。

鈴木正崇は、シンハラ人のテーラワーダ仏教徒のあいだで、ブッダと他の神々、悪霊、死霊と人間との関係がどのようにとらえられているかということについて以下のように説明している。「村人によれば、神々は良き業にあずかり、悪霊は悪しき業にあずかるという。ブッダそれ自身は崇拝対象ではあるが、精神的よりどころであり、正当性の根拠、力の源泉である。人々は、現世利益にかかわる事柄は、ブッダにではなく仏教に帰依する神々にすがる。人々は、ブッダに参拝して布施を積み、神々にも礼拝するので、神々は功徳の転送を受け次第に慈悲深い存在に変貌し、再生を繰り返しながらブッダの境地に近づいていく」［鈴木　一九九六：一九一］。その上で鈴木は、「僧侶および知的エリートを主な担い手とする、テーラワーダ仏教と、民衆を主な担い手とするシンハラ仏教」とを区別し、スリランカにおいて両者は相互に作用しながら共存していることを強調する。「前者は、解脱を求めて修行する合理的な価値観をもっており、他の神々や悪魔への信仰を低く位置づけて大伝統を維持しようとしながらも、現世での生活では、民衆による神々への信仰と折り合いをつける。後者は情緒的・呪術的なものを主体とし、ブッダを他の神々を統括する「神の中の神」（*dēvatidēva*）としてとらえ、他の神々はブッダの権能《ワラン》を委譲された存在としてみなすことで仏教の教義に理解を示している」というわけである［鈴木　一九九六：一九一―一九二］。世俗的世界における仏教は、現世利益に直接かかわるような事柄が多くを占めている。たとえば、キャンディ県にあるマハーヌワラ（*Mahā Nuwara*）寺院では、シンハラ暦のエサラ月に、寺院の仏舎利に収められたブッダの歯（*dath*）が運び出され、電飾やきらびやかな衣装をまとった一〇〇頭以上のゾウがパレードをおこなうペラヘラという祭りがある。この大規模なペラヘラは、豊穣や降雨といった現世利益を祈願する目的でおこなわれるが、今日、スリランカの国家を揚げての一大イベントとして政治的側面と宗教的側面が同居するものとなっている［杉本　一九八五、鈴木　一九九六：三五五―四三〇］。また、渋谷利雄が述べるように、寺院の境内にある菩提樹の木に、参拝にやってきた信者たちが水をかけて回るボーディ・プージャ（*bōdhi pūja*）も、病気の治癒など現世利益を目的としたものである［渋谷　二〇〇三］。

在家者だけでなく、出家した僧侶たちのあいだにも、ブッダ以外の存在にかかわる活動がみとめられる。出家者は修行に専ずることが義務とされており、在家者との交流は、托鉢をつうじて食事等の世話を受ける代わりに在家者にブッダの教えを説くことのみ許されるとされる。ところが実際には、ウェダ・ハームドゥルヲ（*weda hāmuduruwō*）と呼ばれる、他の僧伽や在家者たちに診療をおこなう僧侶もおり、パーランパリカ・ウェダカマの治療家と同様に診療をおこなっている。ウェダ・ハームドゥルヲがおこなう診療は、パーランパリカ・ウェダカマの治療家の多くがおこなう身体的な不調を中心としたものに加え、精神的な癒しを目的としたものが中心となる。僧侶は、ジェンダーを問わず在家者との身体的接触を避けねばならないとされるが、ウェダ・ハームドゥルヲは診療に際して患者の身体に触れることも少なくない。患者に手をかざすだけで病気が癒えたり水に薬効が宿ったりするというウェダ・ハームドゥルヲや、悪魔祓いをおこなうウェダ・ハームドゥルヲなど、呪術的な力を用いて治療をおこなうウェダ・ハームドゥルヲは、とりわけスリランカの南部州を中心に活動している。[20]

さらに、僧侶の活動においては、パーリ語の仏教経典を唱えることで、禍や悪霊など邪悪な存在から人間を守ったり、病気を治療したり、現世での幸せや、健康、安全をもたらす目的でおこなわれるピリット（*pirith*）儀礼も重要な位置を占めている。鈴木によれば、ピリットは、パーリ語のパリッタ（*paritta*）に由来し、「保護、安全、守護、魔よけ、護呪、短少」などの意味があり、経典の呪術的活用によって病いを退け、危険を回避するために唱えられ、悪霊から防御して災厄を未然に防ぎ、安全、健康、繁栄などが約束されると考えられている」という［鈴木　一九八二a、一九九六：一一八］。ピリット儀礼は、僧侶が在家者宅を訪問し、ピリットを朗誦するというものである。一時間程度のピリットの朗誦を一区切りとして三回、あるいは五回、七回に分けておこなうワル・ピリット（*waru pirith*）から、夜通しピリットの朗誦を続けるティス・パイ・ピリット（*tis paye pirith*）などさまざまな規模がある。[21] 僧侶が在家者宅を訪問するピリット儀礼は、人生の節目などに邪悪な存在から人間を護るためにおこなわれるものであり、その目的は現世利益的な要素が多分に含まれているといえる。そして、高橋が述べるように、ピリット本文そのものには必ずしも呪術的な内容が含まれていないにもかかわらず、ピリットを唱えることに呪術的な力があらわれるとされ、ピリットが一種の護符として働いている［高橋　二〇〇六a：二四四］と考えられる。高橋が調査をおこなったピリット儀礼においては、一区切りのピリット朗誦の最後に、「星とヤカ（悪魔）と生類など、悪影響の及ぶことがあり、パリッタの威力によってそれらの禍を取り除け」という一節が僧侶によって唱えられたと報告している［高橋　二〇〇六a：二二二］。

ピリットは、シンハラ語の対訳もつけられた『ピリット書』として民間に流布しており、僧侶が唱えるだけでなく、僧侶が不在であっても在家の人々によって健康祈願、安産祈願、病気治療、家の新築や移転、店の開業、遠方の旅へ出るときの安全祈願などの目的でおこなわれるほか、結婚や臨終時、葬式、死者供養の機会にもおこなわれる［鈴木　一九八二b、一九九六：一一八―一四〇、杉本　一九九〇］。そして、大掛かりな儀礼という体裁をとらずともピリットは、パーランパリカ・ウェダカマの治療家が患者に薬を塗布したり、薬を作ったりするときに唱えたり、入院患者がいる病棟において大音量でかけ流されたりする。これは、病気の治癒を邪魔する悪霊たちの活動を妨げたり、掻き消したりする目的でおこなわれる[22]。

仏教の領域と神々の領域とが、ひとびとのあいだで同時に共存していることは、マータラ県（Māthara district）南部の海村タルナウェラ（仮名）において漁業を生業とするシンハラ仏教徒に対し調査をおこなった高桑史子による報告においてもみられる。高桑によれば、タルナウェラの漁民たちは、殺生とかかわる豊漁をブッダに願うことはないという。漁民たちがブッダに向き合うときは、一仏教徒として向き合うのであり、漁民として豊漁や航海安全を願うのは、カタラガマ神を中心とする神々である［高桑　二〇〇四：二四三］。

タルナウェラにおいては、個人的な不幸や不漁の原因は、嫉みに起因する邪術によるものとされ、人間から邪術を依頼され、じっさいに邪術を遂行する主体である悪霊を祓うことで対処される。タルナウェラの周辺では、漁船が焼かれたり、網が盗まれたりすることがよくあるというが、これに対し漁民たちは、被害に遭った漁船や漁具の持ち主の豊漁を何者かが嫉み、邪術をかけたせいだと説明するのだという。これらに加え、特定の個人のみが不漁の場合には、邪術を遂行する悪霊のせいとされ、邪術祓いのためにヤカドゥラ（*yakadura*「呪術師」の意）に依頼して邪術祓いをしてもらうことで対処する。また、村全体が不漁の場合には、共同体単位に禍をもたらすガラーヤカという悪霊のせいとされ、ガラートヴィル（ガラーヤカを登場させておこなう悪魔祓いの儀礼）をおこなうという。

一方で、タルナウェラの漁民たちは、人生の重要な節目においてブッダとも深くかかわっている。タルナウェラの漁民たちは、檀家となって寺院に積極的に関与したりすることはないが、満月の日には漁を休んで寺院を参拝するだけでなく、葬式や死者の追善供養、初潮儀礼など重要な儀礼のおりには、僧侶を招いてピリット儀礼をしてもらい、布施として食事や布、文房具等を贈るという。タルナウェラの全世帯にはブッダと他の神々（カタラガマ、ヴィシュヌ、パッティニが多い）が同時に祀られ、朝晩に主婦や年配者が参拝するという。漁民たちの生活にはさまざまなカミ観念が交錯しており、漁民たちはブッダとさまざまな神々や悪霊との関係性をたくみに操りながら生活しているのである［高桑　二〇〇八：四二八―四三七］。

高桑の報告からも分かるとおり、シンハラ仏教において、ブッダは人生の節目において祀られる包括的な善を集約する存在であり、その下におかれる神々は、現世利益を祈願するために祀られる。また、ブッダや他の神々に従属的に配置される他の悪霊や鬼は、嫉みをもつ人間に依頼され実際に邪術をかける主体であり、不幸や禍をもたらしたりする。このように、在家のシンハラ仏教徒たちの生活は民間信仰と仏教の教義が同居したものであるといえる。このことについて高橋壮は、両者を同一化しようとするオベーセーカラの議論［Obeyesekere 1966］をしりぞけ、両者は人びとのなかで相互浸透しており、状況や目的に応じて細やかに対応している点を強調している［高橋二〇〇六b：一九三］。つまり、仏教と民間信仰は分断されているわけでもなければ、同一化されているわけでもなく、相互に浸透しながら人々の生活を方向づけているというわけである。

筆者が調査をおこなったシンハラ仏教徒のパーランパリカ・ウェダカマの治療家たちは、世俗の他のシンハラ仏教徒と同様に、ブッダだけでなくさまざまな神々や霊的存在を同時に信仰している。彼・彼女らが診療をおこなう空間[23]には、患者にみえるかたちでブッダ像とともにヴィシュヌ神やパッティニ女神、カタラガマ神の像が安置され、ブッダと同様に香や供物が供えられ参拝されていた。これらの像の前や傍には、薬草やそれから作られた薬が保管されたりすることもあった。さらに、高桑の報告に見られるような病気や不幸をもたらす邪悪な存在は、ときにパーランパリカ・ウェダカマの治療を邪魔したりもする。このため、これら邪悪な存在を追い払うために、パーランパリカ・ウェダカマの治療家は、患者の身体に薬品を塗布したり、処方薬をつくる際、呪文《マントラ》（*manthra*）やピリットを朗誦したりする。入院患者が寄宿する病棟では、大音量でピリットが流されたりしていた[24]。

先のサチニさんが言及するマラヤーは、パーランパリカ・ウェダカマの診療においてだけでなく、スリランカのシンハラ人のあいだで恐れられている超自然的な存在であり、前章のシンハラ仏教世界におけるシンハラ仏教パンテオンを説明した際に言及した複数の悪霊たちのうちのひとつに位置づけられる。こうした存在は、ヤカー[25]（*yakā*）として総称される。ヤカーの代表的なものとして、死者が成仏しないままでいる状態の亡霊であるプレータ[26]（*purēta*）や地租神フーニヤン[27]（*Sūniyan/Hūniyan*）を挙げることができる。

ヤカーには、その活動が活発になる時間帯や場所があるとされる。足羽與志子［一九八五］の報告によると、正午、夕暮れどき、午前零時、夜明けなど、「時の裂け目」の時間帯にはヤカーが活発に活動するとされており、三叉路、橋の上、川の両岸や川のほとり、井戸の周辺、墓地や火葬場など、いずれも境目となる地点にヤカーが現れやすいという［足羽　一九八五：一八一―一八二］。筆者がガンパハ県で調査した範囲では、これら大禍時（逢魔時）ともいうべき時間帯ゴンマラ（*gommala*）は、一八時から午前〇時がもっとも危険視されており、午前〇時にはヤカーが木に登りヤカーの力が最高潮に達することから、悪魔祓いは午前〇時から始めるのだと説明された。また、上記の場所に加え、薄暗い便所やトンネルもヤカーが出やすい場所だという。とくに、こうした時間帯にこれらの場所に一人でいることはもっとも危険でヤカーにとり憑かれやすいと説明された[28]。ヤカーは、人間に憑依して病気にさせるだけでなく、邪視によっても禍をもたらすとされる。ヤカーによる邪視は、ヤクシャ・ディスティ（*yaksha disti*）と呼ばれ、ヤクシャ・ディスティを避けるため身につけたり家屋や乗り物に装着するさまざまな護符がみられる。

サチニさんは、処方薬をつくったり、患者に薬を塗布したりする際、特別な詩歌やピリットを朗誦すると話していた。彼女は、父親からパーランパリカ・ウェダカマを受け継ぐ際、患者の治療法や処方薬の材料や作り方といっしょに、詩歌をも受け継いだ。この詩歌は、治療法や処方薬のつくり方の一部をなしており、彼女のウェダカマの効力を保障する重要なものであると話していた。彼女が受け継いだ詩歌には、薬効を上げるセット・カヴィ（*seth kawi*）と、薬効を下げたり患者の怪我を悪化させたりするワス・カヴィ（*was kawi*）がある。また、ヤカーを追い払ったり、処方薬の効力を高めたりするためにブドゥ・ピリット（*budu pirith*「ブッダのピリット」）を唱える。彼女は、こうした詩歌やピリットの効力を最大限に引き出すため、卵や小魚を含めたあらゆる動物性食品を摂取しないと話していた。[29]

ガンパハ県のドゥラピティヤ（*Durapitiya*）にある自宅兼診療所でキャドゥム・ビンドゥムのパーランパリカ・ウェダカマの診療をおこなう男性の治療家インディカさん（調査当時四七歳）の診療所には、診察をおこなう診察室に隣接して、四部屋から構成される入院用の平屋の病棟が設置されている。各部屋あわせて三〇床のベッドが並べられており、二〇一一年八月三日の調査当時、この病棟には、男女ふくめ二五人の患者が寝起きしていた。調査時は一四時を回った時間帯[30]であったが、患者が寝起きする病棟には、各部屋に電飾で華やかに飾り立てられた大きなブッダ像が置かれて、さらにスピーカーからは大音量でピリットが流されていた。

このピリットは、筆者がインディカさんと対面した状態で会話することが妨げられるほどの大音量で流されており、このような大音量では患者たちの具合が悪くなるのではないかとインディカさんに質問した。この質問に対し、「こうやってピリットの音を病室に充満させておくことで、ヤカーが寄り付けなくなるのです。ですから、うるさくてもピリットを流しておいたほうがよいのです。それから、痛みに耐え切れない患者が泣き叫んだり悲鳴をあげたりする声を掻き消すためでもあります。ピリットは、音楽とは違ってあなた（筆者）や私など人間が聞くためのものではなく、ヤカーに向けられたものなのです」という説明がかえってきた。つまり、ピリットは、治療の妨げとなる邪悪な存在を追い払う目的で流されていたのである。

スピーカーから流されるピリットだけでなく、治療に際しては治療家みずから呪文を唱えることもある。ガンパハ県のゴラカデニヤでダヴン・ピリバンダ（*dawum pilibanda*「火傷治療」）の診療をおこなう男性のパーランパリカ・ウェダカマのゴヴィンダさん（調査当時三〇歳）は、患者に自家製の塗布オイルや軟膏を塗ったりする際に、パーランパリカ・ウェダカマとして受け継いだ特別なマントラ（*manthra*「呪文」）を唱える。ゴヴィンダさんが受け継いだマントラには、意味を成さない言葉の羅列ウェダ・ギャタ（*veda gatha*）から構成されたものと、本来の意味とは異なる言

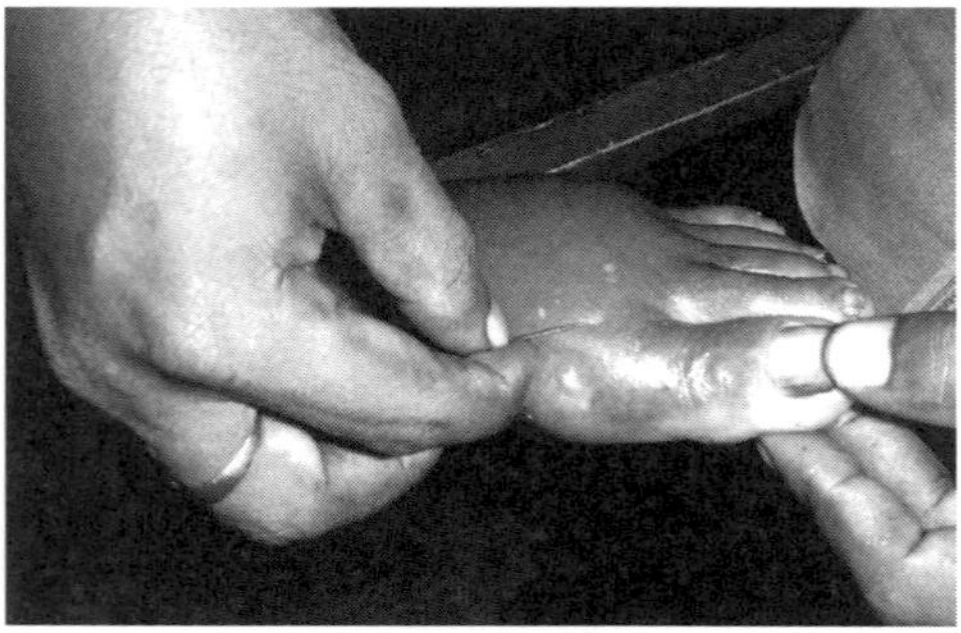

写真 4-8　ライムの木の棘で水疱に穴をあけ内用物を取り除く（2010/12/12）

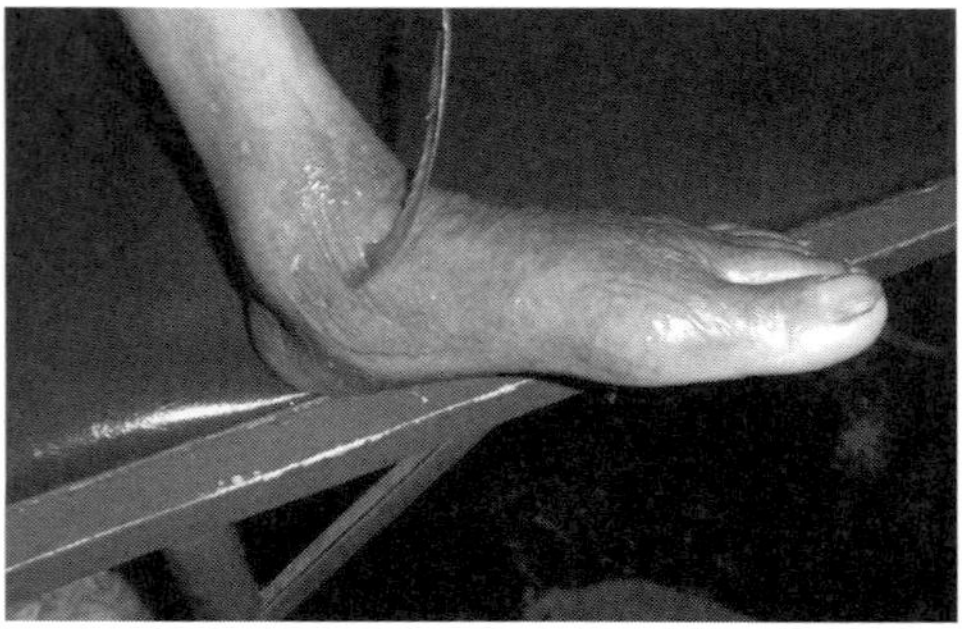

写真 4-9　雌鶏の羽を用いて薬草オイルを患部に塗る（2010/12/12）

葉を並べた詩歌であるラハス・カヴィ[31]（*rahas kawi*）とがある。

【写真4―8】および【写真4―9】はともに七〇歳代と思われる老齢の男性患者の左足を撮影したものである。この患者は、熱湯を左足に浴びてしまい大きな水疱となってしまった状態でゴヴィンダさんのもとを訪れた。【写真4―8】は、ゴヴィンダさんが、自宅で栽培するライムの木の棘で水疱に穴をあけ、内容物を外に出している過程を撮影したものである。【写真4―9】は、水疱の内容物を出し切った上で、ゴヴィンダさんが、自宅で飼育している雌鳥の羽をつかって自家製造した薬草オイルを患部に塗っている過程を撮影したものである。

ここまでの過程では、ゴヴィンダさんは一度も口を開くことはなく、いっさいの発言をおこなわなかった。患者も同様に、薬がしみて痛いことを表情や手振りをつかって動作によって強く訴えながらも、その苦痛を「痛い！」というように言葉にして訴えることはなかった。ところが、オイルの塗布が終わり、治療の仕上げの段階にはいると、ゴヴィンダさんはそれまでの沈黙を破るようにマントラを唱え始めた。【写真4―10】は、ココナッツの殻の中に香料をしみこませたココナッツの繊維を入れて火をつけ、その煙を患者の患部にむけて当てている過程を撮影したものである。[32]

ゴヴィンダさんがこの治療をおこなう過程で唱えたマントラは、そばにいた患者自身すら聞こえないほどの小さな声で、約二分間弱のあいだ唱えられた。そして、マントラの朗誦によって、この患者の診療はすべて終了した。ゴヴィンダさんによると、マントラは患者のケガの状態や治療法に合わせて無数にあり、マントラはケガを悪化させたり治療の邪魔をするヤカーを追い払うために唱えるのだと話していた。マントラを唱えることは、ジーワム・カラナワー[33]（*jeewam karanawa*）といい、七回、二一回、一〇八回、一〇〇八回、一〇〇〇八回というように、唱える回数も決められているとのことだった。

ゴヴィンダさんは、火傷治療のパーランパリカ・ウェダカマのほかにも、近隣住民に頼まれると悪魔祓いをおこなう。実際にゴヴィンダさんが深夜に悪魔祓いをおこなっている映像を見せてもらったが、ゴヴィンダさんに悪魔が憑依し、ゴヴィンダさんは理解不能な言葉をひたすら叫びながら頭や全身を大きく揺さぶりながら踊り続け、最終的に倒れてしまった。ゴヴィンダさんは、普段は菜食を徹底しているということであったが、この映像では、死んだ雄鶏の頸部を口にくわえ踊り狂っていた。

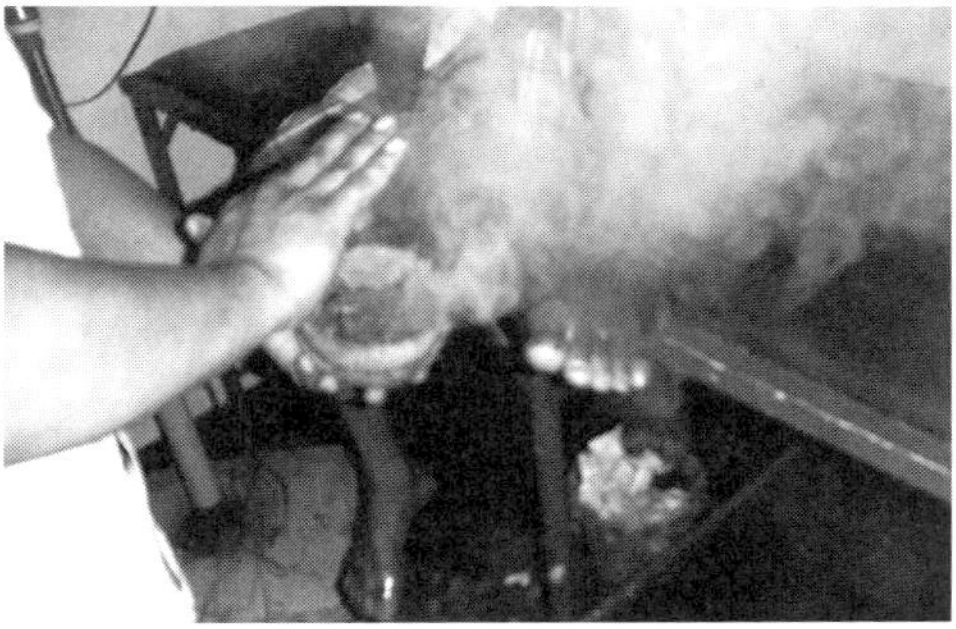
写真 4-10　ココナッツの繊維を燃やした煙を患部に当てる（2010/12/12）

ゴヴィンダさんの診療所兼自宅の庭には、フーニヤンを祀った祠【写真4―11】とフーニヤンの乗り物である白い馬の像【写真4―12】が置かれてあり、彼は火傷治療の診療をおこなうときだけでなく、悪魔祓いの儀礼ではフーニヤンの力を借りるのだと話していた。[34]

フーニヤンはもともとは土地の守護神であるが、邪術をかけるときに頼りにされることもあり、「邪術をかける」ことをフーニヤン・カラナワー（*hūniyam karanawā*）という。鈴木によると、フーニヤンは土地や大地と強く結びついて

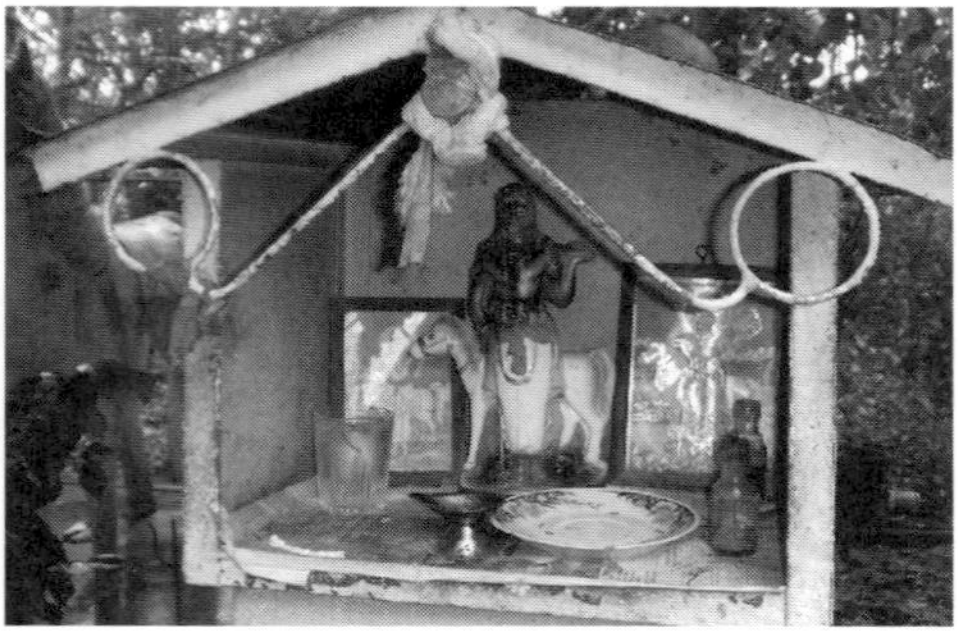

写真 4-11　フーニヤンを祀った祠（2010/12/13）

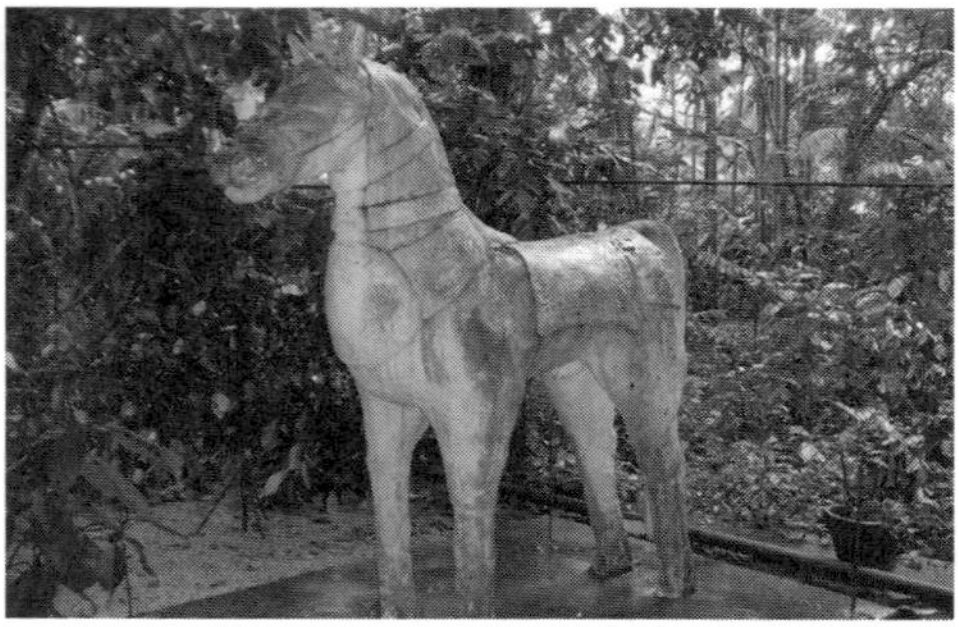

写真 4-12　フーニヤンの乗り物とされる白い馬の像（2010/12/13）

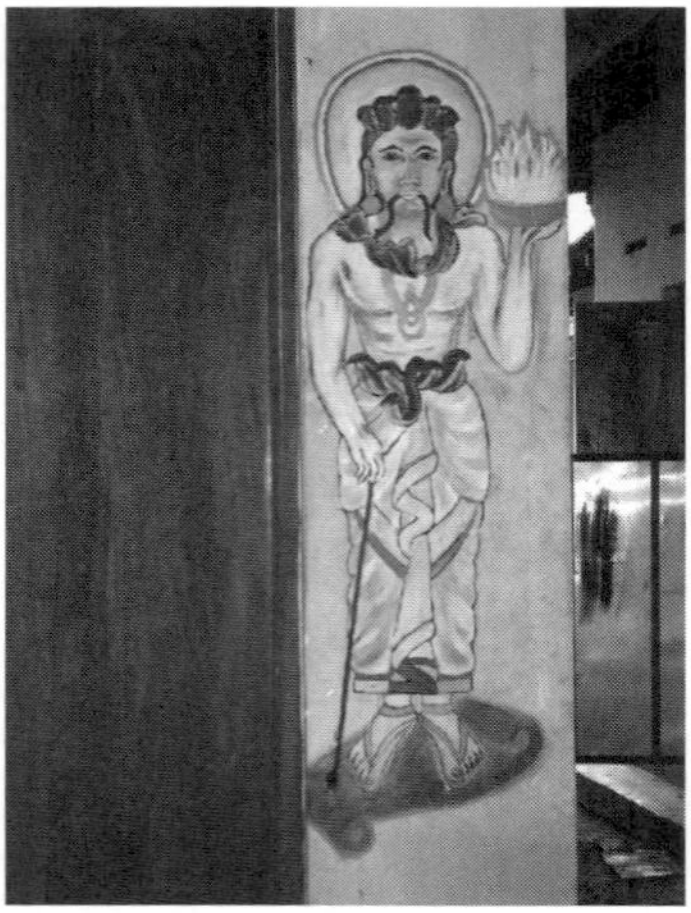

写真 4-13　壁に描かれたフーニヤン（2010/12/13）

いるがゆえに強力な呪力を発揮するとみなされている流動的な霊的存在であるという。鈴木が調査をおこなった村ではフーニヤンは夜中に白い馬に乗って村の中を巡回すると信じられていたとされる。鈴木は、フーニヤンの起源神話について以下のように報告している。「昔ある王が戦いに出かけて留守のあいだに地獄の主マラヤーが王妃に横恋慕をする。それを王妃が拒否したので、王妃はヘビを使ってのろいをかけられ、体がただれてしまう。王は帰ってきてブラーマンに相談するが原因が分からず、神々に救いを求めて、ある賢者の手によって原因をあかされ治療される」。そしてこの治療にかかわったのがフーニヤンであり、ことがきっかけで「ヘビとのろいに結びついた治療はフーニヤンに託される」と説明している［鈴木　一九九六：五九〇］。

鈴木のこの報告は、ゴヴィンダさんの事例について考える上でもきわめて示唆的である。ゴヴィンダさんは、普段は火傷治療を専門とするパーランパリカ・ウェダカマをおこなっており、火傷という治療対象は、鈴木の説明にある王妃の「体がただれる」ことと親和性があると考えられるからである。【写真4―13】は、ゴヴィンダさんの自宅内の居間につうじる廊下の壁に描かれていたフーニヤンの絵である。フーニヤンは首や腰にはヘビの装飾具を身につけ、左手に火の輪をもっている。ゴヴィンダさんは、のろいと関係する悪魔祓いの儀礼だけでなく火傷治療の診療の際にも、フーニヤンの力を借りると話していたが、フーニヤンが王妃の「ただれ」を癒したことや火の輪をもっていることから、フーニヤンは、ゴヴィンダさんが悪魔祓いをおこなう際だけでなく、火傷の治療をおこなう際にも重要な存在とされていると考えられる。

このことを考慮に入れると、ゴヴィンダさんの治療において唱えられていたマントラは、煙を当てた治療のときのようにヤカーを追い払う目的とともに、治療に効果を与えてくれるフーニヤンのような超自然的存在を寄せ付け、その力を借りるためにも唱えられていると考えられる。つまりマントラは、ヤカーを追い払うという目的だけでなく、治療効果をあげる目的でも唱えられていた可能性があるのである。

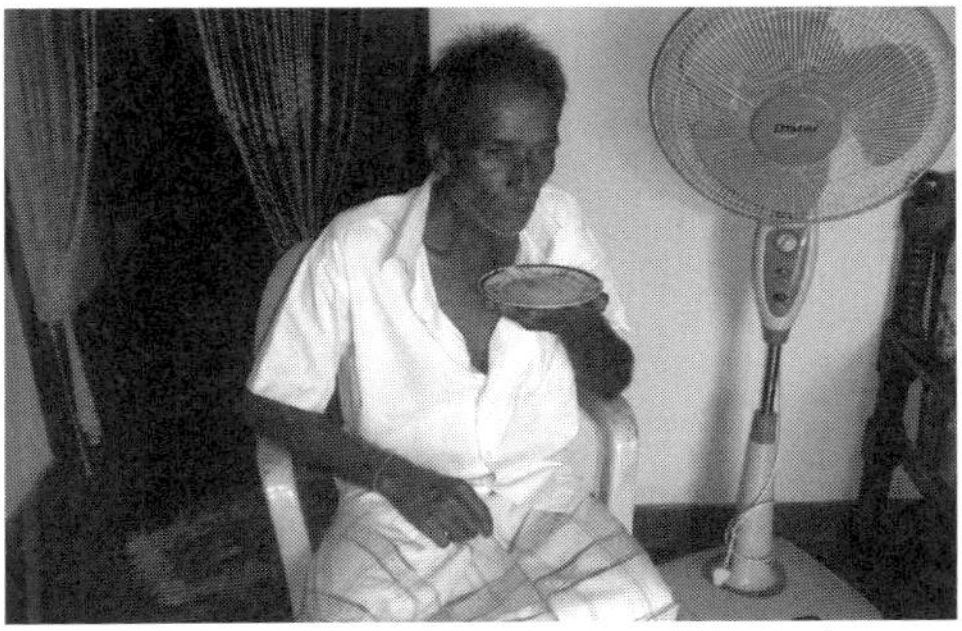

写真 4-14　患者に塗布するオイルに向かってマントラを唱えるカマルさん（2011/8/24）

マントラがヤカーを追い払うだけでなく、霊的存在の力を寄せ集めることは、ラトゥナプラ県のピンナワッラの集落にある自宅兼診療所でキャドゥム・ビンドゥムとゲディ・ウェダカマ（*gedive dakama*「イボとり」）のパーランパリカ・ウェダカマの診療をおこなう男性のカマルさん（調査当時七〇歳）による治療においてみとめられた。カマルさんは、患者の背中にできた吹き出物を取り除く治療をおこなう際、自身でつくった薬草オイルを皿にとり、さらに木の実を加えたものにむかってマントラを唱えてから患者に塗布していた。【写真4―14】は、カマルさんが患者に塗布するオイルに向かってマントラを唱えて

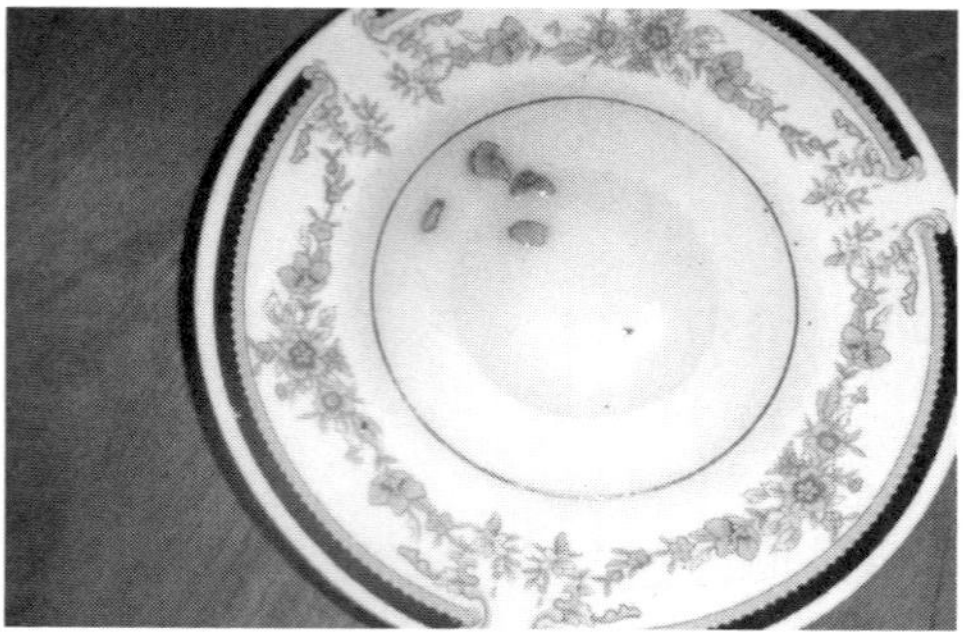

写真 4-15　マントラを唱えるカマルさんが手にもつオイル（2011/8/24）

いる過程を撮影したものであり、【写真４―15】は、【写真４―14】で用いられた治療薬がのせられた皿である。マントラは、閑静なカマルさんの自宅の居間において、カマルさんから二メートル弱ほどしか離れていない筆者にも聞こえないくらい小さな声で約四分間弱のあいだ継続して唱えられた。

【写真４―14】から分かるように、マントラは治療薬がのせられた皿に向けて息が吹きかかるようにして唱えられている。また、マントラを唱えているカマルさんの視線は、明らかに治療薬をのせた薬には向けられておらず、どこか視点が定まっていないようであった。皿に直接息が吹きかかるように唱えられていたことから、カマルさんがここで唱えていたマントラは、治療薬の効力を高める目的で唱えられていたと考えられるが、マントラを唱えるカマルさんの視線が定まっていないことから、彼が高めようとしている治療薬の効力は、治療薬そのものに由来するのではないと考えられる。つまり、カマルさんが唱えるマントラは、彼が手にもつ治療薬に対してではなくて超自然的な存在へ向けて唱えられ、マントラの朗誦をつうじて彼は、超自然的な存在の力を集め、治療薬に封じ込めるという媒介者としての役割を果たしていると考えられるのである。

以上にみてきたように、パーランパリカ・ウェダカマの治療家たちが治療をおこなったり処方薬をつくったりする過程では、治療を邪魔するヤカーを追い払ったり、治療の効果を高めてくれるさまざまな超自然的存在の力を借りる目的でマントラやピリットが朗誦されることが分かった。ピリットは、呪術的な側面が強いといえどもあくまで仏教に由来するとされており、シンハラ仏教徒以外のパーランパリカ・ウェダカマの治療家はピリットを唱えないと話していた。筆者が調査をおこなった四三名のパーランパリカ・ウェダカマのうち、唯一のカトリック教徒であったサジーワさん[35]は、マントラに加えて、ローマン・カトリック教のミサで朗誦される祈禱文や聖歌から借用した一節を、マッサージを中心とした治療をおこなう前に唱えることで、超自然的な存在の力をかりて治療の成功とその効力を高めると説明していた。治療に際して朗誦されるのがマントラであれピリットであれ、祈禱文であれ、パーランパリカ・ウェダカマの診療においてこのような呪文のようなものが朗誦されるということは、ヤカーをはじめとする超自然的存在がきわめて重要な位置を占めていることを示している。次節では、前節でみた月齢や星の運行、方角によるグナと、本節でみてきたヤカーを追い払うという、いずれも目に見えない存在がもつ力を集め、操作しながら診療をおこなうパーランパリカ・ウェダカマの治療家たちのアトゥ・グナヤについて考えていきたい。

六　考察――媒介者としての治療家

本章冒頭で、アトゥ・グナヤは、ベヘット・ゲダラに生まれたという特別な出自をもつ治療家が生得的にもっている特別な治療能力であると述べた。生得的であるという特性ゆえ、治療家がもつアトゥ・グナヤは、治療家その人から独立して他人に譲渡できるような技術や能力でもないといえる。また、前節までで紹介した事例からは、アトゥ・グナヤは、月齢や星の運行、方角などの事象の組み合わせによって常に流動し続ける薬草のグナヤを集め、適切なタイミングと手順をもって処方薬をつくる過程において発揮される能力であることが読みとれる。つまり、パーランパリカ・ウェダカマの治療家たちのアトゥ・グナヤは、治療家個人だけが所有する知識や能力や技術であるというよりは、こうした自然界の諸現象が織りなす絶妙な時空間のもとにグナヤを集め、媒介する力としてあるのだと考えられる。本章の冒頭で紹介したサチニさんは、以下のように話していた。

「怪我で苦しんでいる人がいたら、ポーヤ（満月の日。通常、サチニさんは休診している）でも夜中だって診療をします。このことは、私ができる一番のピンカマだと思っています。（診療は）私だけでおこなっているわけではありません。私にウェダカマを教えてくれた父や、その父を教えた祖父やそのまた祖父たち、薬草や、薬草に効果を授けてくれるいろいろな力、そして何よりブッダのご加護によって成り立っているのです。だから、患者さんにお金を要求して私個人だけが利益を得るというのは、間違っています。私がウェダカマをやっているのは、このベヘット・ゲダラに生まれてアトゥ・グナヤをもっているからやっているというだけで、別の生まれ方をしていたら、もっと違うかたちでピンカマをしていたと思います。もし私が診療をつうじてビジネス（お金儲け）をしようとしたら、とたんに治療の効果は消えてなくなってしまうでしょう」【二〇一〇年二月一〇日】

この語りにおいてサチニさんは、自分がおこなう診療を、さまざまな力が作用した結果のあらわれであるかのように説明している。患者に診察料を要求して自分だけが利益を得ることを彼女が拒むのは、さまざまな力をたまたま自分が集めてウェダカマをしているというだけのことだから、診療をつうじて自分ひとりが利益を得るのはおかしい、という論理である。つまり、彼女が想定するアトゥ・グナヤとは、サチニさん個人のなかで完結してしまうようなものではなく、さまざまな存在とのあいだにサチニさんがつながりをもち、それらが生み出すグナヤを媒介するという意味でのグナヤだったのである。

本章ではまた、マントラやピリットの朗誦は、治療を受ける患者やその他の人間に向けられたものではなく、ヤカーをはじめとする超自然的存在に対しおこなわれていることも示した。パーランパリカ・ウェダカマの治療家たちは、治療を邪魔するヤカーたちを追い払ったり、ときにはフーニヤンなどのように治療を助けてくれる存在の力を借りたりすることで診療をおこなうと話していた。つまり、パーランパリカ・ウェダカマの治療家たちは、月齢や星の運行によって薬草にもたらされるグナヤを集めるだけでなく、こうした超自然的存在のグナヤをたくみに操作しながら診療をおこなうと主張していたのである。したがって、出自や生得的な特性がきわめて重要な意味をもちながらも、パーランパリカ・ウェダカマの治療家が診療において発揮するアトゥ・グナヤはあくまで、治療家個人の私利に応じて自由に使える魔法のようなものではなく、適切なタイミングでさまざまなグナヤを集め、媒介するというグナヤだったのである。

注

（1）この患者は、六〇歳代半ばの女性でクスマさんの自宅兼診療所から約五〇〇メートル離れた自宅に住んでいる。クスマさんの診療を不定期に約二〇年間以上受けていると話していた。彼女の同居家族も、不調を感じるときに頻繁にクスマさんの診療を受けている。

（2）この患者は、ガンパハ県でキャドゥム・ビンドゥム（整骨にほぼ相当）の診療をおこなうシャーンさんのもとに通う四〇歳代半ばの男性で、エンジニアの仕事をしていると話していた。彼は、二〇歳代半ばから慢性的な腰痛に悩まされており、西洋医療の国立病院に通院したが痛みが治まらなかったことから、約三年前に親族から紹介されて、この治療家の診療を受けるようになったという。調査当時、一か月～二か月に一回の頻度で受診しているとのことだった。

（3）この患者は、ガンパハ県でキャドゥム・ビンドゥム（整骨にほぼ相当）の診療をおこなう男性治療家のもとに通う四〇歳代半ばの男性である。

（4）アトゥ・グナヤは英語では hand power と訳される。グナヤは単数形であり、複数形ではグナとなるが、本論では、混乱を避ける目的からグナヤに統一することにする。

（5）アトゥ・グナヤは、西洋医療やアーユルヴェーダの治療家に対しても用いられる。その場合に言及されるのは、大学教育などで一様に教えられる知識や技術のことではなく、それらに付加的に発揮されるその治療家個人がもつ才能のようなもののことである。

（6）後述するように、アーユルヴェーダ学校やアーユルヴェーダ学部を卒業したパーランパリカ・ウェダカマの治療家のなかには、医療器具を使用してアーユルヴェーダの診療をおこないながら、同時にパーランパリカ・ウェダカマの診療をおこなう治療家も少なくない。ここで「補助的に」と言ったのは、あくまでパーランパリカ・ウェダカマの診療をおこなう際の診察方法としてこれらの医療機器は周辺的な位置づけが与えられているという意味である。

(7) 触診や脈診などを用いているからといって、異なるベヘット・ゲダラ出身のすべての治療家が同一の基準で診察をおこなっているかどうかを検証することは不可能である。なぜなら、触診による診断は、治療家自身によって把握されるだけで、レントゲン撮影のように表象したり第三者が検証したりすることが不可能なものだからである。また、じっさいに治療家たちも、診断基準は「誰かに説明しようのないもの」という説明をおこなっていた。

(8) レントゲン写真を持参し、パーランパリカ・ウェダカマの治療家に対し執拗に説明を求める患者については第七章以降でくわしく扱うことにする。

(9) 筆者が調査した際には、一二名の治療家とその家族が生活していた。また、家屋のみこの村に残して都市部へ移住し、特定の日のみ、この村にやってきて診療をおこなう治療家も三名いた。ウェダ・ガマは、天然ゴムのプランテーションの中心地域に位置し、到達するまでに非常に不便な場所にある。ウェダカマの入り口にあるバスの停留所には、日中は一時間に二本のみバスが停まる。ガンパハの中心地からバスを乗り継ぐと、二時間以上はかかるため、身体が不自由で自家用車をもたないあるいは運転できない患者が通うのは非常に困難である。

(10) この患者のしびれの原因について、スサンタさんが患者に説明することはなかった。この原因については、患者が去ったあとに筆者に対してのみ説明し、患者が聞くことがないよう配慮していたようであった。一方で、この患者は、いかに自分のしびれが重度で耐え難いものかを苦痛そうな態度と発言で熱心に訴えていた。患者が治療家に対して発言をつうじて苦痛を訴えることについては、第九章で詳しく吟味することにしたい。

(11) スサンタさんの前にある机に置かれた大量の葉は、患者が貨幣を乗せて置いていった大量のキンマの葉である。治療家の後ろにある置物や診察室にある家具や調度品は患者が治癒の謝礼としてスサンタさんに寄贈したものだという。スサンタさんは午前七時三〇分頃から診察を開始するが、この写真を撮影した午前一一時の時点で、大量のブラット・コラのほか、菓子やケーキなどが患者によって持ち寄られていた。

(12) クスマさんの自宅兼診療所がある地域は、平日・休日を問わず、不定期で予告無しの計画停電や計画断水がおこなわれている。そのためクスマさんが自宅で薬をつくっている最中にも突然、水道から水が出なくなることがあった。クスマさんの自宅や近所の家には井戸がないため、月齢のタイミングに合わせてクスマさんが薬をつくる際、計画断水のタイミングも調べる必要があった。オイルを煎じたりする場合には、裏庭で火をおこした薪に鍋をかけるか、台所のプロパンガスのガスレンジの火を利用していたため、途中で火が途絶えることはなかった。

(13) スリランカでは、民族や宗教にもとづく複数の暦が同時に機能している。シンハラ人はシンハラ暦、タミル人はタミル暦にもとづき、ムスリムはヒジュラ暦、キリスト教徒はグレゴリウス暦を基準としているとされる。太陽暦にもとづくグレゴリウス暦をのぞく他の暦は、いずれも太陰暦を基準としているが、それぞれ新年の時期が大幅に異なり、各月の数え方などはまったく異なる。シンハラ暦では、新月（*amawaka*）の翌日から次の新月の日までを一か月と数え、満月（*pasaposwaka*）に向けて月齢が増えていく時期（*puraaweka*）を吉兆とし、満月の当日は最上級の吉兆がおとずれるとされる。逆に、満月の翌日から新月にむけた時期（*awaaweka*）は凶兆の時期とされる。

(14)　毎年、さまざまな種類の占いや、まじないなどが記される。たとえば、二〇一〇年のリタでは、フーナ（*fūna*「ヤモリ」）が落ちてきた身体の部位による占い（*fūna anga weiwe palaēla*）が載せられていた。これは、天井からヤモリが落ちてきて、人間の身体に触れた場合、その身体部位によって吉兆やその後に起こる出来事を占うというものである。それによると、額や右肩に落ちたら出世し、眉間に落ちたら親戚が増え、眉毛に落ちたら王様に引き立てられて名誉を授けられ、乳房に落ちたら名声を得、右耳に落ちれば商売が繁盛し、胸部に落ちてきたら財産が増え、背中に落ちたら物質的な豊かさがおとずれるという。一方、左肩に落ちればそれは死の兆しであり、目に落ちたら無実の罪を着せられ、鼻に落ちたら病気になり、髪の毛に落ちると死がおとずれ、頭に落ちてきたら喧嘩に巻き込まれ、右腕に落ちると危険な死に方をし、左足指に落ちると危篤状態に陥り、顎に落ちれば死刑にされ、上唇に落ちたら破産し、左手の指におちたら友達と喧嘩し、腿に落ちると父親が死に、男性器に落ちたら貧乏になり、女性器に落ちたら夫が死ぬという。

(15)　大岩によると、リタに書き加えられた吉兆の日時や色、方角などは、かつては各地域の占星術師によって占われ、占いの結果によって定められた新年の行事予定表であるアウルドゥ・シットゥワ（*awurudu sittuva*）を占星術師が書き記し、新年の前夜に占星術師自身が各家庭に配ってまわったという［大岩　二〇〇六：三四九］。

(16)　ケーンダラは、単なる星の運行にもとづく吉祥を示すだけでなく、人が生まれた日時のケーンダラがその人の運命を大きく方向づけるとされる。シンハラ人は、生まれた日時によって当人独自のケーンダラをもっており、生まれた子供の名前は、その子供が生まれた日時のケーンダラにもとづいたシンハラ文字を頭文字としたものにされる。また、各人がもつケーンダラは人との相性をもあらわしており、結婚相手の選定や結婚式の日時などもケーンダラにもとづいて決められることも多い。また、杉本がウダラタ地域での調査にもとづき詳しく論じているように、ケーンダラにもとづき定められてしまったカルマ（*karma*「業」）を操作するためにバリ（*bali*）儀礼がおこなわれる［杉本　一九八九］。

(17)　このことについては、第九章で詳しく考察することにしたい。

(18)　パッティニ女神はもともとヒンドゥー教由来の女神であり、スリランカのシンハラ社会では天然痘をはじめとした伝染病を治癒すると信じられている。パーランパリカ・ウェダカマの診療においてみられるパッティニ女神をはじめとする、様々な神々や霊的存在に関しては次章で詳しく扱うことにする。

(19) ブルース・カフェラー（Bruce Kapferer）によれば、シンハラ仏教のパンテオンのうち神々の領域は、いずれブッダに準じ悟りを開くことができる菩薩の地位にある四権能神（*Hataravaram deviyō*）のナータ（*Nātha*）、ヴィシュヌ（*Vishnu*）、カタラガマ（*Katharagama*）、サマン（*Saman*）を上層に置き、これらの守護神の下に惑星を統括するグラハ・デーワス（*Graha devas*）などの神々が階層的に配置されるという［Kapferer 1983］。

(20) 呪術的な癒しをおこなうウェダ・ハームドゥルヲの活動については、ニマル・カストゥリアーラチ［一九九三］の報告に詳しい。

(21) ピリット儀礼の具体的な段取りやその考察に関しては、杉本［一九九〇］、鈴木［一九八二b、一九九六］、高橋［二〇〇六a］らの報告に詳しい。

(22) パーランパリカ・ウェダカマの診療におけるピリットの朗誦については次章で詳しく扱うことにする。

(23) 調査をおこなったパーランパリカ・ウェダカマの治療家たちのすべてが自宅で診療をおこなっており、患者の診療のための専用の部屋をもたず、居間など治療家とその家族の生活空間の一部が、「患者が来ると」診療のための空間として使用される場合が少なくなかった。患者の診療をおこなう空間は居間であるが、居間は通常、診療とは関係なくブッダ像や他の神々が祀られる空間である。したがって、診療をおこなうためにこれらの神々が祀られていると一概に言うことはできない。

(24) パーランパリカ・ウェダカマの治療家が診療や製薬する際にみとめられる呪術的な側面については、次章で詳しく扱うことにする。

(25) ヤカーは英語ではdemonと訳され、悪魔と翻訳されることも多いが、日本の鬼に近い存在だと考えられる。調査をおこなったパーランパリカ・ウェダカマの治療家の説明によると、ヤカーにはさまざまな性格のものがおり、人間に悪事を働くものもいる一方で、人間を助けてくれたりするものもいるため、一概に邪悪な存在と言い切ることができず、それはちょうど日本の神話に出てくるような、人間や神から転身したり、情をもつ鬼と近いと考えられる。この点について杉本は、ヤカーはもともと霊的存在一般の意味であったものがブッダや神との関係において悪のイメージを与えられ祓除儀礼に（ヤカーの）面をつけて登場することから、ヤカーに日本の鬼との共通性を見出している［杉本　一九八五：四〇］。ヤカーは、このような超自然的存在の総称として用いられる場合と、悪魔祓いにおける「〇〇ヤカー」というようにそれぞれ顔をもった個別の存在として表象される場合の両方がある。仮面を通じて表象されるさまざまなヤカーについては、オタカル・ペルトールド［Pertold 2006］が悪魔祓いの調査にもとづく詳しい報告をおこなっている。

(26) プレータは、実体をもたない不吉な存在とみなされている。

(27) シンハラ語では、「s」「h」は音素として弁別されているが、いずれを用いても意味が変わらない語彙が多い。たとえば、「kesel」

「kehel」はいずれも「バナナ」をさし、「*sithanawā*」「*hithanawā*」いずれも「考える」の意味である。フーニヤンも同様に、スーニヤンと発音してもまったく意味は変わらない。本論では、ゴヴィンダがフーニヤンと発音したため、フーニヤンに統一することにする。

(28)　一人でいるときにヤカーが憑依しやすいことは、上田紀行による悪魔祓いに関する調査にもとづく報告においても見受けられる。上田によると、悪魔は一人でいる人間を好んで憑依するとされ、悪魔祓いの儀礼をおこなうと、たくさんの観客や野次馬が集まってくることで患者の孤独が取り除かれることが、結果として患者の癒しにつながってもいると論じている［上田一九九〇ａ］。

(29)　ピリットの効力と動物性食品の摂取との関連は、仏教の五戒のひとつである不殺生がかかわっている。また、ピリットや呪術的な意味をもつ図を金属の板（金・銀・銅が多い）に彫りつけ、小さく丸めた護符であるヤントラをつけているものは、獣肉とりわけ豚肉を摂取すると不幸にあったり、ヤントラ自体が腐食したり焼けて破損したりしてしまうとされる。足羽によると、ヤントラをつけたものは、神々と悪魔に捧げ物をし、ヤントラに力を与える特別な儀礼をおこなわなければならないだけでなく、神々や悪魔とのあいだで一種の契約関係に置かれることとなり、ヤントラによって護られる一方で、多くの義務や禁止事項が課せられるという［足羽　一九八五：一八九］。

(30)　スリランカでは、午前五時過ぎと午後六時過ぎに寺院のスピーカーからピリットが大音量で流され、ラジオでもこの時間に放送される。寺院からのピリットが聞こえなかったりラジオが受信できなかったりする場合にも、各家庭でのステレオデッキでＣＤなどを通じてかなりの大音量でピリットが流される。筆者がインディカさんの診療所で調査をおこなった平日の午後二時という時間帯は、特別な場合を除いてピリットが流されない時間帯である。

(31)　ラハス・カヴィについての詳しい考察は、第八章においておこなうことにする。

(32)　香料をしみこませたココナッツの繊維が燃える際の香りと煙によって邪悪な存在を一掃し、その空間の空気が浄化することができると考えられている。この儀礼はパーランパリカ・ウェダカマの治療においてだけでなく、商店が開店する際に毎朝おこなったり、バスが毎朝の始業運転に出発するときや、家庭で朝晩のピリットの朗誦を始める前や宿の客室に案内されるときなど、さまざまな状況でおこなわれる。

(33)　ジーワム・カラナワは、パーランパリカ・ウェダカマの診療においてだけでなく、農耕や漁労における節目の時期や、商店の開店や家の新築などの機会に、ケーンダラにもとづいて決められたタイミングで執り行われる儀礼において朗誦される。たとえば、ベルは低地スリランカにおけるシンハラ人の農耕民社会において、水田耕作におけるさまざまな節目の時期にカヴィやマントラが朗誦されたり、農作業中に歌われる歌の歌詞の一部が、マントラやカヴィからの引用から構成されていることを報告している［Bell 1998a, 1998b］。また、ヴィタラナは、漁民たちが新しい漁船を進水する際に、マントラやカヴィが朗誦されるという報告をおこなっている［Vitharana 1992 : 75］。

(34) フーニヤンが登場する悪魔祓いの儀礼に関しては、カッフェラーの報告［Kapferer 1997］に詳しい。

(35) サジーワさんは、ガンパハ県シードゥワでキャドゥム・ビンドゥムのパーランパリカ・ウェダカマの診療をおこなう男性の治療家である（調査当時五七歳）。

第五章　布施《ダーナ》としての診療

一　はじめに

調査をおこなったパーランパリカ・ウェダカマの治療家たちの多くは、農業など他の生業と兼業して診療をおこなうものも、診療を専業としているものも、診療に対する見返り[1]を患者に要求することに積極的な姿勢を示さなかった。実際には、専業で診療をおこなう治療家は、患者に薬を処方したり包帯や脱脂綿等の備品を使用したりする際に、原料代として一定額の料金を請求するのだが、自身がおこなう診療で必要以上の「金儲け」をすべきではないという主張は、一部を除いてほとんどの治療家に共通して見られた[2]。多くの治療家は自宅の居間や敷地内の小屋などで細々と診療をおこない、新聞広告やチラシなどを通じた患者獲得のための宣伝活動をおこなっていなかった。なかには、大規模な宣伝活動やサプリメントの大量生産をおこなう一部の治療家のことを引き合いに出して批判する治療家もいた。

この背景として、まず、第三章で紹介した「棚田の村のウェダ・マハットゥヤー」のように、診療に対する謝礼は金ではなく労働奉仕というかたちで患者から差し出されることや、治療家と同じ村で生活する村民である患者に対し治療家から金を要求することが躊躇されることが指摘できる。こうした治療家たちは、農耕など他の職業との兼業で診療をおこなっていることから診療によって収入を得る必要があまりなく、「病気や怪我をした人が家に来たら（診ざるを得ないから）診る」という姿勢で診療をおこなっていた。したがって、積極的に宣伝活動をしてまで患者を集めようとはしていなかった[3]。

一方、都市部の治療家は、農村部の治療家と比較して、診療を継続するにあたり負担しなければならない金銭的なコストが極めて大きい。処方薬に使用する薬草をはじめ、薬の製造に係る水道やガスの料金など、農村部では井戸水や薪で代用できるものでも都市ではすべて有料となる。さらに、患者の数が圧倒的に多いことから、患者から診療費を受け取らずに診療を継続することは、理想ではあっても、現実にはほぼ不可能である。また、一日に二〇〇人もの患者がスリランカ全土からやってくる著名な治療家においては、夥しい数の患者に処方するための薬を製造するため多大なコストがかかるため、患者に診療費を請求せざるを得ない。したがって、診療で「金儲け」をしないという治療家本人たちが語る理想とは裏腹に、実際には都市部の多くの治療家が患者から金銭を受け取っていた。

しかしながら、調査をおこなった治療家のなかには、患者から診療費を受け取る日常的な診療とは別に、僧院や遠方の村落に往診に出向き無償で診療をおこなう治療家や、近隣住民の助けを借りながら、年老いた患者に病床と診療を無償・あるいは僅かな料金で提供する治療家がいた。これらを「慈善活動」と見なすことは容易だが、治療家たちの語りからは、その背景には単なるチャリティとは異なる意味がみとめられた。すなわち、「功徳を積む行為」としての診療のあり方である。

本章では、「功徳を積む行為」としておこなわれる診療について、出家者に対し診療をおこなう治療家、医療施設へのアクセスが難しい村落において無償の診療をおこなう治療家、身寄りのない高齢者に安価な料金で病床と治療・介護サービスを提供する治療家の診療について検討し、「功徳を積む行為」としての診療のあり方を明らかにしていきたい。

二　「功徳を積む行為」としての診療

アベーセーカラ（D. H. Abeysekere）によると、パーランパリカ・ウェダカマの治療家は、患者の側から謝意の表明として贈答品やさまざまな物品が贈られない限り、診療や処方薬に対し貨幣を受け取ることはないという。これについて彼女は、治療家たちは仏教倫理にもとづき、診療を彼・彼女が成しうる功徳（merit）だとみなしているため、今日でもこの倫理をないがしろにすることはないのだと説明している［Abeysekere 2006：77-78］。診療費をめぐり調査をおこなった治療家たちが話してくれたのは、診療は「ピン（*pin*「功徳」の意）のためにやっている」（*pina ta karanawā*）のであり、診療で「金儲け」をすると「サクティ（治癒をもたらす力）が少なくなる」（*sakthi aduwenawa*）ことから「金儲け」はしてはならないというものだった。こうした説明は、本章で紹介する無償の往診に出向く治療家のアナンダさんやサチニさんだけでなく、患者から一定額の料金を受け取る治療家や、「棚田の村のウェダ・マハットゥヤー」をはじめ農村で診療をおこなう治療家たちからも聞くことができた。

前章で紹介したサチニさん（調査当時五三歳）は、嫁ぎ先の自宅の一部を改築した診療室でキャドゥム・ビンドゥム（*kadum bindum*「整骨治療」にほぼ相当）の診療をおこなっている。彼女は診療に際し、処方薬および包帯の代金として患者から一定額の金を受け取るが、(4) 必要以上に金儲けすることに対し批判的である。そして、自らおこなう診療について、診療はピンカマ（功徳を積む行為）であるため、診療で「金儲け」をしたら治療効果が消えると話していた（前章第六節参照）。

サチニさんが言及するピンカマという言葉について考えてみたい。ピンカマ（*pinkama*）とは、パーリ語の「涅槃へ到達したり来世でのよりよき再生を願う目的で善行をおこなうこと」を意味するプンニヤカルマ（*puññakarma*）がシンハラ語に訛ったもので、「功徳を積む行為」と訳される。輪廻転生を基本とする上座仏教社会においては、出家者が修行を積んで苦の状態からの離脱である涅槃を目指すのに対し、在家の人々は、輪廻を逃れることはできないが、出家者集団であるサンガ（*sangha*）に帰依し、ピンカマを積極的におこない、その逆に悪いこと（*paw*）を避けることをつうじて、来世においてより善き再生ができると考えられている。このことは、出家した出家者だけでなく、在家の人々のあいだにも広く共有されており、人々の生活を動機づける重要な論理としてはたらいている［e.g. Gombrich 1971a; Southwold 1983］。

したがって、たとえ治療家たちが診療による報酬を得ていたとしても、ピンカマすなわち「功徳を積む行為」として診療をおこなうという語りには、診療の見返りに必要以上の金銭を患者から受け取る「金儲け」とは異なる意味があると考えられる。すなわち、診療によって功徳を積むことで来世におけるより善き再生を願うという意図である。次節では、上座仏教における医療の位置づけについて整理しておきたい。

三　上座仏教における看護と医療

上座仏教において、病人の看護はもっとも奨励されるピンカマのひとつと位置づけられている。生前のブッダの言行を収めたパーリ語の経典 *mahāvagga*（『律蔵・大品』）には、シラーヴァースティーに滞在中、腹を患った比丘をブッダが世話をし、他の比丘たちに病者の世話をするよう説いたことが記されている（『律蔵三・大品八』所収、二十六「病比丘と看病比丘」）［渡邊　一九三八：五二五—五三二］。当時のバラモン＝司祭階級の秩序において、病者は不浄の存在とされており、病者に対し治療をおこなうことは異端と位置づけられていた。[5] ところがブッダは、病者に接触することに懸念を示す比丘たちに対し、「私（ブッダ）に看護の手を差し伸べると同様に、比丘たちに看護を施しなさい」と仏教教団における医療の重要性を説き、医学研究を奨励したのである。ブッダ自身は当初、比丘自身が互いに治療することを念頭に置いていたようだが、次第に世俗の医者のなかにブッダや比丘に無償で治療を施す者が現れるようになり、ブッダが比丘たちに禁止した痔瘻の手術を、世俗の医者がおこなったこともあったようである。アーユルヴェーダの経典『チャラカ・サンヒター』の基礎にもなったと言われる世俗の医師ジーヴァカ・コーマーラバッチャ（*Jīvaka Komārabhacca*）が、無償でブッダやサンガに治療をおこなったことは、仏教テクストにおいてたびたび言及されている［ジスク　一九九三（一九九一）：六三］。

こうして看護や治療は、布施行の一つとして位置づけられることとなり、仏教教団の庇護の下、医療は次第に制度化され、様々な施設が建設されていくこととなった。[6] 仏教に支えられ発展した医療は、仏教伝来とともにスリランカにも伝えられ、アヌラーダプラ時代より続く仏教王国によって篤く保護されることとなった。第二章で紹介したように、アヌラーダプラ王朝の創始者パンドゥカーバヤ王が建設した助産院や、世界最古の病院などから、その様子が窺える。一三世紀ごろ、スリランカの仏僧によって記述された『ベサッジャマンジューサー』（*Bhesajja Mañjusayā*）の冒頭には、「本書の目的は、人々がブッダによって示された道を歩み涅槃へ到達できるよう、そして人生の目的である永遠の幸福が得られるよう、健康を手助けすることにある」と書かれている。さらに、一〇の功徳あるおこない（*dasa puñña*）をすることが病気の癒しにつながることが述べられている［Liyanaratne 2006 : 6-7］。

このように、上座仏教において医療は、仏教教団を維持するため不可欠な比丘の健康管理として保護され、次第に布施行と結びつくかたちで発展していったのである。しかしながら、診療がピンカマであると話した治療家たちは、在家の上座仏教徒であることから、教団主導でおこなわれる医療とは関係をもちつつも別に考える必要がある。

次節では、仏教教団を外側から支える今日の在家のシンハラ仏教徒によっておこなわれるピンカマのひとつに位置づけられる布施についてみていきたい。

四　シンハラ仏教社会における布施とピンカマ

在家のシンハラ仏教徒がおこなうピンカマとして第一に挙げられるのが、五戒（*pansil*）の遵守である。五戒とは、不殺生（*panatipata*「生きものを殺したり、傷つけたりしない」）、不偸盗（*adinnadana*「盗まない」）、不邪淫（*kamesu micchacara*「淫らな行為をしない」）、不妄語（*musavada*「嘘をつかない」）、不飲酒（*surameraya majja ppamada tthānā*「人を酔わせて放逸を引き起こす酒類を飲まない」）のことである。(7) 鈴木によれば、もっとも大きなピンカマは、家族の中から出家者を出すこととされ、出家者を出すことは先祖七代に対してピンカマをおこなうことに相当するという［鈴木　一九九六：七八］。

また、新月（*amāvaka*）、上弦の月（*purāveka*）、満月（*pasarosvaka*）、下弦の月（*avāveka*）の日である、ポーヤ（*pōya*）には労働を休み、寺院へ参詣することもピンカマとして重要である。なかでも、満月のポーヤは特に重要視されており、スリランカでは国民の祝日となっている。満月の日には学校や役所、病院、銀行、市場、商店などがすべて休みとなり、(8) パーランパリカ・ヴェダカマの治療家も、緊急の場合をのぞいて診療を休み、薬をつくることも控える。(9) 寺院には早朝六時頃から白色の衣服を身に付けた檀家（*dāyaka*）が集まり、(10) 出家者によるバナ（*bana*「説教」）を熱心に聴き入るのである。(11) 満月のポーヤの日は、五戒の遵守が通常より重んじられるため、獣肉を摂取することや飲酒は特に控えられる。(12)

五戒の遵守やポーヤの日の寺院参拝に加え、在家の人々によるピンカマの代表的なものとして、ダーナ（*dāna*）すなわち布施を挙げることができる。ダーナは通常、在家の檀家たちが出家者集団サンガに対して、食事や日用品を提供するというかたちでおこなわれる。布施を通じて在家者たちは、来世における救済や、死霊の苦しみを軽減したり故人に功徳を転送したりすることができるとされる。一方、布施の受け手は、田畑が穀物を育くむことに喩えて、功徳を生みだす福田《ふくでん》（*puññakhettam*）あるいは功徳海（*kalyanāmitta*）とされる［Heim　2004 : 40］。

サンガに対するダーナでは、檀家が出家者を自宅に招いて食事を提供したり、出家者が身につける袈裟や仏具、石鹸などの日用品などが提供される。これらのダーナには、日常的に檀家が持ち回りでサンガに食事を提供するものから、満月のポーヤなど特別な日に多くの檀家が寺院に集まって共食する大規模なもの、そして葬式や死後に定期的におこなわれる追善供養（マタカ・ダーナ）[13]などがあり、規模や意味づけは多様である。

上座仏教は托鉢（*pindapāta*）を基本とするため、出家者が寺院にこもって修行することが義務づけられる雨安居《うあんご》の期間（七月から一〇月）をのぞいて出家者は檀家の家に訪問し、食事を施されることが理想とされる。雨安居の期間であるウァス[14]（*was*）のあいだは、檀家が食事をつくって寺院に運び、出家者に提供するというスタイルがとられるが、筆者がスリランカ滞在期間の大半を過ごしたガンパハ県においては、ウァスの期間でなくとも、追善供養のダーナなど特別な機会をのぞいて、通常のダーナでは檀家がもちまわりで食事をつくって寺院に運んでいた[15]。

布施をはじめピンカマは、来世でのより良き再生を願う目的でなされるが、じっさい在家のシンハラ仏教徒がおこなうピンカマは、来世でのよりよき再生を願うという本来の意味が、世俗の問題の解消や現世利益をも祈願するような意味へと変容しているようである。青木保は、ピンカマは「宗教としての仏教が一般人のあいだに力強い信仰行為を生みだす源」であるとしたうえで、涅槃へ到達するために人がおこなう善行と死後の生の改善のための善行という現世における安寧や繁栄を目的としない本来の意味が薄れ、「この世で万事うまくいくため」、「あらゆる災厄から逃れるため」におこなう徳行を意味するようになっているという［青木　一九八五：五七］。リチャード・ゴンブリッチ（Richard F. Gombrich）によれば、功徳は故人や他人に転送すること（*pin anumōdanā*「功徳回向」）が可能であり、人々は布施をおこなうことによって、死霊（*prēta*）となった故人の苦しみを軽減しより良き生まれ変わりを願うという救済の論理がみとめられるという［Gombrich 1971a, 1971b］。このように、シンハラ仏教徒のあいだでは、ピンカマは、あくまで「来世でのより善き再生」を目指す善行であるという認識は大きく共有されていながらも、世俗的問題の解消や現世利益をも視野に入れた善行としてその本来の意味が大きく変容されているようである。

それでは、ピンカマとして診療をおこなう治療家たちは、実際どのように診療をおこなっているのだろうか。調査をおこなった治療家たちは、ピンカマとして診療をおこなっている、と話しながらも、特に都市部で診療をおこなう専業の治療家は、生活するため、診療するために患者から金銭を得ずに診療をおこなうことはほぼ不可能であり、こうした語りとは裏腹に、じっさいには一定額の料金を患者から得ていた。しかしながら、調査をおこなった治療家の中には、普段の診療において患者から金銭を受け取りながら、そこで得た金銭を元に、別の機会に出家者や在家者に対して無償で診療をおこなっているものもいた。こうした治療家たちは、ピンカマとして診療をおこなっていると話しながらも、無償でおこなう診療と金銭を受け取りおこなう診療とを明確に区別しているようであった。次節からは、こうした治療家の診療について紹介していくことにしよう。

五　出家者に対する診療ダーナ

本節では、コロンボ近郊の住宅地に住むクスマさんが出家者に対しておこなう診療について検討したい。第三章で紹介したとおり、クスマさんは、コロンボ大学のアーユルヴェーダ学部を卒業後、国立のアーユルヴェーダ病院でアーユルヴェーダの医師として勤務していたが、現在は自宅の居間で母方祖父から受け継いだ診療をおこなっている。彼女が住む住宅地には、二つの寺院があり、彼女は、自宅で診療をおこなうかたわら、寺院の出家者を診療したり、寺院建立のための資金を寄進したりしている。また、この住宅地には孤児院を併設した老人ホームがあり、年に一回、クリスマスの日に複数の住民と共にこの施設を訪問し、食事や菓子などを贈るダーナもおこなっている。

クスマさんは、毎週日曜日には自宅の居間で、毎週金曜日には知人がパーナドゥラ（Panadura）に所有するビルの空き部屋を借りて診療をおこなっており、いずれも一日あたり二〇人～四〇人ほどの患者を診療している。彼女は、在家者の患者に対する診療において薬を処方する際、一週間～一〇日分の処方薬あたり一律三〇〇スリランカ・ルピーを受け取っている[16]。この金額は、彼女と同居する弟の二人が生活するには十分な金額であるという。彼女は生活コストのかかる都市住宅地に生活しているため、一定額程度の現金収入を必要としているが、子供がいないことから必要以上に収入を得る必要もなく、宣伝活動などはおこなっていない[17]。したがって、彼女の知人・友人や、内戦で戦地に出兵していた兵士、経済的に貧しい（と彼女が見なした）患者が受診した場合には、診療費を受け取らない。また、診察の結果、治療の必要が無かったり、病態が彼女の守備範囲を超えていると彼女が判断した患者からは、診療費を受け取らない。こうした患者には患者の容態に合わせ、患者自身が自宅でおこなえる手当法をアドバイスしたり、適切な治療をおこなう他の治療家や病院を紹介したりしている。

クスマさんは、普段の在家者に対する診療のかたわら、出家者に対しても診療をおこなっている。彼女は、夕方になるとほぼ毎日寺院を訪れ、具合の悪い出家者がいると診療したり、薬や滋養ある果物や飲み物を渡したりしている。出家者に対する診療において彼女は、金銭を受け取らないだけでなく、在家の患者に対するのとは明確に異なる振る舞いをする。出家者に語りかけるときには、在家の患者に対するのとは異なる、出家者に対してのみ使用される言葉を使用し、診療後にはクスマさんが出家者の足元に額づき礼拝するなど、在家者とは対照的な所作がみとめられる。次章で詳述するように、在家の患者が診療を受ける際、礼拝するのは患者であって治療家であるクスマさんではないのである。

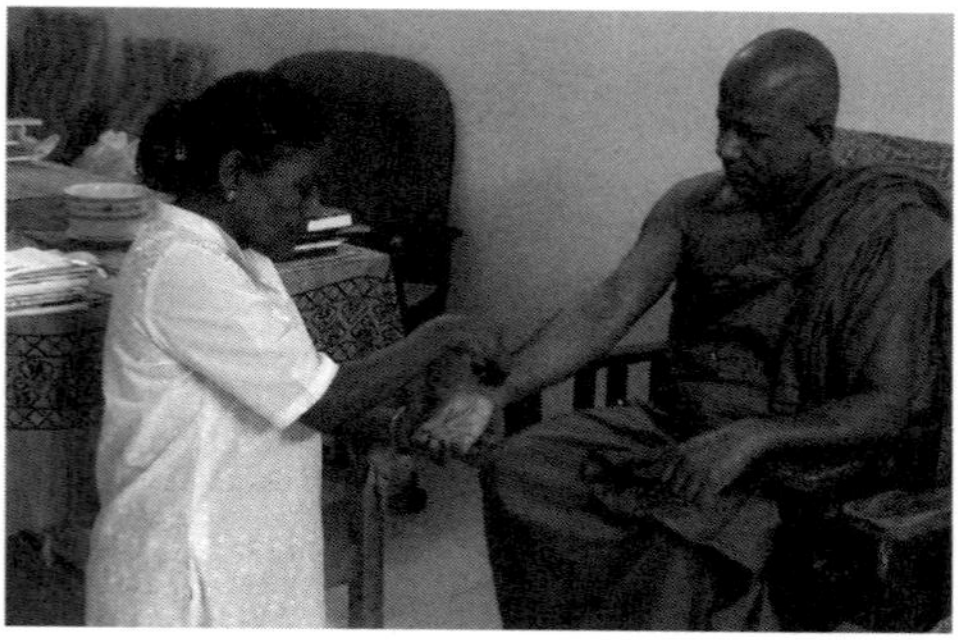

写真 5-1　寺院で出家者の脈をみるクスマさん（2015/1/25）

出家者に対する診療は、彼女が寺院に出向いておこなうことが多いが、なかには彼女の自宅をおとずれる出家者もいる。出家者が彼女の診療を訪れる際、クスマさんは診察時に患者が腰かける椅子に白い布をかけ、その上に出家者が座り診療をおこなう。自宅での診療であっても寺院と同様に出家者に対して使用される語彙を用いて会話をし、診療費も受け取らない。

女性であるクスマさんは、男性の出家者を診察するときにも、在家者に対する診療と同様、患者である出家者の右腕に自身の右手の指を当て、患者の脈（ナーディ）をみることで身体の状態を把握する。スリランカにおいて男性の出家者と女性が身体接触することはきわめて忌まわしいこととされており、バスなどの公共交通機関でも出家者の近くに女性が乗車することは忌避される。したがって、【写真5—1】のように、女性であるクスマさんが男性の出家者の腕に触れることは通常であれば忌避される。しかしながら、診療という目的においては、問題ないとされるようである。

毎日のように寺院を訪れることからも分かるように、クスマさんは、仏教徒としての善き生き方を何より大切にしている。毎朝五時過ぎには自宅居間に置かれたブッダ像に香や花を供え、三〇分ほど礼拝したり瞑想したりしている。とりわけ、診療をおこなう日の朝には、その日の診療が良いものとなるように願う内容の祈りを唱える。また、寺院でおこなうダーナに対しては特に積極的であり、母親の生前、クスマさんは母親の誕生日に毎年、近隣の最も大きな寺院であるケラニヤ寺院に母親を連れだしダーナをおこなっていた。この誕生日のダーナは、例年は花や香などを捧げるささやかなものであったが、母親の八〇歳の誕生日におこなわれたダーナは、一〇羽のハトを放鳥したり、サンガのために袈裟や傘をなどを贈るなど、華やかなものであった。彼女の母親は、この八〇歳の誕生日のダーナの約一か月後、二〇一〇年の四月に生涯を終えた。クスマさんは、母親の死後、母親の誕生日である三月一九日と命日の四月一三日にダーナをおこなっている。また、母親の五回忌に当たる二〇一五年の四月には、知人や友人から資金援助を受け、アヌラーダプラの寺院でかなり大規模なダーナをおこなった。

母親の死後に執り行われるダーナは、先に述べた死者に対する追善供養（マタカ・ダーナ）に相当し、遺族が出家者集団サンガに布施をおこなうことで得られる功徳を死者に転送し、来世でのより善き生まれ変わりを願うことを目的としている。したがって、亡き母親の誕生日におこなうこのダーナでは、ピン（功徳）を母親に転送することが意図されているのである。通常のマタカ・ダーナでは、サンガに対し食事や袈裟、仏具などが布施されるが、クスマさんによって執り行われる母親の追善供養のダーナにおいては、これらに加え、彼女自身が作った薬草を煎じた飲み物や薬がサンガに布施され、さらにクスマさん自身が不調のある出家者を診療して回るという診療ダーナもおこなわれる。彼女は、追善供養のダーナだけでなく、毎月のポーヤ（満月）の日に寺院に参拝するときや、出家者たちの雨安居が明けた際におこなわれるカティナ・ピンカマ（*kathina pinkama*）の折にも、自分で作った薬や患者から受け取った贈り物などをプージャー（*puja*「お供え」）している。また、薬草と米からつくられた重湯であるコラキャンダ（*kola kanda*）をはじめ、ベリマルなど薬草からつくった滋養ある様々な種類の飲み物をプージャーしている。

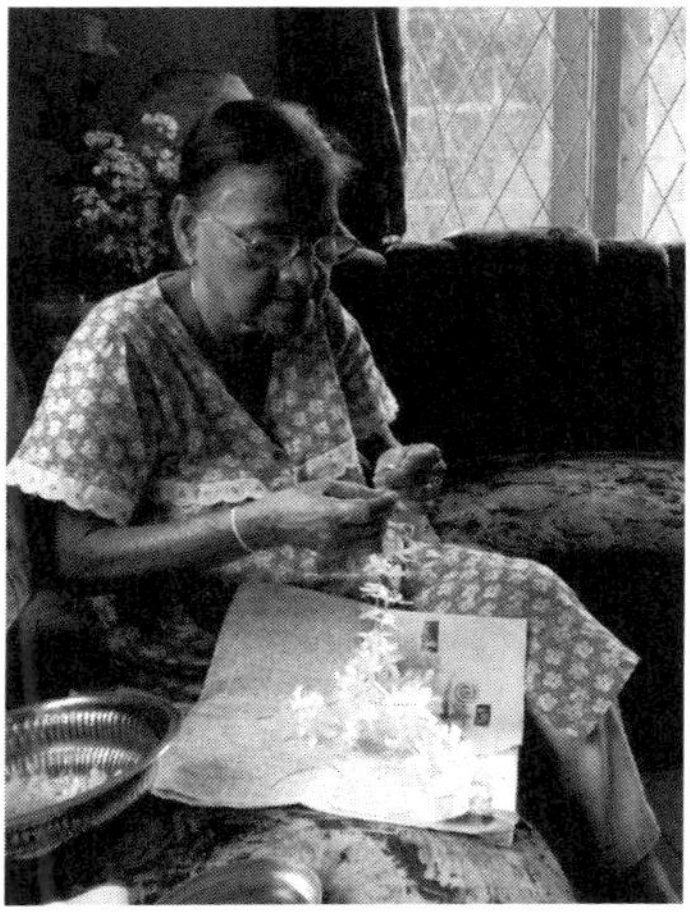

写真 5-2　クスマさんの母親。彼女は生前、毎日欠かすことなく花を摘んではブッダに供えていた。（2009/10/18）

クスマさんは、母親の死後に初めて迎える母親の八一回目の誕生日には、自宅から八〇キロメートル以上離れたクルネーガラ県（Kurunāgala district）の農村にある小規模な寺院で診療ダーナをおこなった。この寺院は、クスマさんの診療を受ける患者の知人を通じて紹介してもらったという。このダーナの施主は、クスマさんと彼女に寺院を紹介してくれた患者の知人であったが、クスマさんたちに加え、彼女の亡き弟の妻やその実妹、近所の人々と彼女が長年診療をおこなっている複数の患者とその家族や知人友人をふくめた合計三五名が参加し、患者のひとりであるバスドライバーが運転するバス一台を借り切っておこなわれた。参加した人たちによると、大規模なダーナをおこなうためには、多額の資金や大掛かりな準備が必要とされることから、こうして知人同士で出資しながらダーナをおこなうことは珍しいことではないという。

クスマさんは、ダーナ当日の二週間ほど前から出家者の診療のための薬や滋養のある飲み物を作ったり、出家者に布施する袈裟や傘などの物品を買い集めたり、料理に添える菓子を作ったりして忙しく過ごしていた。また、前日からは裏庭に竈《かまど》を作って火をおこし、大きな鍋で七種類の料理を夜通し作りしながら当日の朝を迎えた。こうした大掛かりな準備は、クスマさん一人ではおこなうことが不可能であり、彼女の弟や隣家に住む彼女の二番目の弟（一九九五年逝去）の妻や子供たち、母方の叔母や従兄夫婦、友人たちが総出で準備を手伝っていた。クスマさんによると、ダーナをおこなう人（クスマさん）を手伝うことも、ピンカマに相当するのであり、事前に手伝いができなくとも、当日彼女に同行してダーナに参加すること自体、ピンカマなのだという。とはいえ、クスマさんは同行する人びとに対し、往復のバスの車中で冷たいジュースやアイスクリームを差し入れすることを忘れていなかった[18]。

ダーナ当日の朝は、前日から彼女を手伝っていた人たちに加え、合計三五人の人びとが午前五時にクスマさんの自宅近くに集合した。彼女の患者でもあるバスドライバーが運転するバスが到着すると、料理を入れた大量の大きな鍋や果物、サンガにささげる日用品、そしてクスマさん自身が作った大量の薬をバスに詰め込み、一行は午前五時半すぎにクスマさんの自宅を出発した。

ダーナがおこなわれた寺院は、高齢や病気の出家者たち合計四六名のほかに、二〇～三〇歳代の七名の若い出家者と出家したての一〇歳前後の出家者三名が生活していた。寺院は本堂と食堂のほかに、集会や説教をおこなう広間と若い出家者たちの生活空間、村の子供たちが仏教教義を学ぶために通う日曜学校《ダハンパーサル》がおこなわれる建物のほかに、高齢の出家者たちが生活する病棟が大小ふくめ三棟あった。この寺院は、近郊の寺院にいた高齢の出家者たちや病気の出家者たちが集まり生活するための寺院であり、高齢の出家者はこの寺院で最期をむかえることが多いという。クスマさんがダーナをおこなった当日の朝にも一人、この寺院で生活していた高齢の出家者が亡くなったところだった。したがって、高齢や病気の出家者たちの身の回りの世話や食事は、檀家である村人が持ち回りでおこなっている。

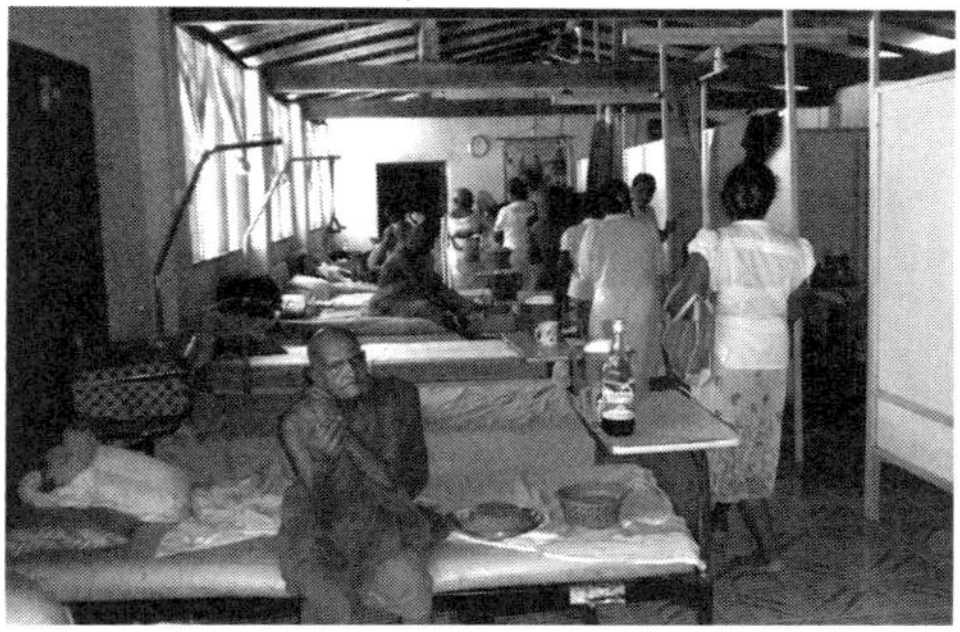

写真 5-3　病棟の出家者たちをひとりひとり診察してまわる（2012/3/19）

高齢の出家者たちが生活する病棟は全部で三棟あり、それぞれ一階建てで、入り口からまっすぐに続く通路をはさむようにベッドが各列五～一〇床、合計一〇～二〇床ならべられていた。(19) 出家者たちは寝たきりのものも少なくなく、ほとんどの時間をベッドの上で過ごしているようであった。寺院の一角には診療室と薬品貯蔵室があり、案内をしてくれた村人によると、月に一度、西洋医療あるいはアーユルヴェーダの治療家が無償で診療をおこなうことになっているということであった。

クスマさんは、普段村人がおこなっているダーナのように、七種類のカレーと揚げ物、果物、菓子、出家者が使用する日用品等を準備していたが、それらに加え、自分で作った大量の内服薬および塗布オイルをもってきていた。これらの薬は、塗布用の薬草を煮だしたオイルが七五〇ミリリットル入りのガラス瓶に四本、薬草を煎じた飲み薬クワータ（kuwātha）五種類がそれぞれ三～六本、複数の薬草の粉末を混合したチュールナ（chūrna）や、チュールナにハチミツ（mee pani）や精製された液体バターのギー（ghee）を加えて練ったカルカ（kalka）、そして薬草茶などであり、すべてクスマさんが作ったものだという。

寺院に到着すると、クスマさんは、寺院のサンガを代表する住職であるロク・ハームドゥルヲ（loku hāmuduruwo）に挨拶し本堂で礼拝したのち、病気の出家者たちが休む病棟へ向かった。彼女は、普段から病気の出家者の世話をしている村人に導かれながらベッドに横になった出家者のひとりひとりを診察してまわり、彼女に同行した親戚や友人が薬や飲料を抱えて彼女の後に続いた。診察しながら、世話役の村人から各出家者について説明を受け、出家者ごとに処方薬の服用方法や食事を細かく説明してまわった。持参した処方薬や滋養飲料をすべて寺院に寄贈すると、前日から準備した料理を出家者全員に振る舞い、出家者たちが食事するのを見守っていた。

このダーナでは、準備段階から多くの人びとがクスマさんを手助けしている。資金の援助だけでなく、買い物や料理、バスの運転というかたちで彼女をサポートしているが、彼女を通じてダーナに関わるこれらの人びとも、ダーナをしている人として位置づけられるのである。クスマさんは、筆者が彼女のために日本からもってきた土産も出家者に寄贈してしまうことがよくあるが、この場合、クスマさんから贈ったと同時に筆者自身もダーナしていることになるのだと説明していた。彼女は、筆者に対し日本で何かを買ってきてほしいと所望することはめったにないが、大規模なダーナを控えている時期に筆者が来る場合には、日本で菓子等を買ってきてほしいと頼まれることがあった[20]。

しかしながら、このダーナはクスマさんの亡き母親の追善供養のためのダーナである。したがって、理念上は、参加者がクスマさんを手伝うことで得たピン（功徳）はクスマさんの母親に転送されることになる。ところがこのダーナの参加者の中には、クスマさんの母親と面識のないクスマさんの患者も含まれている。こうした患者は、クスマさんにかつて診療してもらったという経緯からこのダーナに参加したのである。したがって、患者がクスマさんを手伝うことは、クスマさんの母親に対してというよりも、いつも世話になっているクスマさんに対しての恩返しであると考えてもよさそうである。

クスマさんは、ウェダ・ハーミネーという特別な職能を生かして病者に対し診療ダーナをおこなっていたが、参加者たちは治療はできなくとも、彼女を手伝うことで診療ダーナを間接的におこなうことができるのである。そして、こうした間接的な診療ダーナをつうじたピンカマは、在家者に対する治療の手助けや患者が快適に過ごせるよう身の回りの世話をすることも含む。次節では、在家の高齢患者が入院する病床の事例についてみてみよう。

六　福田としての患者

クルネーガラ県の中心街から三〇キロメートルほど離れた農村の中央にある、ギータさんとアジットさん姉弟が共同で診療をおこなうパーランパリカ・ヴェダカマの診療所[21]は、三〇名余の患者が入院できる病棟を併設している。この病棟は、貧しい患者や身寄りのない高齢の患者に対して診療をおこなえるようギータさんとアジットさんの父親が建設したもので、かつては多くの患者を無償で受け入れていたという。この病棟には、高齢の患者を中心に三〇名前後の患者が入院しており[22]、食堂と炊事場、大きなブッダ像を祀った礼拝室、裏庭には洗濯と沐浴をおこなう大きな井戸がある。

ギータさんとアジットさんは水田耕作と兼業で診療をおこなっていることから、村人がやってくれば診療をおこなうものの[23]、普段は入院患者の診療のみをおこなう。患者の身の回りの世話や掃除、食事の準備・配膳などは村人が持ち回りでおこなうほか、世話人のサンジーカさんが担当している。入院患者の大半は、身寄りや頼りのな

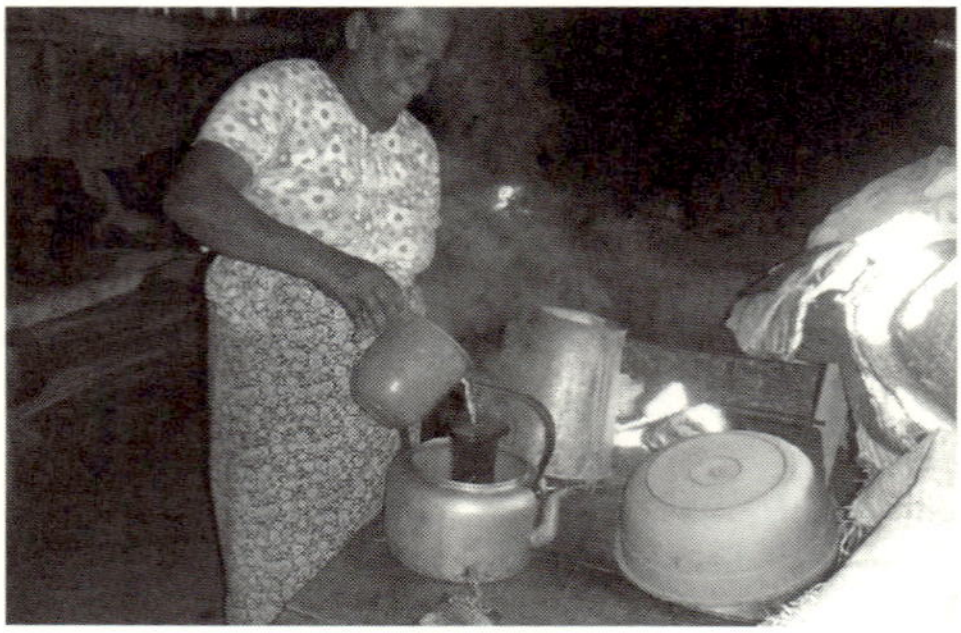
写真 5-4　紅茶を淹れるサンジーカさん

い高齢の患者が中心であるため、診療費も滞在費も薬代もほとんど受け取らないという。サンジーカさんの給与と食事の材料費として、一日あたり一五〇～三〇〇ルピーを受け取っているが、支払えない患者もいるから、すべて回収できているわけではないと話していた。患者に家族がいる場合には、家族が支払えるだけ支払うという。食材は、村人が自家農園で収穫した野菜や果物が提供されることも多い。

食事はほぼ毎日、昼食のみ村人が持ち回りで用意し病棟まで運んでいたが、昼食以外の食事の準備や寝たきりの患者の身の回りの世話はサンジーカさんがおこなっていた。サンジーカさんは同じクルネーガラの出身であるが、未婚でこの診療所の個室で住み込みで働いている。料理や掃除、薪割、患者の衣類の洗濯などを手伝いに村人たちが代わる代わる来てくれるが、基本的にはわずかな給与（患者の家族によって支払われる）で雇われた彼女ひとりであらゆる仕事をこなす。彼女は、文句やわがままを言う患者たちをうまく交わしながら、手際よく仕事をこなしていた。

サンジーカさんを手伝いに来た村人たちは、彼女が患者とのコミュニケーションを保ちながらしっかりと仕事をこなし、きれい好きで診療所内をくまなく掃除していることを挙げ、こうした彼女の行動はピン（功徳があること）であるとしきりに話していた。とりわけ村人たちが関心をもっていたのは、彼女の仕事ぶりに加えて、身寄りのない高齢者である患者に対し対等なコミュニケーションを図ろうとする彼女の姿勢であった。じっさい、彼女はほとんどの患者から慕われ、忙しい最中にも冗談を交し合いながら始終にこやかに仕事をこなしていた。また、遠方から患者の見舞いにやってきた家族も、サンジーカさんの仕事について感謝していると話していた。サンジーカさん自身は、独身であることから、この仕事は重労働であるが寂しくないので満足していると話していた。

サンジーカさんに加え、近隣の村人たちも代わる代わるこの診療所を訪れ患者の世話をしている。村人たちはほぼ毎日、持ち回りで患者たちの昼食を用意し、診療所にもってきて寝たきりの患者のベッドまで食事を運んで食べさせたり、石鹸などの日用品を寄進したりしている。こうした村人たちの行動は、ダーナと呼ばれていた。ダーナは、老人ホームの入居者〔中村　二〇一一a、二〇一一b〕や孤児院の子供たち〔松山　二〇〇三〕など、在家者に対して食事や日用品などを寄贈[24]したりするというかたちでおこなわれることもあり、入院患者に食べ物や日用品を贈るのは、在家者に対するダーナとして位置づけられるのである。村人たちは、食事や日用品などを贈るほか、患者の着た衣類の洗濯や診療所の掃除を手伝ったり、故障したドアなどを修理したり、薪を割ったりもしていた。この診療所は、

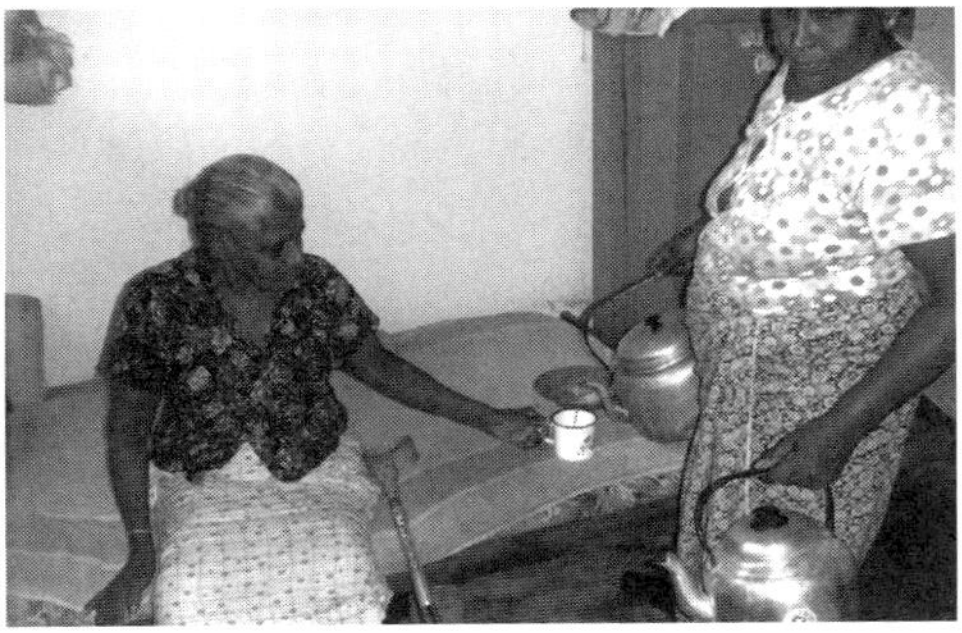

写真 5-5　患者のコップについで回る

姉・弟の医師たちによるほぼ無償でおこなわれる診療だけでなく、診療という特別な職能をもたない村人たちにとっても、食事の提供や患者の世話、掃除などを通じてピンカマをおこなう場だったのである。

食事や手伝いという目に見える形のダーナだけでなく、村人たちが診療所にやってきて患者たちに会いにくること自体がピンカマであるとも考えられているようである。この診療所に入院する高齢の患者たちの多くは身寄りがなく、いたとしても遠方に住んでいて家族が見舞いにやってくることがほとんどない。そのため、患者たちは病気による苦悩だけでなく、孤独によっても苦しめられているといえる。サンジーカさんは、高齢になってからひとりで入院している患者にとり、見舞いがないことによる孤独は病気による苦悩以上であるからとても「可哀想」（paw）なことだと話していた。[25]若い村人たちが診療所に顔を出し、

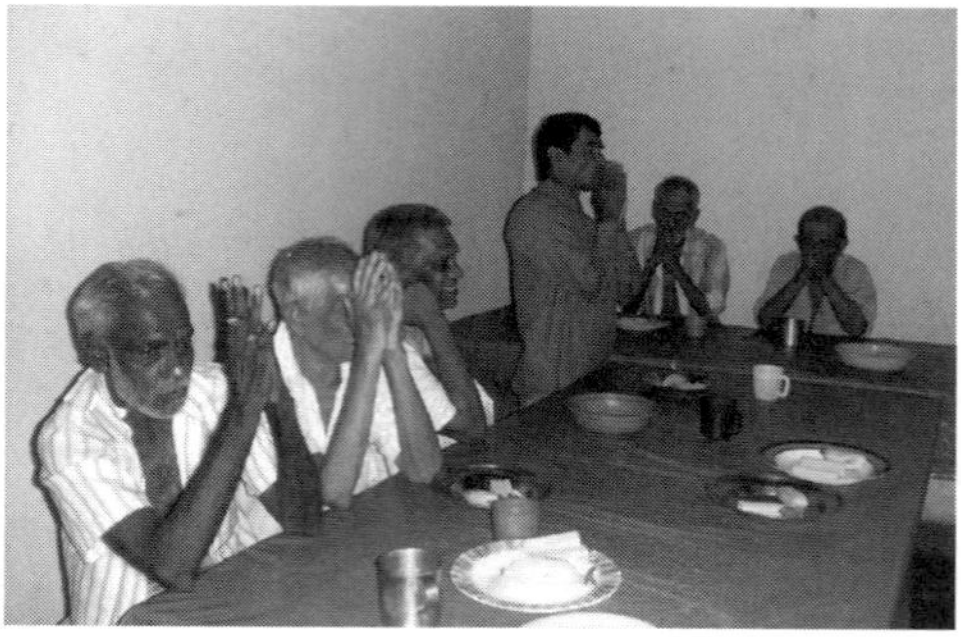
写真 5-6　食堂で祈りをささげる

掃除や身の回りの世話を通じて患者と積極的にかかわろうとすることで、こうした孤独が少なからず癒されているのだという。したがって、外国人である筆者がこの診療所に調査のため訪れることは、患者にとって非常に喜ばしいこと（*santhōshayi*）だと繰り返し強調していた。村人たちが指摘していた、患者たちとのコミュニケーションを大切にするサンジーカさんの姿勢は、高齢患者の孤独を癒すことでもあったのである。

この診療所では、患者のうち寝たきりの患者以外は食堂で食事をとることになっており、[26] サンジーカさんや村人が食事を準備すると、患者たちはそろって祈りを捧げる。この祈りは、ダーナをした村人たちに功徳が積まれることを願う内容のものである。サンジーカさんや村人たちは、自身が患者たちの世話をすることをピンカマであると自ら話すことはなかったが、ダーナを受ける患者たちがダーナした人たちに功徳が積まれるよう祈ることで、サンジーカさんや村人たちの行動が、ピンカマという意味へと変換されているのである。【写真5―6】は、食堂で祈りを捧げる患者たちである。右から三番目の男性は、礼拝を主導するだけでなく、すべての患者たちが席につき食事がとれるよう、患者たちのまとめ役となっていた。

とはいえ、この病棟に入院する患者は一方的にダーナの受手であるだけではない。彼・彼女らは、それぞれの能力に応じてできる限りの世話を互いにしあって入院生活をおくっているのである。じっさい、村人が手伝いに来てくれるとはいえ、サンジーカさんだけでこの病棟の患者の身の回りの世話をするのはほぼ不可能であり、一部の寝たきりの患者を除いて、多くの患者が自身で洗濯や掃除をするほか、寝たきりの患者の世話まで買って出ている。サンジーカさんや村人が食堂に運んでくる大きな鍋に入った料理を配膳したり、皿を洗ったり、廊下や病床周り、水浴び用の井戸の掃除をしたりするほか、寝たきりの患者のもとに食事を運んだり、洗濯をしたりしているのである。ここに入院している患者は、単に「可哀想」と言われダーナを受けるというだけでなく、自身の身の回りのことや寝たきりの患者の世話を、それぞれができる範囲でおこなっているのである。

以上に見てきたように、ギータさんとアジットさん姉弟の診療所は、この姉弟だけでなく、サンジーカさんを始め多くの村人たちのダーナ、そして入院患者の助け合いによって支えられている。手伝いに来ていた村人の中には、自身や家族が農作業中に毒ヘビに咬まれた際、アジットさんに治療してもらって助かったと話す者も何人かおり、こうした村人たちはアジットさんによる診療に対し、入院患者たちの世話をすることによってその恩返しをしているとも考えられる。しかしながら、（見舞いが少なくて）「可哀想」な高齢の患者の身の回りの世話をすることは、自身が受けた治療の返礼というだけでなく、「功徳を積むこと」であるとも考えられていたのである。この病棟にはブッダ像を祀った礼拝室があるが（これも患者によって設置されたという）、ここには村の寺院の出家者が訪れるが、出家者は手伝いに来た村人たちに対し、患者たちを手伝うことがいかに徳の高いことであるかを話すのだという。「可哀想」とみなされる高齢患者の世話をするサンジーカさんや村人たちの行為は、ダーナにやってきた村人に功徳が積まれるよう祈る患者たちだけでなく、ギータさんやアジットさん、出家者たちによってピンカマであると見なされているのである。このように、病者を治療することがピンカマとされるが、治療の特別な職能が無くとも、病者の世話をすることはピンカマとみなされるのである。その意味で、ダーナの受け手である「可哀想」といわれる高齢の患者たちは、サンジーカさんや村人たちにピンをもたらす福田

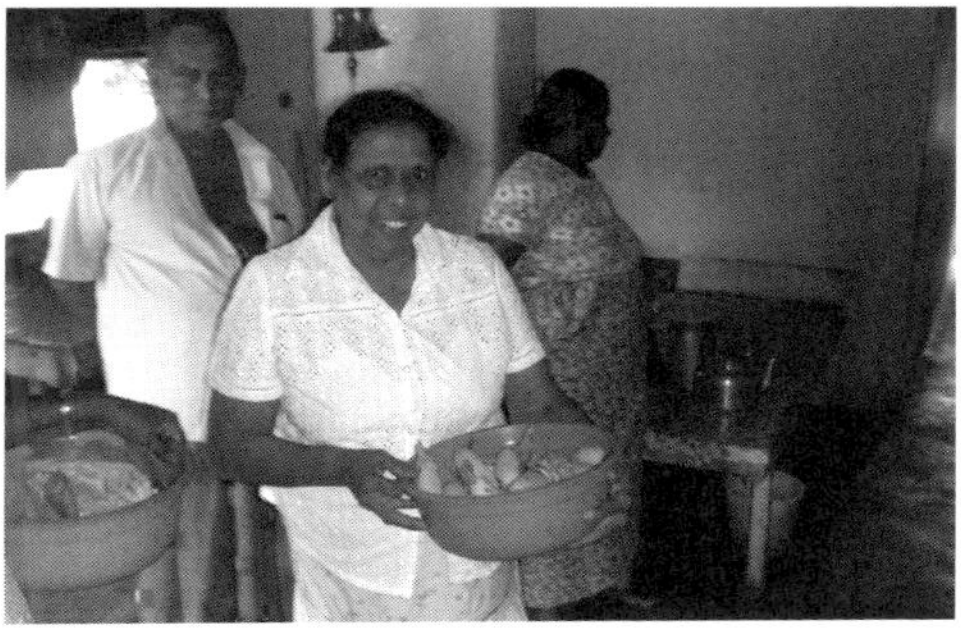

写真 5-7　サンジーカさんを手伝いに来た村人

であるといえるだろう。

七　ブッダと先祖に見守られた診療

次に、アヌラーダプラ県（*Anurādhapura District*）の農村でキャドゥム・ビンドゥム（*kadum bindum*「整骨治療」にほぼ相当）の診療をおこなう男性の治療家のアナンダさん（調査当時四三歳）の診療についてみてみよう。アナンダさんは、スリランカ全土にその名を知らしめている著名なべヘット・ゲダラ（*beheth gedara*「薬の家」の意）の出身であり、アナンダさんのもとには、交通の不便にもかかわらず毎日七〇人近い患者がやってくる。また、敷地内には、入院病棟[27]があり、調査時には男女合わせて四六名の患者[28]が入院治療を受けていた。

彼は、外来患者の診療をおこなう際には、入院病棟とは別の診療専門の建物で診療をおこなう。診察は患者の身体に手を触れながら状態を把握するという手法をとり、患部に彼自身がつくった軟膏や薬草オイルなどを塗布する。彼は患者に処方する薬をすべて自家製造している。患者の薬を処方する際には、薬の名称と分量を記したメモを患者に渡し、患者がそのメモをカウンターに持っていって薬と交換することになっている。アナンダさんは、薬代として患者に料金を求めるが、患者が料金を支払うのは支払用のカウンターにいる女性であり、アナンダさん自身は、基本的には貨幣に触れることはない。しかしながら、薬の料金とは別に、多くの患者は（彼が求めていないにもかかわらず）アナンダさんに貨幣を渡していく。患者たちは診療が終わると、アナンダさんの足元に額づき礼拝し、キンマの葉に任意の額の貨幣を乗せてアナンダさんに渡すのである[29]。

アナンダさんは、薬について書いたメモを患者に渡すとき、【写真5―8】のように、メモを両手ではさんで合掌し、診療室の机におかれたブッダ画と彼の両親・祖父の写真に向かって深く一礼してから患者に手渡す。また、ブッダ像やアナンダさんの両親、祖父の写真の前には、患者から受け取ったキンマの葉が並べられている。アナンダさんは、自分がおこなう診療について、以下のように話していた。

自分が診療をおこなうことは、生まれながらに決まっていたことであり、診療は、自分自身だけでやっているのではなく、自分の両親や祖先、それ以外のいろいろなものの助けがあってはじめてできているのです。ですから、自分の診療を見守ってもらえるように、ここ（診療室の机の上）に両親や祖父の写真、診療を助けてくれるブッダ像を置いています。（筆者：「だから薬を手渡す前にご両親やブッダに向かって合掌するのですね？」）そのとおり。両親の写真やブッダ像に礼拝するのは、処方する薬を通じて患者がよくなるよう願うためです。患者からお金を受け取るのは、病棟を大きくしてよりたくさんの患者が入院できるようにしたり、往診のための自家用車やガソリンを購入したり、薬の原料を調達したり、家族が生活し子供たちに十分な教育を受けさせるためです。決して自分自身や家族が贅沢するためではありません。もし贅沢したいと思ったら、こんなところ（アナンダさんの診療所はバスが少なく、交通アクセスが非常に不便なところにある）からとっくに出て行っています。アヌラーダプラ（アヌラーダプラの中心街のこと）やコロンボに出て行けば、私のように有名な治療家であればどれだけでも金儲けできるし、贅沢三昧できてしまいます。でも私の診療は、そんな金儲けの手段ではありません【二〇一二年三月二一日】。

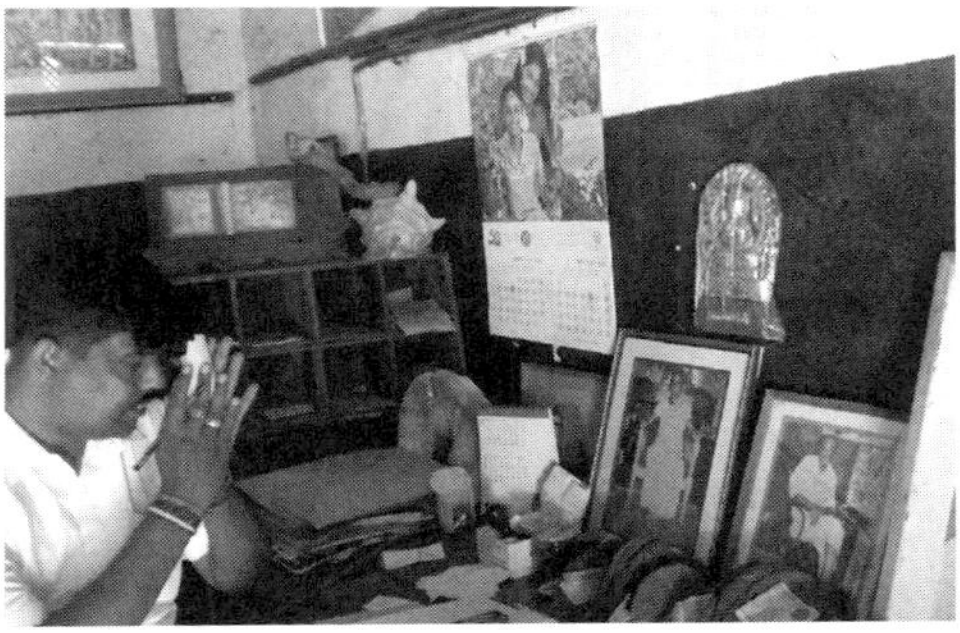

写真 5-8　ブッダ画や両親の写真の前で合掌するアナンダさん（2012/3/5）

アナンダさんが診療をおこなう村は、アヌラーダプラの中心街から約二〇キロメートル離れており、バスの本数が少ないうえに、バス停から二キロメートルほど離れているため、身体を痛めている患者たちは三輪タクシー等で移動しなければならない。したがって、患者たちが彼の診療を受けるのは、時間や労力、そして金銭的にも大きな負担をともなう。にもかかわらず、連日多くの患者がスリランカ各地からやってくるのは、彼の診療実績による評判によってである。したがって、第一章で紹介したように、他の治療家によってゲダラナマが勝手に使用されるほどの評判をもつのであるから、アナンダさん自身が言う通り、「金儲け」をしようと思ったら、もっと交通の便の良い市街地に診療所を構えたり、処方薬を大量生産して自身の名前をつけて売ればいくらでも「金儲け」をすることができると考えられる。しかしながら彼は、生活に必要な分を除いて、診療による「金儲け」を強く否定している。なぜならば、彼がおこなう診療は、彼のつくる処方薬に効力をもたらしてくれる（と彼が信じる）ブッダや彼に診療を教えてくれた両親たちによって支えられているのだから、彼個人がその利益を独占するのは筋が違うというわけである。患者が診療後にアナンダさんに渡す貨幣が添えられたキンマの葉をブッダ画や両親の写真の前に並べているのは、そのためであると考えられる。

村外の患者にとり交通の便が非常に悪い村で診療をおこなうアナンダさんだが、時間さえあれば彼の診療を受けることができない患者たちのもとへ出向いて診療をおこなっている。彼は緊急時をのぞき毎月のポーヤと第二水曜日と第四水曜日を休診としているが、この二週間に一日ある休日に遠方の複数の村に赴き、無償で診療をおこなうのである。調査に行った日はちょうど、二日後に一〇〇キロメートル以上はなれた遠方のティッサマハーラマ（Tissamahārama）の村に往診に行く準備で忙しくしていた。往診前日に一晩かけて自家用車を自分で運転して村に行き、村人たちの診療をおこなって、また一晩かけて帰宅して翌朝から通常の診療をおこなうのだという。アナンダさんは、敷地内の裏庭に竈を作って火をおこし、直径一メートルもあろうかと思われる大きな鍋を火にかけて薬草を煎じていた。すべて、ティッサマハーラマの村の患者に無償で提供するのだという。写真のように、火にかけられた鍋は、大規模なダーナのために大量の料理を調理するときに使用されるものと同じものである。

大勢の外来の患者に加え、病床で入院する患者も診療しながら、なぜ、アナンダさんは忙しい合間をぬって休むことなく遠方の患者を診療しに行くのだろうか。ここでまず、彼が普段の診療において患者から得ている金銭に注目したい。彼は、自身の診療を「金儲け」ではないと話しながらも、診療によってかなり高額の収入を得ていると考えられる。先述のように、彼は外来だけでも一日に約七〇人の患者を診療し、処方薬の料金とは別にキンマの葉と共に患者の任意の額の貨幣を受け取っている。この貨幣は患者がアナンダさんに「渡したいから渡す」ものであり、それを断ることは患者の気持ちを無碍にすることであり、結局受け取らない訳にはいかないから受け取るのだと彼は話していた。キンマの葉に添えられるのは一〇〇ルピーから三〇〇ルピーくらいが相場とのことだったが、ときには一〇〇〇ルピー札や二〇〇〇ルピー札がそえられていることもあるのだという。したがって、七〇人すべての患者から平均して二〇〇ルピーを受け取っていたとしたら、一日あたり少なくとも一四〇〇〇ルピーもの貨幣を処方薬の代金とは別に得ていることになる。さらに、入院治療を受ける患者は退院する時に治療費と滞在費とは別に贈り物やキンマの葉に添えた紙幣を渡すのだというから、処方薬の原料費やカウンターで働く女性や病床で患者の世話をする近隣住民たちに対する給与を差し引いたとしても、一か月当たり相当高額な現金を患者から得ているはずである。こうした患者から任意に差し出される貨幣は、アナンダさん自身が要求するものではないのだが、彼がそれを受け取っている以上、「金儲け」ではないという主張と

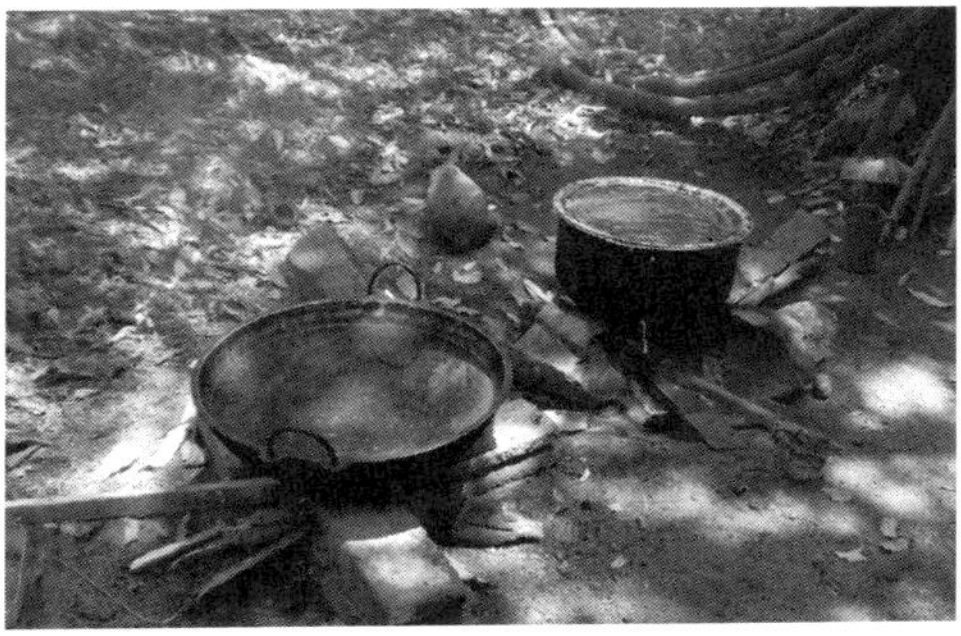

写真 5-9　裏庭に作った竈で薬草を煎じる（2012/3/5）

は裏腹に、彼は診療によってかなりの収入を得ていることになる。

アナンダさんは、こうして患者から得られた金によって病棟やベッドを増設したり、患者が快適に過ごせるための設備を充実させたり、患者の世話をする人の給与や休日におこなう無償の診療に充てていると話していた。休日に一晩車を運転して遠方の村で無償の診療をするためには、自動車を購入したり、そのガソリン代、大量の処方薬の原料費など、まとまった資金が必要となる。そこでアナンダさんは、意図せず患者から得た金を、自身で占有するのではなく別の入院患者や遠方の村の患者の無償の診療に充てているのである。じっさい彼は、不便な場所にあるにもかかわらずたくさんの患者が来るおかげでお金には困っていないが、だからといってこんな田舎では使う当てもないと笑っていた。彼は、ブッダと両親に見守られながら診療をおこなうのだと話していたが、遠くの村の患者を無償で診療することを通じて、両親にピンを送り届けようとしていたのかもしれない。

八　考察——「布施としての診療」を支える患者たち

本章では、「功徳を積む行為」すなわちピンカマとして診療をおこなっているのだと話す治療家や、治療家を手伝う人びとについてみてきた。出家者に対し診療をおこなうクスマさんは、亡き母の追善供養のダーナにおいて、高齢や病気の出家者を診療するという彼女ならではのかたちでダーナをおこなっていた。追善供養のダーナは、そこで獲得されたピン（功徳）を死者へと転送し、死者が生前なしえなかったピンを増大させることを主旨とするが、クスマさんがおこなった大規模なダーナは、彼女の親戚だけでなく、知人友人や患者とその知人友人までをも巻き込んでおこなわれた。そこには、クスマさんの母親に対する功徳の転送という本来の意図だけでなく、クスマさんの診療を受けた患者による恩返しという意味合いも込められていたと考えられる。

ギータさんとアジットさん姉弟の診療所で高齢の入院患者の世話をするサンジーカさんや村人たちの行動は、患者たちが「徳が積まれますように」と祈ることによって、ピンカマという意味に変換されていた。また、この診療所を手伝う村人の中には、この姉弟の診療を受けた村人やその家族が少なからずいたことから、入院患者の世話は、お世話になったギータさんやアジットさんに対する恩返しでもあると考えられる。

一方、アナンダさんは、診療は「金儲け」ではないと主張しながらも、意図せずして患者からキンマの葉と共に貨幣を受け取り高額な収入を得ていた。ところが、こうした収入は自身で独占することなく、入院患者や遠方の村での無償の診療に充てられる。遠方のため彼の診療を受けることができない患者に無償で診療することは、診療を「金儲け」ではないというアナンダさんの理想を体現するものであるが、その理想を実現するための元手となる資金は、患者からアナンダさんへと敬意を込めて贈られるキンマの葉に添えられた貨幣なのであった。

診療は「金儲け」ではなく、「功徳を積むこと」であるという治療家たちの主張とは裏腹に、治療家とその家族が生活し、患者に処方する薬をつくるためには、まとまった資金が必要となる。したがって、じっさいには多くの治療家たちが患者から金銭を受けとっていた。しかしながら、本章で紹介したように、一部の治療家たちは金銭を受け取る診療とは別に、出家者や遠方の村の患者に無償で診療をおこなうことで、その理想を実現していたのである。

しかし、ここで注目しなければならないのは、無償で診療をおこなうという治療家たちの理想を実現させているのは、他でもない彼・彼女の患者たちだということである。クスマさんの寺院での診療ダーナは、彼女を手伝う患者たちなしでは実現しえないものであった。クスマさんに診療ダーナをおこなう寺院を紹介し彼女と共に施主としてまとまった資金を出したのは彼女の患者の知人であったし、大勢のダーナ参加者を乗せたバスを走らせたのも彼女の患者だったのである。また、ギータさんとアジットさんの診療所は、入院患者の世話をするサンジーカさんや村人たちなしでは成り立たない。さらには、アナンダさんの無償の診療を可能としているのも、アナンダさん自身が求めていないにもかかわらず患者が差し出すキンマの葉に添えられた貨幣だったのである。

本章で紹介した「布施としての診療」という治療家たちの理想を実現させているのは、その患者たちであった。ところで、こうして治療家をサポートする患者たちは、診療のたびに治療家に一定額の料金を支払っている。クスマさんは処方薬の代金として一定額の料金を得ていたし、アナンダさんもキンマの葉の貨幣とは別に、処方薬の代金を得ている。したがって、診療をサービスとして考えるならば、そのサービスに対する代価は、こうした「支払い」によって清算されたことになる。しかしながらなぜ、患者たちは「支払い」を終えたにもかかわらず、キンマの葉に貨幣を添えたり治療家に恩返しをし続けるのだろうか。次章では、治療家に恩返しをしなければ気が済まないという患者たちの姿についてみていくことにしよう。

注

（1）「見返り」とは、診療というサービスそのものに対しての謝礼を要求しないという意味である。後述するように、患者に薬を処方した場合、処方薬の代金を要求したり、治療に用いる包帯や脱脂綿等を患者に持参させる治療家もいた。

（2）ガンパハ県でキャドゥム・ビンドゥム（*kadum bindum*「整骨治療」にほぼ相当）をおこなう男性のシャーンさん（調査当時四三歳）および、同県で同キャドゥム・ビンドゥムをおこなう女性シャシニさん（調査当時五二歳）は、治療に際してその場で患部に軟膏や薬草オイルを塗布するのみで診療が終わってしまう場合、塗布する軟膏やオイルを無償で提供し、それらを浸透させるために上から蔽うための包帯やテープを患者自身が持参するよう求めていた。こうした治療家は、薬を塗布するために頻繁に診療を受けるよう奨励しており、患者が自宅で薬を塗り直すことを希望する場合には、その分の料金を求めていた。

（3）身近に手に入る薬草等しか用いない場合には治療家の負担も少ないが、ゴマ油やギー（精製バター）等、原料価格が高くつく薬を処方する治療家にとって、患者が来れば来るほど原料費がかさむため、村民相手の診療をおこなう治療家にとって、診療費を請求しづらいという状況は経済的な負担を増大させ、診療そのものをやめてしまったと話す元治療家もいた。

（4）二〇〇ルピーから六〇〇ルピーを請求すると話していた。

（5）ケネス・G・ジスク（Kenneth G. Zysk）によると、古代インドにおいて、穢れたものである血液や膿に触れること、不特定の人々に接触すること、無制約な旅行、経験主義的な思考法など、当時の治療師に共通する特徴は、バラモンの秩序に反する異端と位置づけられていた［ジスク　一九九三（一九九一）：二九—五三］。

（6）仏教教団が医学を制度化し、その発展を奨励したことは、仏教の発展に大いに寄与した。僧院に世俗者にも治療を施すホスピスや病床が設置されるようになると、仏教の支持者は急激に拡大し、世俗者によって仏教教団を維持するシステムが確立されたのである。紀元前三世紀半ば以降からは、世俗者に対し治療をおこなう僧院施設が建設されるようになる。マウリヤ朝のアショーカ王の時代、仏教の法（*darma*）による統治がおこなわれると、「王国のいたるところで、人間のため、動物のために医療が与えられる。薬になる草、根、果実は、もし無いところがあれば輸入され、栽培される。泉は掘られ、道に沿って樹木は植えられる」という法勅が布告された。五世紀のインドを巡礼した法顕の記録によると、当時のパータリプトラの街には、ヴァイシャ（商人階級）の家長によって人々に救済と医療を施す保養所（*ārogya vihāra*）が設けられ、貧者、困窮者、不具者、障がい者には施しを、病人には食べ物や医薬が与えられたという。

（7）さらに、不食非時食（夜間の時ならぬときに食物をとらない）、不塗飾香鬘（花輪や香料で身を飾らない）、不眠高広厳床上（足のついた寝台でなく石床にねること）を加えた八戒（*ata sil*）を守る仏教徒もいる。

（8）バスや鉄道などの公共交通機関は通常より本数は少ないが運行する。個人タクシーは割高になることもある。

（9）調査したパーランパリカ・ヴェダカマの治療家たちはみな、冒頭で紹介したサチニさんのように、緊急の場合には診療をおこなうと話していた。しかし、次章で紹介するように、満月の日に怪我をしたりヘビに噛まれたりすると、治癒が困難であったり遅れたりしやすいとされている。また、製薬は、原料となる薬草の効力が月の満ち欠けに大きく影響を受けることから、満月の日におこなわないだけでなく、月齢に応じて作られる薬の種類が決められている。月齢に応じた診療や製薬については、次章で詳しく論じることにする。

（10）シンハラ仏教徒にとり、白色は穢れを除去するとされたり、ミルクと結び付けられて豊穣や吉祥の意味を象徴的に与えられており、儀礼などにおいてきわめて重要な働きをしている。ミルクの豊穣性と儀礼における白色の象徴的な働きについての考察は、鈴木［二〇〇六］の報告に詳しい。また早川恵里子は、今日のスリランカのシンハラ社会において、シンハラ仏教徒の儀礼にみられる白色のシンボリズムが、シンハラ仏教ナショナリズムと結びつき、機能していることをシンハラ仏教社会における調査をつうじて報告している。早川によれば、かつて田舎くさい古びたものであった白衣は、一九世紀後半より活躍したスリランカ独立の父として知られるアナガーリカ・ダルマパーラによってシンハラ仏教徒の理想的な衣服として再提示され、今日のスリランカのシンハラ仏教徒にとり「国民服」としてシンハラ仏教徒を体現する重要なアイコンとしても機能しているという［早川　二〇一〇］。

（11）大きな寺院のバナは、テレビやラジオで一日をつうじて中継される。バナは、パーリ語の経典やブッダの言行を分かりやすく檀家に説くことを目的としており、親子関係や男女の関係、労働、貨幣、健康や食生活など在家の人々の日常生活にもとづく具体的な事柄を取り上げながら説明される。早朝より始まるバナがひと段落した午前八時頃には、檀家たちが朝食を出家者に布施し、みなで五戒を唱えた後に、残りを集まった人々で供す。その後、朝食と同様に檀家がもちよった昼食と喫茶休憩をはさみながら夕方までバナが続けられる。

（12）満月のポーヤの日には、年中無休の商店が少なくない都市部の商業地区でも、肉屋は閉店となる。また、年中無休のスーパーマーケットであっても、冷凍食品をふくめ肉売り場から肉が一斉に撤去される。シンハラ仏教徒の家庭では、普段は獣肉を供す家庭であっても、満月の日に獣肉や卵を調理することを控える家庭がすくなくない。また、獣肉と同様、酒類を販売することは法律で禁じられており、外国人が滞在するホテルを含め、国内すべての飲食店やホテル、商店で酒類が撤去される。

（13）マタカ・ダーナは、個人としての出家者に対してではなく、出家者集団サンガに対して成されるサンギカ・ダーナ（*sanghika dāna*）である必要があり、最低でも五人のサンガが死者の自宅を訪れ、説法をし、ピリットを唱えたのち遺族から食事の布施を受ける。ダーナには、死後七日目に身内とごく親しい人々のみでおこなわれる小規模なものと、三か月後にすべての知人を招き大規模におこなわれるもの、毎年命日におこなわれるものとがあり、施主の経済力に合わせて規模にヴァリエーションがある［Gombrich 1971a : 268-269］。

（14）雨安居の時期に出家者が寺院にこもるのは、かつてブッダが、雨季の間に宿にとどまって修行だけにつとめたことに由来するといわれる。これにちなんで、今日のスリランカにおいても、雨季にあたる七月から一〇月には出家者は寺院に滞在することが義務付けられ、たとえ離れるとしても一週間を限度とされる。この期間には、雨季であるにもかかわらず毎晩、檀家たちが寺院を訪れ、明かりを灯して香を焚き、献花したり、供物をささげたりしてにぎやかである。

（15）神谷信明によれば、出家者の托鉢の形式の変化は、第二次大戦後に僧伽の維持管理にあたる檀家会が設けられたことで、檀家が持ち回りで施食をおこなうことになり、結果として托鉢行に出向く必要がなくなったためであるという［神谷　二〇〇六：二〇二］。

（16）筆者が初めて彼女の元を訪れた二〇〇八年の時点では一律三〇〇スリランカ・ルピーであったが、二〇〇九年以降は一律五〇〇スリランカ・ルピーに、二〇一五年以降は七〇〇スリランカ・ルピーに変更されていた。値上げについて彼女は、二〇〇九年の内戦終結以降に物価が急激に上昇し続けており、据え置きの価格では処方薬の原料や製造のためのプロパンガスの料金、水道料金、彼女とその家族の生活が維持できないためであると話していた。また、彼女が処方薬に使用する一部の薬草とハチミツ、ギー（精製バター）はインドからの輸入品であることから、スリランカ国内の物価上昇に加え、インドの物価上昇や輸入品に対する関税が高くなっていることも、彼女が価格を変更したことの理由であるという。

(17) クスマさんにヴェダカマを教えた祖父は患者から金銭を一切受け取らなかったといい、クスマさんも本当は患者から金銭を受け取らない診療を理想としているとしきりに話していた。クスマさんの祖父は生前、スリランカ南西部のワドゥワ（Waduwa）にある農村で診療をしており、農業だけで十分生活できたことに加え、患者も村人だけで少なく、処方薬の原料や水や燃料（薪）も村人が分けてくれたり自分で調達できる分で十分であったためであるという。

(18) ダーナに参加する人々にとっても、大勢でバスに乗って遠方に出かけるという楽しい旅行でもある。また、クスマさんや彼女の親戚が時間をかけて作った料理は、出家者が食べ終わった後に参加者にも振る舞われ、参加者たちは、料理の献立や味付けについておしゃべりしながらご馳走を楽しんでいた。さらに、帰り道には大きな寺院や市場などいろいろな場所に立ち寄るなど、まるで日帰り旅行ツアーのようであった。

(19) ベッドごとの仕切りはなく、ベッドの脇にはそれぞれ、出家者が使用する皿やコップ、水筒など必要最低限の日用品が置かれた棚が備え付けられてあり、天井からは蚊帳がぶら下げてある。

(20) また、二〇一五年の四月のアヌラーダプラでおこなわれた母親の五回忌のダーナに際しては、日本製の提灯を買ってきてほしいと頼まれた。これは、クスマさんの母親が若いころ、ウェサックで飾る提灯に日本製の華やかな絵柄の提灯がよく利用され、クスマさんの母親はこの日本の提灯をとても気に入っていたためである。

(21) ここで診療をおこなう姉のギータさん（調査当時七三歳）は、サルヴァンガ（*sarwanga*「内科」にほぼ相当）を父親から受け継ぎ、弟のアジットさん（調査当時六七歳）は、サルヴァンガとサルパ・ヴィシャ・ヴェダカマ（*sarpa wisha wedakama*「ヘビの毒抜き治療」の意）を同時に父親から受け継ぎ診療をおこなっていた。ギータさんは診療所から一キロメートルほど離れた自宅で夫と息子夫婦とともに暮らしており、弟のアジットさんは診療所の隣にある自宅で妻と二人で生活していた。

(22) ベッドは三四床あり、男性と女性の患者とで棟が分かれている。

(23) クルネーガラ市内に国立の病院があるため、調査当時、この診療所にやってくる患者の多くは、農作業中に毒ヘビに咬まれた患者がほとんどであるとのことであった。

(24) 老人ホームや孤児院のように、集団単位の大規模なものだけでなく、ダーナは個人間でもおこなわれる。じっさい、未婚の若い外国人女性でありかつ貧しい学生として単独で日本からスリランカにやってきて調査をしていた筆者に対し、シンハラ人であり仏教徒の多くの人々が食事や寝床を提供してくれたが、彼・彼女らに後から話を聞いてみると、このこともピンカマとしてのダーナなのであり、飢えている人に食事や心地よい寝床を提供することは最上級のピンカマなのだと説明された。

(25) スリランカでは、病人を孤独にしておくことはあまりよくないこととされ、孤独が病気を引き起こすと考えられることすらあるようである［上田　一九九〇ａ］。じっさい、筆者がスリランカ滞在中も、お世話になった人々の家族が病気になって入院すると、特に面識もない筆者までもが見舞いに同行することがたびたびあった。

(26) 食堂は一室だが、席は男女で分かれている。

(27) この病棟は優れたパーランパリカ・ヴェダカマの治療家に対し経済的な支援をおこなうスリランカ伝統医療省アーユルヴェーダ局（The Department of Ayurveda in The Ministry of Indigenous Medicine）のアヌラーダプラ県支部から援助を受けて二〇〇七年三月に建てられた。病棟は全部で三棟あり、男性専用の病棟が二棟と、女性専用の病棟が一棟ある。各病棟は二〇名程度収容可能である。

(28) 患者は、男性三三名、女性一三名で、年齢は一八歳から六九歳まで幅広かった。若い者は、事故による骨折で入院しており、高齢の患者は慢性的な腰痛やひざ等の関節痛の治療を受けていた。

(29) 診療に際して患者が足元で額づき礼拝したり、キンマに貨幣を乗せて渡すといった振舞いは、クスマさんの診療においても頻繁にみられた。こうした患者たちの行動については、次章で詳しく検討することにしたい。

第六章　供物としての「診察料」

一　はじめに

診療に対する代金の「支払い」を終えてもなお、治療家をサポートする患者たちの背景には、何があるのだろうか。本章では、診療における患者の振る舞いに注目しながら、治療家に「恩返ししなくてはいられない」という患者たちの姿を見ていくことにしたい。

フォスターとアンダーソンは、非西洋社会の治療者は患者からの診療費の支払いに無関心だろう、という非西洋社会の人びとが抱く一般的な期待とは裏腹に、非西洋社会の治療者は金儲けに大いに関心をもっていると指摘している。患者に対しあからさまに治療費を請求することはなくとも、料金を支払わない患者に対し治療者は、二度と診療をする義務はないという訳である［フォスター／アンダーソン　一九八七］。ここで想定される診療費とは、診療というサービスの対価であり、代金さえ支払えば等価交換として診療の負い目は論理上は清算されることが前提とされている。

しかしながら、患者の苦しみを取り除く診療というサービスは、それを受ける患者にとり、ある意味において決して清算しえない類のものであると考えられる。前章でみたように、クスマさんもアナンダさんも処方薬の代金として患者から一定額の診療費を得ている。そうであるにもかかわらず、患者たちは求められてもいないのにキンマの葉に貨幣を添えて渡したり、贈り物を贈ったり、母親の追善供養をしたいというならば率先してそのための寺院を紹介したりバスを運転したりしていた。代金の「支払い」を終えているのであれば、患者たちは治療家たちをサポートする義務は一切ないはずである。にもかかわらず、なぜ患者たちは治療家に恩返しをしようとするのだろうか。また、こうした恩返しだけでなく、診療において患者たちは治療家に対し特別な振る舞いをしていた。これら患者たちの行動は、いったい何を意味しているのだろうか。次節ではまず、診療における患者たちの振る舞いについてみていくことにしよう。

二　額づく患者と贈り物

診療に際してキンマの葉に貨幣を添えて治療家に渡したり、治療家の足元で額づき礼拝するという患者の振る舞いは、アナンダさんの診療に特別なことではなく、クスマさんをはじめ調査をおこなった多くの治療家の診療でみとめられた。また、こうした振る舞いだけでなく、診療に際して患者は治療家に手土産をもってきたり、完治した際にはテレビなど大きな贈り物が贈られることもあった。さらには、第三章で紹介した「棚田の村のウェダ・マハットゥヤー」のスムドゥさんように、治癒した患者やその家族が治療家の水田耕作を手伝ったり、雨漏りする治療家の自宅の屋根の修理をしたりすることもある。

まず、診療に際し患者たちが治療家の足元に額づき礼拝するワンディナワー（*wandinawā*）についてみてみよう。ワンディナワーは、「額づいて礼拝する」というとおり、患者が治療家の足元にひれ伏して額を床面につけ、治療

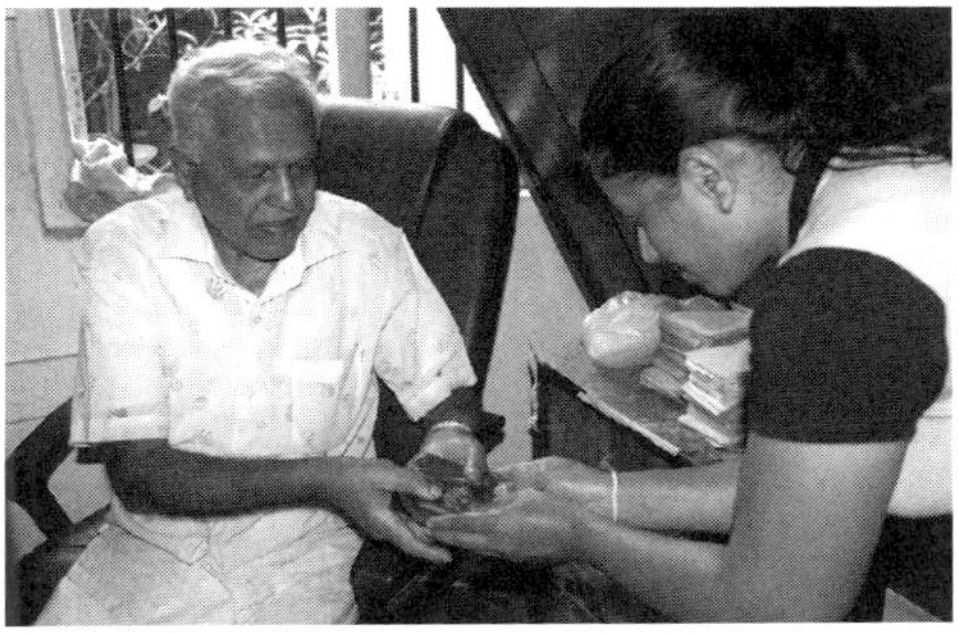
写真 6-1　患者（右）が差し出すキンマの葉を受け取る治療家

家に向けて両手を合わせ礼拝することである。より丁寧な場合には、両手で治療家の足先に触れては手のひらを合わせるという動作を三回ほど繰り返し、深く礼拝する。ワンディナワーは通常、出家者や世話になった恩師、久しく会うことのなかった年長の親族や両親など、個人が深い尊敬の念を抱く者に対してのみおこなわれる特別な振る舞いである。患者がワンディナワーすると治療家は、患者の頭に右手で軽く触れ、ブドゥ・サラナイー（*Buddhu saranayī*「ブッダのご加護がありますように」）と唱える。筆者が調査した範囲では、ワンディナワーは、パーランパリカ・ウェダカマの診療を受診するほとんどの患者がおこなっていた。また、患者当人だけでなく、その親族が熱心にワンディナワーすることもよく見られることであり、一〇歳以下の小さな子供は、必ずワンディナワーして帰る。

ワンディナワーに加えて、キンマの葉[1]（*bulath kola*）の贈呈もパーランパリカ・ウェダカマの診療を受診する患者たちに特徴的な振る舞いである。患者はキンマの葉を二〇枚あるいは四〇枚重ね、細長いハート型の葉の割れ目のほうを治療家に向けて右手でもち、左手を右腕に添えながら治療家に手渡す、あるいは机に丁寧に置く。患者によって差し出されたキンマの葉のあいだには患者が支払いたいだけの紙幣（通常は二〇〇スリランカ・ルピーから五〇〇スリランカ・ルピー）が挟まれたり、上に乗せられている。また、クスマさんのように、処方薬の代金として一定額の金銭を患者に要求する場合にも、一部の患者はキンマの葉に貨幣を添えて渡していた。

キンマの葉の渡し方にも特徴がある。シンハラ人のあいだでは、左手は不浄とされることから、人にものを渡したり、触れたり、調理中に手を使って食べ物をかき混ぜたりするときには必ず、右手が使われる。このことから、

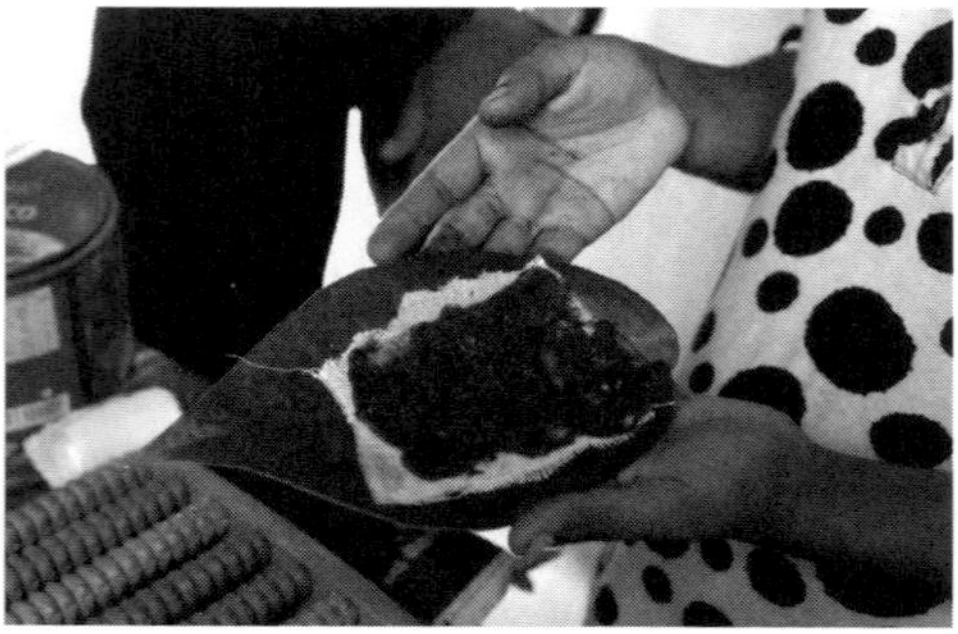

写真6-2　湿布薬を覆うフィルムとして利用されるキンマの葉（2015/1/20）

キンマの葉を渡すときには必ず右手が使われるが、その際、左手が葉をもつ右手に添えられたり【写真6―1】のように両手で手渡されたりする。これは、非常に高貴な人や目上の人に対し物品を渡すときにのみ見られる所作である。

キンマの葉は、さまざまな儀礼や追善供養のダーナにおいて出家者に布施されるなど儀礼的な意味が強い植物である。鈴木によれば、ウダラタ王国（キャンディ王国）時代、王と貴族・寺院・神祠のあいだでおこなわれた封建制度であるラージャカーリヤ制において、王から貴族へと与えられた土地を使用する農民たちが、その返礼としてキンマの葉を貴族に上納する義務が課されていたという［鈴木　一九九八：四九―五〇］。キンマの葉の贈与は、贈り手がもつ謝意を受け手に伝えるとともに贈り手と受け手とのあいだの非対称な関係を再確認・顕在化させもするのである。

キンマの葉には薬効があるともいわれるが、調査した治療家たちは、患者から受け取ったキンマの葉から薬を作るというよりも、薬草をすりつぶしてつくった粘土状の湿布薬が包帯に染み込むのを防ぐ目的で包帯と湿布薬の間に挟んで使用したり、ペースト状の内服薬を処方する際の包み紙として用いているようであった。しかし多くの場合、患者を診察するたび山のように積まれていく大量のキンマの葉すべてを消費することは難しく、上記の使途に加えて治療家やその家族が噛みタバコとして嗜む以外には消費する術もなく、大量のキンマの葉が萎れた果てに廃棄されていた。このことからも、患者から治療家へ渡されるキンマの葉の使用価値はさほど重視されていないことが分かる。

キンマの葉に加え、診療に際し患者たちは治療家にさまざまな手土産や贈り物をもってくる。患者から治療家に贈与される贈り物は、毎回の診療後に渡される贈り物と、病気が完全に治癒した際に贈られる贈り物とがあり、いずれも贈り物（*thägi*）と呼ばれるが、毎回の診療と、病気が完治したときとでは、贈り物の規模が異なる。毎回の診療に際しては、患者が自宅菜園で栽培した野菜や果物、地方の特産物や商店で購入したビスケットや果物などが贈られる。たとえば、クスマさんの診療を受ける患者たちは、自宅で収穫した小さなニガウリの実（*tumba karawilla*）や、飼育する水牛の乳から作った凝乳（*mee kiri*）、キトゥル・ハクル（*kithul hakul* キトゥル椰子の花の蜜を固形になるまで煮詰めた角砂糖。滋養に富むといわれる）やベリマル（*beli mal* ベリーの花を乾燥させた薬草茶。煮出して飲むと身体の熱をとる作用があるといわれる）など、食品を中心とした消耗品を手土産として持ってくる。

一方、病気が完治した際に贈与される贈り物は、前者と比較して高価な耐久品が多い。たとえば、サラマ（*sarama* 男性用の腰巻。男性の治療家に対してのみ贈られる）や襟付きのシャツ、腕時計、壁掛け時計、食器、絵画、室内装飾品をはじめ、ソファやテーブル、テレビ、オーディオデッキ、パソコンなどが挙げられる。調査をおこなった治療家の自宅には、質素で慎ましい治療家の生活ぶりや家のつくりとは明らかに不釣合いな大きさのソファや調度品、テレビ、ステレオデッキ、コンピュータなどが鎮座していることがあった。これらについて治療家たちは、治癒のお礼として患者から贈られたのだと話していた。クスマさんは、処方薬を保存するガラス窓のついた棚や居間に置かれたソファ、薄型テレビ、真鍮の置物、来客用の食器セットやコーヒーカップ、レース編みの美しいショールなどはすべて彼女の患者から贈られたものだと話していた。また、ベッドルームに置かれたノートパソコンも患者が彼女に贈ったもので、この患者はこのパソコンを彼女に贈る際、初期設定をしただけでなく、彼女に使い方を教え、インターネットを接続し、彼女のEメールアドレスまで作ってくれたという。

また、これら贈り物の代わりに、あるいは贈り物に加えて、患者があらゆる形で治療家（およびその親族）に対し労働奉仕をすることがある。第三章で紹介したように、「棚田の村のウェダ・マハットゥヤー」のスムドゥさんが住むシーラガマは、水田やワッタ（果樹園）耕作をめぐって広く労働交換のアッタム（*aththam*）がおこなわれており、スムドゥさんの診療はこのアッタムに組み込まれているのである。スムドゥさんは、グルカマやヘビの毒抜きなどによってこの村のほとんどの村人を診療しているが、診療の返礼は受け取らないという。これは、「（隣人である）村人からはお金は受け取れない」「診療で金儲けをするとサクティ（治療効果）が無くなる」いという理由からだと話していた。したがって、彼の診療を受けた村人やその家族は、田植えや稲刈りの次期になるとスムドゥさんの水田を訪れ、彼の作業を手伝う(2)。

以上にみてきたように、パーランパリカ・ウェダカマの診療に際して患者は、治療家が求める料金とは別にキンマの葉に貨幣を添えて渡したり、手土産や贈り物を贈ったり、前章のように治療家に恩返ししたりする。言うまでもなく、こうした貨幣や贈り物は、治療家が患者に要求するものでは決してない。患者自身が自発的に治療家に贈る物なのである。じっさい治療家たちは、こうした貨幣や贈り物について「患者が渡したいから（勝手に）渡してきた」と話し、少なくとも患者のいる前では、それに関心を示したり喜んだりもせず、謝意を示すこともなかった。したがって、患者からの贈り物は、「ありがとう」といって治療家が受け取るものではなく、患者が「渡したい」という気持ちを無碍にはできないという患者の気持ちに配慮して治療家が受け取っていると考えるべきであろう。じっさい、クスマさんをはじめ多くの治療家たちが、診療に際して患者から贈り物を贈られる際、贈り物を手で受け取ることはせず患者が机に「置いていく」という形で受け取っていた。そして治療家たちは、それら贈り物に対し謝意を表明しないばかりか、関心を示そうとせず、いかなる場合にも、贈り物が開封されるのは、患者が立ち去った後であった。治療家から求められてもいないのに、様々な贈り物を「贈りたい」という患者たちの気持ちは、いったい何に由来するのだろうか。次節では、治療家たちに贈り物を贈る患者たちの姿についてみていきたい。

三　供物をささげる患者たち

病気が治癒した「後」に、患者が医師や治療家に「お礼」としてまとまったお金や贈り物を贈ることは、パーランパリカ・ウェダカマの診療に限らずスリランカでは珍しいことではない。日本でも、退院する際に世話になった医師や看護師に菓子折を渡さずには病院を後にできない患者は少なくないだろう。ところが、診療に際して患者がキンマの葉を渡したり、治療家の足元でワンディナワーするのは、パーランパリカ・ヴェダカマの診療に特徴的な振る舞いであり、スリランカにおいても西洋医療やアーユルヴェーダの診療では決してみられない(3)。そして注目すべき点は、パーランパリカ・ウェダカマの診療を受ける患者たちは、病気が治癒する「前」、すなわち受けている診療の効果があらわれる「前」にも治療家にワンディナワーし、贈り物を贈っている点である。じっさい、クスマさんがクルネーガラの寺院に診療ダーナに行く際、バスを借りて運転してくれたのは、不妊治療のためクスマさんの診療を受けている女性の夫であった(4)。この夫婦は診療ダーナの時点では子供を授かっていないことから、彼がバスを出したのには治癒の「お礼」とは別の意味があると考えられる。効果があらわれる「前」に患者が治療家にワンディナワーし、贈り物を贈ることの背景は、いったい何があるのだろうか。

まず、ワンディナワーについて考えてみたい。前章でクスマさんが出家者に対し診療をおこなう際、治療家であるクスマさんが出家者の足元でワンディナワーしていたことを思い出してほしい。出家者に対しても在家者に対しても、布施が行われる際には、布施の施主が受け手の足元でワンディナワーすることが期待される(5)。したがって、布施として診療をおこなうクスマさんが、布施の受け手である出家者の足元でワンディナワーすることは布施として理想的な所作であると考えられる。一方、クスマさんが在家の患者に診療する際、ワンディナワーするのは患者であってクスマさんではない。患者たちは、どのような意図をもってワンディナワーしているのだろうか。クスマさんの診療を受けにやってきたある患者は、治療家の足元で額づき礼拝することの意味、贈り物を贈ることの意味について、以下のように説明してくれた。

このウェダ・ハーミネー（クスマさん）にはラハスがあります。私たちはこのウェダ・ハーミネーのラハスを心から信頼しているからこそ、長い間（彼とその家族は一〇年以上クスマさんの診療を断続的に受診している）通っているのです。キンマの葉に添えた貨幣や手土産、ワンディナワーは、治してくれたことに対するお礼とか、サービス料では決してありません。治してくれたことのお礼とかサービス料というのであれば、弁護士や会計士に支払うお金と同じものです。でも、彼女が私たちにするウェダカマ（診療）は、お金や贈り物で買えるものではないのです。彼女にはラハスがあります。このラハスについて、私たちは知ることなど決してできません。でも彼女にラハスがあるということを信じて礼拝することで、必ず病気はよくなるのです。そしてこの信じる気持ちの表れが贈り物であり、ワンディナワーなのです【二〇一五年一月二一四日】。

この説明の中でたびたび言及されているラハス（*rahas*）は、通常「秘密」と訳される言葉である。しかし、第八章で詳しく検討するように、ラハスには「明らかにしないもの」という意味があり、ここでは「素人には知る由もない能力」と理解すると分かり易い。そしてこの患者は、素人には決して理解しようのない特別な治療能力をもつクスマさんの診療は、お金や贈り物で取引したり、返礼できるような類のものではないと主張しているのである。つまり、患者たちが毎回の診療で治療家の足元で額づき礼拝し贈物を贈ることは、治療の返礼ではなく、目の前の治療家の秘められた能力を信じ、そうすることで治癒を祈願するという意味が込められていたのである。つまり、そこで治療家に贈られる贈り物は、診療に対する「お礼」とは異なるものではないかと考えられる。[6] そして、クスマさんの治療能力はラハス＝「素人には知る由もない能力」であるからこそ、値段をつけて代金を支払うことによって取引できるようなものではないのである。

治療が困難な病気を抱えた患者やその家族のなかには、クスマさんの診療だけでなく、西洋医療の診療やアーユルヴェーダの診療に加え、病気の治癒を祈願して仏教寺院やヒンドゥー寺院に生花や果物、香などといった供物を捧げているのだと話す人たちがいた。[7] そして、病気の治癒を祈願して供物を捧げる人たちは、晴れて治癒した暁には、神々へお礼参りに行く。そして、お礼参りと同様に、クスマさんにも大きな贈り物を贈るのである。

こうしてみてみると、治療の過程で患者から贈られる果物等の贈り物も、治療が完治した際に贈られる贈り物も、病気治癒を祈願して神々へと捧げられる供物に近いものではないかと考えられる。毎回の治療で治療家の足元で額づきながら病気の治癒を祈願し、完治した暁には大きな贈り物を贈るという患者たちの姿は、ヒンドゥー寺院の神々に病気治癒や子宝を願って供物を捧げる人々のそれと相違ないからである。

ここで注目したいのが、各回の診療において贈られる贈り物が、診療の効果があらわれる「前」の段階で贈られているという点である。クスマさんの診療は、脈診によって把握した患者の容態に合わせて彼女が作った薬を処方するというものであり、診療を受けたその場では、彼女の診療による効果は誰にも分からない。患者がクスマさんの言った通りに処方された薬を飲み、彼女のアドバイス通りの生活を心掛けて初めて、彼女の診療の効果があらわれるのである。したがって、各回の診療においては、まだその治療効果があらわれてもいないのだから、そこでクスマさんにワンディナワーをしたりキンマの葉に貨幣を添えてわたすという患者たちの行動は、診療に対する「お礼」というより、未来の治癒を祈願するものだと考えられる。さらに、キンマの葉を渡す患者は、クスマさんの診療を受ける前に形や大きさの揃った綺麗なキンマの葉を二〇枚か四〇枚あらかじめ用意して彼女の診療を受けるわけだから、キンマの葉は、治療への謝意を込めた「お礼」というよりも、治療の効果が上がるよう願う供物と考えるべきであろう。

前章で述べたように、クスマさんは、処方薬の代金として一定額の料金を患者に求めているが、その代金にキンマの葉を添えて渡すことや、代金に加えて彼女に手土産や贈り物を持ってくることなどは一切求めていない。アナンダさんやクスマさんが言うように、こうした贈り物は「患者が贈りたいから贈る」ものであり、受け手である治療家たちはその気持ちを無碍にはできず受け取らないわけにはいかないから受け取っているのである。したがって、患者から受け取った贈り物に対し治療家が「ありがとう」というのは筋違いなのである。診療に際して治療家の足元でワンディナワーをし、贈り物をする患者の姿からは、誰に求められるわけでもなく、治癒を願い「贈らずにはいられない」という気持ちがみてとれる。したがって、患者から治療家への贈り物やキンマの葉に添えられた貨幣は、治癒を願って捧げられる供物であるということができるだろう。

それでは、こうして患者から送られた供物は、どのような行く末をたどるのだろうか。患者から贈られた供物は、治療家の手に渡った後、治療家によって特別な使途で消費されていた。たとえば、前章でみた遠方の村へ無償の診療に出かけるアナンダさんは、キンマの葉に添えられた貨幣で得た収入を元手に車やガソリンを購入し、遠方の村へ無償の診療に出かけていた。つまり、患者が治癒を願いアナンダさんに贈った貨幣は、遠方の村の患者たちへの無償の診療として使われていたのである。次節では、患者が治療家に治癒を願って贈る供物のゆくえについて見ていきたい。

四　供物のゆくえ

アナンダさんは、診療による「金儲け」を強く否定していたにもかかわらず、実際には意図せずして患者からキンマの葉に添えられた多額の貨幣を得ていた。診療で「金儲け」したくないのであれば、キンマの葉に添えて貨幣を置いていく患者から処方薬の代金を求めるのをやめたり、キンマの葉を断ればよいのではないだろうか。アナンダさんは、患者が渡すキンマの葉は、患者が「渡したいから渡す」ものであり、それを断ることは患者の気持ちを無碍にすることであるから受け取らないわけにはいかないのだと話していた。また、彼のもとへは連日大勢の患者が訪れるため、彼一人ですべての患者に処方する薬を作ることは不可能であり、近隣の村人に頼んで処方薬を作ってもらっている。処方薬の代金を村人への謝金にしなければならないのだと話していた。

こうしてみてみると、アナンダさんが患者から受け取る貨幣は、処方薬の代金と患者が任意に置いていくキンマの葉に添えられた貨幣とで明確に区別されていることが分かる。そして、患者がキンマの葉に添えて置いていく貨幣には、治癒を願う患者の気持ちが込められているだけでなく、ブッダや両親の写真の前に供えられていたことからも分かるように、アナンダさんにとって特別な意味を持っているようである。彼は、患者から供物として渡されたキンマの葉に添えられた貨幣を、自身で占有することなく、遠方の村の診療に充てているのである。

クスマさんの場合はどうであろうか。先に述べたように、クスマさんも、処方薬の代金とは別に患者から多くの贈り物を得ている。これには、毎回の診療で贈られる野菜や果物などの消耗品に加え、テレビなどの耐久品が含まれるが、毎回の診療で患者が持ってくる野菜や果物は、母親亡き後、弟と二人で暮らしをしている彼女にとって、とても自家消費できるほどの量ではない。そこで彼女は、隣家に住むもう一人の弟（一九九〇年代に死去）の妻とその子供たちや、処方薬をつくるのを手伝ってくれる近所の女性たちや、断水時に水を分けてくれる貯水タンクを所有する家や彼女の薬作りを手伝ってくれる隣人に分け与えたりする。(8) しかし、贈られた贈り物のうち上質な果物は、毎朝早朝におこなう礼拝の際、自宅の居間にあるブッダ像に捧げる。これらのお下がりはクスマさんや弟が食べるか、庭先にやってくるリスや小鳥にも分け与えられる[9]。また、質の良いキトゥル・ハクル（キトゥル椰子の花の蜜を煮詰めた角砂糖）やハチミツ[10]、ベリー（*beli*）の実、ベリーの花（ベリマル）が贈られた際には、その日の夕方に寺院へと持っていき、出家者に布施する。

クスマさんは信心深い上座仏教徒で、毎朝五時半からの自宅での礼拝に加えて、毎夕寺院を訪れ礼拝している。また、定期的に寺院に布施をしており、この寺院の出家者によると、二〇一二年に建造された新しい礼拝堂にもかなりの額を出資しているという。そして彼女は、自身がおこなう診療が「ブッダのご加護」によって成り立っていることをことあるごとに強調する。彼女は自宅の台所と裏庭で処方薬を作っているが、出来上がった処方薬を貯蔵しておく部屋には、誰もいないにもかかわらずピリット（パーリ語の経典）をスピーカーで流している。また、診療をおこなう金曜日と日曜日の早朝の礼拝に耳を澄ますと、「今日の診療がより実りあるものになりますようにお力をお貸しください」と何度も唱えているのが分かる

クスマさんは独身であり、毎夕、寺院に足を運んでブッダに祈りを捧げるだけでなく、寺院を訪れた近所の檀家の人びとや出家者と過ごす時間をとても大切にしている。したがって、患者から贈られた贈り物を出家者に布施するのは、寺院に行くための口実であり、これらの贈り物は「手土産」に近い意味合いをもっていることは否定できない。また、クスマさんはこの寺院の出家者と親しいだけでなく、新しい仏塔建立のためかなりの金額の布施をおこなっているためか、クスマさんの弟が病院に入院した折には、この寺院の出家者が幾度も見舞いに訪れていた。クスマさんとこの寺院の出家者との関係は、檀家と仏僧集団という布施の理想的な形態から逸脱した世俗的な贈与交換の関係をも多分に孕んでいるのである。したがって、患者からの贈り物をクスマさんが寺院にもっていくことは、単に布施という解釈だけで説明つくものではない。

しかしながら、診療は「ブッダのご加護」のもと成り立っているという彼女自身の主張もまた偽りではなく、患

者の贈り物を寺院に布施するのは、患者の病気の治癒を願う意味合いも多分に込められてもいる。つまり、「ブッダのご加護」のもとおこなっている診療に対し、治癒を願う患者が差し出した供物は、クスマさん個人で消費すべきものではなく、ブッダにお供えすべきものだということである。

五　考察――「値段がない」診療

パーランパリカ・ウェダカマの治療家のもとで調査をおこなっていると、この診療の値段は結局いくらなのだろう、と考えさせられることがよくある。確かに、処方薬の代金はどんぶり勘定だが一定額を患者に求めている。しかし、患者は患者で、処方薬の代金とは別にキンマの葉に貨幣を添えて渡してくるし、野菜や果物をもってきたりする。「診察料」とは、診察というサービスに対する対価であり、処方薬の「代金」も、処方された薬の対価である。したがって、それらを支払ってしまえば「清算」できるはずである。そうであるにもかかわらず、診療のたびに「代金」とは別にキンマの葉に貨幣を添えたり、手土産や贈り物をもってきたり、治療家の水田耕作を手伝ったり、診療ダーナにいきたいとあらば、そのためにバスを運転したりするのである。

こうしてみてくると、パーランパリカ・ウェダカマの診療には「値段がない」のではないかと思えてくる。もちろん、処方薬の代金としては価格がつけられているのだが、同じ治療や処方薬に対して患者から治療家へ流れる貨幣やモノの量や内容は大きく異なるのである。また、患者自身が治癒を願い「贈りたいから贈る」贈り物は、診療というサービスや、処方薬というモノの対価とは明確に異なる意味をもつ。さらに、患者たちが処方薬の代金として支払う貨幣にキンマの葉を添えたり、ワンディナワーする背景には、代金の支払いとは別の意味があると考えられる。「値段がない」ようにみえる診療における治療家と患者のもののやり取りについて、もう少し詳しく見てみよう。

まず、第二節でみたように、患者から治療家へと手渡される貨幣には、治療家が処方薬の代金として請求する代金とは別に渡される貨幣と、治療家が何も請求しない場合に渡される貨幣とがある。いずれも、キンマの葉に添えて手渡されることが多く、金額も患者によって異なる。そして両者は、治癒を願って贈られるという意味では患者にとって同じ意味をもつと考えられる。クスマさんの診療をはじめ処方薬の代金を患者に求める治療家の診療においては、患者は求められた金額の貨幣をキンマの葉に添えて渡し、治療家の足元でワンディナワーする。つまり、代金としての貨幣がキンマの葉に乗せられるとき、それは「処方箋」を購入すると同時に、添えられたキンマの葉とワンディナワーという所作によって、単なる代金の「支払い」ではなく、治癒を願う供物ともなっているのである。したがって、処方薬の代金であれ、患者が自発的に追加で贈る贈り物や貨幣であれ、それらがワンディナワーやキンマの葉とともに治療家に贈られている以上、治癒を願う供物という意味が込められていると考えられる。そして、最上級の敬服の意の表明であるワンディナワーという所作は、処方薬や供物を贈ってもなお、患者と治療家とのあいだに決して「清算」しようのない非対称な関係があることを示しているのである。

患者の振る舞いからみとめられる、患者と治療家とのあいだの決して「清算」しようのない非対称な関係は、それが「清算」しようがないという意味において、診療に価格がつけられていないことを意味する。診療に価格をつけるということは、その額の診察料さえ支払えば、その場で清算可能であることを前提とするが、診療後に治療家の足元でワンディナワーする患者たちの振る舞いからみとめられるのは、いかなる額の貨幣やモノに置きかえたとしても、決してその恩義を帳消しにすることなどできないという患者たちの認識である。言い換えれば、患者が治療家の足元で額づき礼拝する行為は、診療に値段をつけ、貨幣やモノに置き換えて清算することを否定する行為であると考えられるのである。

それでは、診療に価格をつけたりお金で交換できないものとする患者の姿勢は、いったい何を意味するのだろうか。第三節で紹介した患者は、クスマさんの治療能力はラハス＝「素人には知る由もない能力」であるからこそ、その診療に値段をつけてお金で取引できるようなものではないと説明していた。クスマさんの診療は、価格という価値基準によって計測不可能なものだというのである。さらに、治療家の足元でワンディナワーする所作から分かる通り、贈り物というモノを贈ったところで治療家との非対称な関係は解消されることは無いのであり、クスマさんの診療は貨幣だけでなくモノによっても、置きかえたり交換したりすることができないと考えられているのである。

ここで、序論で論じた単独性＝代替不可能性と言語表象の議論に立ち戻って考えてみたい。単独性と特殊性の違いは、後者が言葉や数値に置き換えて他と比較したり交換できるものであるのに対し、単独性は「かけがえのない」性質であるという点にあった。あるものに価格をつけるということは、個別に異なるひとつひとつの物事を抽象的な価値基準に置きかえて、貨幣で交換できるようにするばかりでなく、他の価格がついたものと比較可能なものにする手続きである。クスマさんの治療はお金で取引できないという先の患者の語りは、クスマさんの治療の代替不可能性を主張する意図があると考えられる。さらに、クスマさんの治療能力はラハス＝「素人には知る由もない能力」であるがゆえに、素人が価格をつけたり、貨幣で交換することなどできるものではないことをも意味している。

この患者は、患者からの贈り物やワンディナワーについて、治療家のラハス＝「素人には知る由もない能力」を信じる気持ちの表れであると説明していた。受けた診療の効果は、患者自身が治療家の能力を全面的に信頼することによって引き出されるというのである。診療における治療家に対する患者からの贈り物は、診療に対する返礼でもなければ、治癒に対するお礼でもなく（診療の段階では治癒していない）、自身が受けた診療の効果を最大限に引き出すための働きかけだということができるだろう。

本章では、診療における治療家と患者との関係について、贈り物や貨幣のやり取りに注目してみてきた。そこで鍵概念となったのは、第三節で紹介した患者が教えてくれたラハス「＝素人には知る由もない能力」であった。そしてこのラハスは、パーランパリカ・ウェダカマの治療家たちが言語発話を拒む背景とも深く関係していたのである。続く第三部では、ラハスを手がかりに、治療家たちが言語発話を忌避する背景について考察していくことにしよう。

注

（1）キンマの葉は、コショウ科の植物（学名：*piper betle*）の葉であり、ちぎって口に含むと独特の味と香りがする。このことから、スリランカでは噛みタバコ（*bitha*）として乾燥させたビンロウ椰子の実（*karunka*）と石灰、カルダモン（*enasāl*）やクローブ（*karābunatvi*）、乾燥させたタバコの葉を挟んで嗜好品として親しまれている。

（2）スムドゥさんは患者に診療をしていることから、手伝ってくれた患者の水田の作業を手伝いにはいかない。

（3）筆者はスリランカ滞在中、体調がすぐれないことがあり、国立のアーユルヴェーダ病院でアーユルヴェーダ医師の診療を受診したことがあった。その際、商店で購入したキンマの葉二〇枚をそろえて紙幣とともに医師に手渡し、足元で額づいた。すると、その様子を見ていた診療まちの患者たちは大笑いし、医師はこの外国人の丁重な振る舞いを無碍にするわけにもいかないという表情で照れ笑いしながらキンマの葉を受け取ってくれた。この恥ずかしい出来事をきっかけに、筆者は、キンマの葉やワンディナワーがパーランパリカ・ウェダカマの診療に特有のものであることを思い知ったのである。

（4）じっさいには、不妊治療のため夫婦でクスマさんのもとにやってくるものの、診療を受けるのは妻だけであった。クスマさんによると、本人たちに言っていないが、原因は妻ではなく、夫にあるということだった。

（5）出家者に対するダーナとは対照的に、在家者に対するダーナにおいては、来世におけるより良き再生というピンカマの理念よりも、贈与財をつうじてつくりあげられる、現世における当事者間の互酬的関係性が顕在化するようである。そしてこうした関係性は、多方向的に錯綜したものとなるようである。スリランカの老人ホームにおいてダーナに関する調査をおこなった中村紗絵は、老人ホームの入居者と、食事をつくって入居者に提供する人々とのあいだの「憐れむべき入居者」（受け手）と「篤志家」（与え手）という固定的な関係性が、ダーナをつうじた具体的なやりとりのなかで揺らぎ、与え―与えられるという関係が多方向的になっていく過程を明らかにしている［中村　二〇一一b］。

（6）言うまでもなく、ここで贈られる贈り物が、治療効果に対する「前払い」であると考えるのは妥当ではない。すでに述べたとおり、治療家の足元で額づく患者の姿勢は、治療家による診療がお金や贈り物で清算しようもないと考えていることを示しているからである。

(7) クスマさんも弟が脳卒中で半身不随になった際、入院中の弟の見舞いの道中、さまざまな寺院に供物を捧げていた。残念ながらまだこの弟は治癒していないが、治癒した際にはクスマさんは大きな供物と共にお礼参りをすることだろう。

(8) クスマさんは自分が独身であることを深刻に受け止めており、自分の身の安全のためにも近隣住民との関係を非常に大切にしなければならないことを筆者によく話している。

(9) 動物たちへ食事を分け与えることも、ダーナと呼ばれる。

(10) クスマさんによると、市場に出回っているキトゥル・ハクルやハチミツの大半は、サトウキビから採れた白砂糖が混入された粗悪品であり、質の良いものをコロンボ近辺で手に入れることは非常に難しいのだという。しかし、地方からやってくる患者が持ちよるキトゥ・ハクルやハチミツは、ローカルなルートで入手されたものであることから上質なものが多く、極めて貴重なのだという。

第Ⅲ部　沈黙と秘匿性

第七章　沈黙の診断

一　はじめに

調査をおこなったパーランパリカ・ウェダカマの治療家たちのなかには、診察の過程で患者に対し「どうなさいましたか?」と質問したり、患者に不調を説明させたりはせず、触診あるいは脈診という自らの「手」を主な診察手段とする治療家が数多くいた。こうした医療器具を用いない治療家自身の「手」の診察においては、診断結果が図示されたり、数値化されたり、言葉に置き換えることによって診断結果が記録されることはない。加えて、診断結果を患者に告げることとすらされなかった。

本章では、医療器具を用いず、問診もおこなわないパーランパリカ・ウェダカマの「手」の診察のうち、調査をおこなった治療家たちの多くがおこなっていた脈診、すなわちナーディ（*nādhi*）の診断をとりあげ、治療家たちが患者たちの身体をどのように認識しているかということ、そして診療において患者や治療家が病気について言及しないことでみえてくる治療家と患者の関係について考察していきたい。

二　ナーディの診断

ナーディの診断は、パーランパリカ・ウェダカマの治療家たちのあいだで患者の身体内部の様子を把握するための主要な診断方法と位置づけられており、サルウァンガ（内科にほぼ相当）の治療家をはじめ、ヘビの毒抜き治療や、整骨治療、火傷治療などの治療家が内服薬を患者に処方する際におこなわれている。ナーディとは身体内の流動物質が流れる経脈のことであり、ナーディの診断は、多くの場合、患者の手首の脈に治療家が人差し指、中指、薬指の三本の指を置き、それぞれの指から感じとられるナーディの状態を把握することでおこなわれる。[1]ナーディの診断によって把握されるのは、患者の生得的な性質や、現在・過去・未来に生じうる具体的な症状である。ナーディの診断は、脈の速度やリズムを計測するのではなく、ナーディによって示される患者当人の生得的な特性を構成するエネルギーの状態やバランスを把握することを目的としている。

調査をおこなった治療家たちは、患者それぞれのナーディの様子にもとづき、処方する薬の種類や分量を調整すると話していた。たとえば、ヘビの毒が排出されやすいようにしたり、火傷による身体のほてりを冷まして熱を体外へ放出したりするという作用をもつ同一の薬でも、患者によって効果的に作用する場合と、逆に症状が悪化する場合があるため、ナーディで得られた情報をたよりに患者に合わせて処方する薬の種類や分量を変えているのだという。また、頭痛や便秘、下痢などといった具体的な症状に対して処方される薬は、同一の症状であっても患者それぞれのナーディによって種類や配合、分量を変えているのだと説明していた。

ナーディの診断において治療家は、人差し指、中指、薬指の三本の指をつかって患者の手首に触れナーディを診る。ナーディによって示される生得的な特性を構成するエネルギーは、ドーサ（*dōsa*）とよばれる。[2]ドーサは、ワータ（*watha*）、ピッタ（*pitta*）、セマ[3]（*sema*）というそれぞれ異なる性質をもつ三要素から構成されており、あらゆる生命あるものはドーサをもっており、このうちの一つでも喪失すると生命が維持できないのだとされている。ドーサは、あらゆる生命を構成・維持するエネルギーであり、三つのドーサのバランスは個体によって異なることから、あらゆる個体はそれぞれに体質と呼べるような固有の性質をもつのだとされる。個体によって異なる三つのドーサのバランスは、その個体にとってふさわしい状態でなくなったとき、さまざまな症状を引き起こすことによってその不均衡を表出させる。したがって、ナーディの診断において治療家が三本の指を用いてナーディを診ているのは、患者ひとりひとりの三つのドーサの性質やバランスを把握するためなのである。

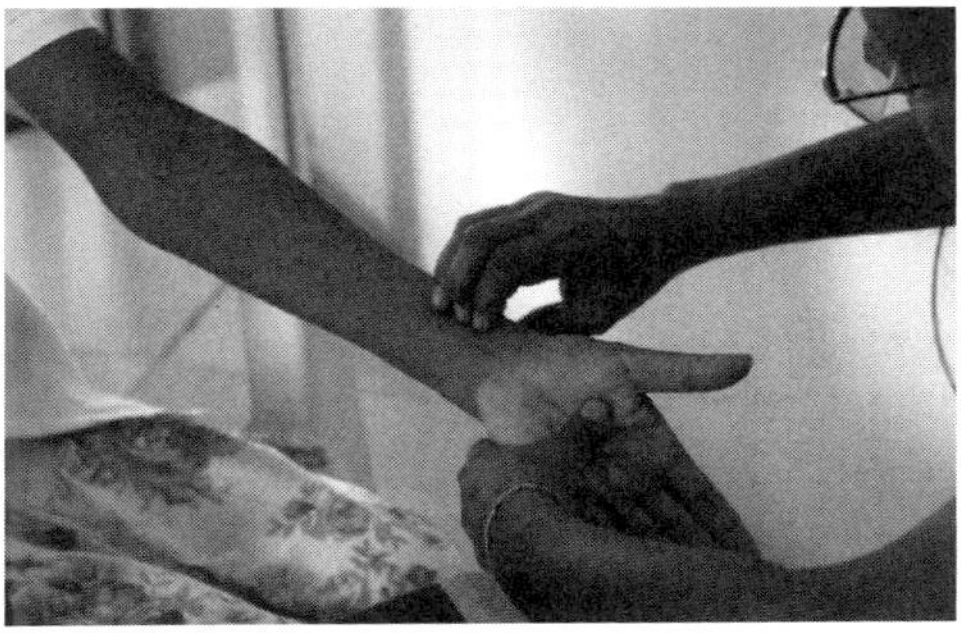
写真 7-1　患者（左）のナーディを診るクスマさん（右）（2015/1/31）

クスマさんによると、ドーサを構成する三要素は、それぞれ異なる性質をもっており、それぞれが不調をきたしたり過剰になったりしたときに引き起こされる具体的症状は異なり、さらにこうした具体的症状も、患者によって異なるのだという。ワータは空気や風と親和性があり、乾燥した冷たい性質をもった素早い動きをつかさどるエネルギーである。ワータはまた、他の二つのエネルギーの動きを調整する。ワータは過剰となると、その個体に空気、乾燥、振動というかたちで表出する。具体的には、腹部にガスがたまったり便秘を引き起こし（消化器内が乾燥する）、肌や髪が乾燥したり、関節痛（関節の潤滑剤が乾燥する）、動悸、ふるえ、こきざみに続く頭痛、不安や不眠（落ち着くことができない）などを引き起こす。ピッタは火や油と親和性があり、熱い性質をもった活力や消化（火は物質を変化させる）・新陳代謝を生み出すエネルギーである。ピッタはまた、他の二つのエネルギーが順調に働くための燃料でもある。ピッタは過剰となると、熱、怒り、油性過多というかたちで表出する。具体的には、発熱、胃痛や胸やけ（腹が燃える）、油性肌、激怒（情熱が過ぎる）、目の充血などを引き起こす。セマは水や静けさと親和性があり、湿った冷たい性質をもったエネルギーである。セマはまた、他の二つのエネルギーが暴走しないよう落ち着かせる働きがある。セマは過剰となると、湿気、粘り気、鈍化というかたちで表出する。具体的には、痰や鼻水、眠気などを引き起こす。[4]

クスマさんによるこれら三つのドーサの説明は、クスマさんをはじめパーランパリカ・ウェダカマの治療家に限定された知識ではなく、シンハラ人のあいだで広く一般に共有されており、身体の不調を説明するためのイディオムとして頻繁に用いられる。[5] たとえば、腰や関節が痛いときには、「腰／関節が痛い」というよりも、「腰にワータがある」、「（関節をさすりながら）ワータがひどい」という表現がされるし、ジャックフルーツの実（*kos*）は、食べ過ぎると「ワータが多すぎる」から大量に摂取することを咎められたりする。ジャックフルーツの実を食べ過ぎるとワータが過剰となって関節痛や頭痛を引きおこすという意味である。また、胃痛は「お腹にピッタがある」「お腹が燃えている」（ピッタは火と親和性をもつ）、胸やけ（胃液が胸まで逆流する）は「ピッタが上まできた」といったりするし、香辛料や脂っこい食事は「ピッタが多すぎ」といわれる。つまり、これらの食事を大量に摂ると、ピッタが過剰となって胃痛や消化器の異常を引きおこすという意味である。さらに、痰や鼻水が出たり、鼻水がたまって頭がぼうっとした状態で眠気があるとき、こうした具体的な症状を示す語を用いた表現より「セマがある」というほうが好まれるし、これらの症状があるときに「冷たい」（＝セマを増大させる性質をもつ）キング・ココナツ・ジュースを飲んだり、洗髪したりすることは、セマをより過剰にしてしまうという理由で咎められる。ちなみに、ワータ、ピッタ、セマによって不調を説明するシンハラ人の病気のイディオムは、シンハラ人の患者やパーランパリカ・ウェダカマの治療家たちだけでなく、生物医療やアーユルヴェーダの治療家たちも患者に説明する際に頻繁に用いる。

このように、シンハラ人が一般的に不調を説明する際のイディオムとしてのドーサは、具体的な症状と結びつけられており、すでに表出し「現在」経験されている症状について、それがどのドーサの仕業なのかを特定するというかたちで言及される。一方、ナーディの診断を通じてパーランパリカ・ウェダカマの治療家たちは、ナーディから読み取ったドーサから、患者の身体で「現在」表出している具体的な症状だけでなく、時間を経過してから表出しうるドーサの異常までをもよみとっている。つまり、現在は症状として経験されてはいないが、現在のドーサにもとづいて「未来」におこる症状をも予測しているのである。[6] ナーディの診断において治療家たちは、患者の手首に置いた三本の指から感じとられるナーディの様子から、患者ごとに異なるドーサの特性やバランス、状態を把握し、現在・過去・未来におこりうる症状を予測する。つまり、治療家たちが注意を向けているのは、「現在」患者が経験している具体的な症状ではなく、具体的な症状を引き起こす元であるドーサなのである。

クスマさんによると、ナーディの様子から読みとられるドーサの状態によって、患者の生まれながらの体質、患者が「現在」経験している症状、「過去」に経験した症状、そして「未来」に経験しうる症状など、患者にまつわる様々な具体的情報を把握することができるのだという。そして、彼女が患者に処方する薬は、こうした症状を軽減させるため、そのもととなるドーサの不均衡をそれぞれの患者当人にとってもっとも均衡のとれた状態にする作用をもつのだと話していた。ナーディによって把握されるのは、患者自身による訴えや、患者によって現在経験されている症状からは予測できないような患者の身体内の状態、すなわちドーサなのであり、ナーディの診断をおこなう治療家は、現在みとめられる症状だけでなくドーサに注意を向けていたのである。

三　嘘をつく患者、患者の話を聞いていない治療家

以上に見てきたように、ナーディの診断において治療家たちが注目しているのは、「現在」のナーディが示す過

去・現在・未来における患者の症状である。したがって、「現在」患者が具体的症状として経験するのは、ナーディが示すドーサが引き起こす症状の一部分でしかないのである。つまり、患者は「現在」経験している症状についてのみ自覚しているのに対し、ナーディを診る治療家は、患者のドーサが時間を経過してから引きおこしうる症状までをも視野に入れて診察しているのである。こうした患者と治療家とのあいだの認識の違いは、じっさいの診察において顕著に認められる。

診察において、パーランパリカ・ウェダカマの治療家が患者に自身の不調について説明させることはあまりないと述べたが、じっさいには、治療家から訊ねられていないにもかかわらず自身の不調について雄弁に語る患者[7]や、レントゲン写真や血液検査や尿検査の検査結果表を持参しパーランパリカ・ウェダカマの診療を受診する患者もいる。加えて、治療家と患者が長期間にわたる関係を結んでいたり、親族ぐるみで診療を受けていたりすることで、診療の現場以外のところで治療家が患者の容態についての情報を得る機会は大いにありうるのであり、初めて会う患者であっても、患者の様子など視覚的情報から、容態を把握することは可能である。じっさい、診療の前後では治療家と患者が世間話で盛り上がることはよくあり、第一章で述べたように、治療家は地域の人々から尊敬され、いろいろな相談に乗ってくれる「お医者さま」という位置にあるため、診療以外のやりとりのなかで患者の容態に関する情報を得ていることは事実である。したがって、診療において治療家と患者とのあいだの会話がほとんどないといっても、一部の患者との間には、病気をめぐってさまざまなやりとりがみとめられることもあり、診療以外の場面で患者についての情報を治療家が得ていることもまた事実である。そして、治療家たちは患者の話を熱心に聞き入ったり、検査結果を見入ったりしている。

ところが、驚くべきことに、調査をおこなったパーランパリカ・ウェダカマの治療家たちは、患者が言葉で訴える内容や、持参した検査結果を、完全に、あるいはほとんど無視していた。ラトゥナプラ県のピンナワッラの集落にある自宅兼診療所で整骨治療とイボとり治療をおこなうカマルさん（調査当時七〇歳）は、小さな農村集落にある自宅で、農業と兼業で診療をおこなっている。彼の診療を受ける患者のほぼすべてが同じ村の住人であり、したがって診療以外の場でも顔なじみの関係である。カマルさんは、診療をおこなう際に、患者の口頭説明を信用せず、自身がおこなう触診やナーディの診断を頼りにしていることの理由について以下のように説明した。

患者たちはみんなこの村の人たちで、互いに幼い頃からよく知っています。そしてごく稀ですが、私に対して嘘をつきます。あるとき、少し離れた家の女性が、脚に大きなアザをつくってやってきました。そのとき彼女は、「転んでひねってしまった」と話していたのですが、診察をしたら、ひねられているということはなく、明らかに強く打たれたものでした。おそらく、夫か誰かから暴力を受けたのでしょう。夫との関係まではよく知りませんが、同じ村に住んでいると、暴力を振るわれたなんてことはいいにくいのだと思います。このように、患者はいろいろな理由から嘘をつきます。ですから私は、患者の言葉をすべて真に受けるわけにはいかないのです【二〇一一年八月二四日】。

患者が嘘をつくから、患者の言葉を信用していないという説明は、カマルさんだけでなく、クスマさんもよく話していた。クスマさんは、患者に診断結果を告げることや、患者自身に無理やり病状を説明させることをひどく嫌っている。患者みずから自身の苦しみを語ることですっきりできるというのであれば、彼女は患者の話を聞くことはするが、その話にはまったく耳を傾けないのである。患者の話す内容を信用していないことについて、クスマさんは以下のように話していた。

患者さんのことは、ナーディだけで何でも分かってしまうから、いちいち患者さんに多くを語らせる必要はないと思っています。患者さんに病気の話をさせるのは好きではないのです。そもそも、患者さんの話は当てにならないことが多いですよ。なかには、私に嘘をつく患者さんだっていますから。「甘いものを控えてください」と再三注意したにもかかわらず、我慢できなくてビスケットを食べてしまった患者さんなどは、私（クスマさん）に怒られるのが嫌だから、そのことを隠すために、「食べていない」と嘘をつくのですよ。でもそんなことは、ナーディを診ればすぐに分かってしまいます。私はナーディしか当てにしていません【二〇〇九年一一月七日】。

クスマさんはまた、患者が持参するレントゲン写真や血液検査の結果などについても、患者への気遣いから、患者の前では熱心に見入る素振りをするのだが、参考にしていないのだと話していた。すでに述べたとおり、スリランカでは小規模な商店街であっても、薬局と同じように心電図や血液検査、尿検査などを安価な価格で提供する店舗があり、人々は気軽に検査を受けることができる。したがって、糖尿病や高コレステロール血症に効果があると評判のクスマさんのもとへは、血液検査の結果表を持参する患者が時折やってくるのである。しかし、クスマさんが処方する薬は、ナーディの診断の結果、不調をきたした患者のドーサを安定させるための薬草から作られている。したがって、血液検査の結果には対応していないのであり、血液検査を見せられたところで彼女にとっては意味をなさない。患者が話す不調や血液検査の結果というのは、今現在すでに症状として顕在化している部分に限定されており、ドーサがもたらす影響の氷山の一角にすぎないのである。

また、「〇月〇日の空腹時血糖値」として示された血液検査の結果は、クスマさんに言わせれば、患者の特定のドーサが異常をきたしたために現れ出た具体的症状のひとつに過ぎない。したがって、測定時の血糖値が高いからといって血糖値を下げる薬を投与したところで、根本的な解決にはならないのである。つまり、彼女がナーディの診断で把握しようとしているのは、血糖値の上昇をはじめとする具体的症状を引き起こす因子であるドーサの不調なのであり、彼女が処方する薬は、このドーサの不調を回復させるものなのである。クスマさんは、ナーディの診断を通じて、血液検査や尿検査によって明らかにされる数値とは根本的に異なる対象をみているのである。

クスマさんをはじめ、調査をおこなったパーランパリカ・ウェダカマの治療家たちは、「手」にもとづく診断結果を記録したり、患者に告げたりすることはなかった。(8) つまり、ナーディの診断によって把握したドーサの状態を数値や言葉に置き換えていなかったのである。このことは、ナーディの診断がドーサというきわめて抽象的で流動的な対象の把握を目的としていること、そして治療家たちが処方する薬が、このドーサの不調に対応していることと関係している。次節では、パーランパリカ・ウェダカマの治療家たちが、診断結果を記録したり、数値や言葉に置き換えないことについて考えていきたい。

四　記録されない診断結果と「見分け言葉」による伝承

クルネーガラ県でサルヴァンガとヘビの毒抜き治療の両方の診療をおこなう治療家のアジットさんは、患者の手首や足首に手で触れてナーディの診断をおこなっている。アジットさんによると、脈診で注目するのは一分間に何回の脈が打つかという速度やリズムというよりは、ナーディが放つ振動やエネルギーのようなものから診断をおこなうのだという。アジットさんは、聴診器や血圧計は所有しておらず、腹痛を抱えた患者も、毒ヘビにかまれた患者も、一様に脈診をみることで診断をおこなう。医療器具を用いない理由を質問したところ、アジットさんは以下のように説明していた。

私（アジットさん）は、自分でつくった薬を患者に処方するとき、脈診によって把握した患者のエネルギーの状態に合わせて薬の種類や分量を調整して処方しています。脈診によって、その人が生まれたときからもっている性質と、脈診をしたときの一時的な状態の両方をみているのです。この両方をみて、その人にとっていちばん良いエネルギーの状態になるような薬を選んで処方します。私が処方する薬は、自分の手で認識したものに対して対処するものであって、聴診器や血圧計がしめす数字とはまったく別のものです。ですから、私が父から受け継いだウェダカマをするとき、聴診器や血圧計を使わないのです【二〇一〇年九月三日】。

アジットさんの説明からは、彼の主要な治療手段である自家製の薬は、彼自身の手で把握された状態に対応していること、聴診器や血圧計などの道具が示す数字に置き換えられた診断結果とは性質を異にすることが分かる。したがって彼は彼自身の「手」による脈診以外の診断方法をとることができないのである。つまり自家製の薬は、彼自身の「手」という代替不可能な判断基準にもとづいたものであり、他の判断基準によっては分量などが調節できないのである。アジットさんはナーディの診断を習得する際、父親の診療に立会い、父親に続いて患者の脈を同じように触れて観察し、「こういうときはこの薬をこれくらい」というように覚えていったのだという。つまりアジットさんの父親は、「手」の感覚をたよりに把握した患者のナーディの微妙な違いを、言葉ではなく、薬という物質に置き換えて説明していたのである。ナーディの診断を言葉で置き換えることの難しさは、クスマさんからナーディの診断を教わった筆者自身も経験している。

クスマさんは、筆者にナーディの診断のやり方を教える際、彼女が患者のナーディを診た後、筆者もその患者のナーディを読みとるよう指示し、ナーディの状態を言い当てることで教えようとしてくれた。だんだん慣れてくると、筆者も患者のナーディの状態が徐々に把握できるようになったのだが、「手」の感覚の範囲においてナーディの状態の微妙な差異を何とか把握することができても、それを言葉で置き換えるとなると、ほぼ不可能であった。クスマさんは、患者のナーディを診てこの患者のナーディは「ピッタがおかしい」とか「ワータが強い」という大ざっぱな表現で筆者に説明してくれたのだが、クスマさんが「ピッタがおかしい」と表現したところの「おかしさ」やワータの「強さ」の微妙な度合いや違いについてまでは識別することが難しく、また、クスマさん自身もこうした微妙な違いを識別するための語彙をもち合せてはいなかった。

さらに驚くべきことに、筆者が把握する範囲では、同じ程度に「ピッタが強い」と感じられ、クスマさん自身も「ピッタが強い」と表現した複数の患者に対し、クスマさんは、異なる薬を処方していたのである。このことを考えると、「ピッタがおかしい」という言葉による表現は、複数のナーディの状態をひっくるめた語彙なのであり、微妙な差異にもとづく診断結果を忠実に表現したものではないのである。したがって、ナーディの診断における「ピッタが強い」や「ワータがよくない」は、そう表現したところで、他者に理解しえない類の表現なのであり、その数値がどのような異常／正常をあらわしているのか、誰もが分かることを前提とする血液検査や尿検査の診断結果とは大きく性質を異にしていることが分かる。

このようにアジットさんやクスマさんがおこなうナーディの診断が言葉によって置き換えられないのは、治療家自身の「手」の感覚を頼りに把握される患者のナーディが言葉で分類できる程に単純な性質のものでないことと関係している。彼・彼女らのナーディの診断は、患者の身体を数値や言葉に置き換えるという回路を経由することなく、ドーサの不調を改善するための処方薬に直結していたのである。「現在」の不調を訴える患者自身の不調の語りや、「現在」採取した血液を数値化した検査結果をクスマさんたちが当てにしないのは、これらの語りや数値が示す内容が、彼女の処方薬と対応していないことと関係しているのである。

ここで、序論で考察した「身分け言葉」と「事分け言葉」の区別を思い出してほしい。アジットさんはナーディの診断を習得したとき、父親の診療に立ち会って同じ患者のナーディに触れ、「このナーディにはこの薬」というように指示詞による説明によって学んだと話していた。このように「手」の感覚を薬という物質に置き換えて伝承していくような知識伝達の方途がとられたのは、すでに述べたようにナーディを言葉で説明するのには限界があるためである。そしてこの教授法は、〈いま・ここ〉という自空間を共有しない限り不可能なものであり、そこでおこなわれる「このナーディにはこの薬」というような繰り返される指示詞による言語活動は、身体と言う中枢を軸に把握される「身分け言葉」に相当する。一方、患者の病態を言葉に置き換え説明していくという教授法は、患者から疾患を切り離し、〈いま・ここ〉という自空間を共有しない人にも理解できるタイプの言語活動、すなわち「事分け言葉」に相当する。

「このナーディにはこの薬」というような「身分け言葉」によって患者のナーディを共有しようとするアジットさんの父親の教授法においては、患者から疾患のみを取り出して一般化するという回路が遮断されている。つまり、血糖値や尿タンパクといったように、患者個人から症状や疾患のみを抽出し、「誰もが」理解できる「客観的な」かたちで表象するという「事分け言葉」の次元に落とし込もうとはしていないのである。序論で考察したように、「事分け言葉」は、特定の事物を言語表象し〈いま・ここ〉という自空間から切り離して物象化することで一般化することを意図する。つまり、「誰もが」理解できるかたちに置き換えるのである。したがって、ナーディで把握される内容が言葉に置き換えられないことは、〈いま・ここ〉で患者自身が苦しむドーサの不調を、患者自身から引き離して一般化しないでいること、つまり患者の単独性＝代替不可能性を保持することでもあったのである。

五　「何も言わない」という敬意と信頼

次章で詳述するように、クスマさんは病状について患者に説明することをひどく忌み嫌っている。しかしながら、調査を始めた当初、「インフォームド・コンセント」を美徳とする日本の医師による診察に慣れていた筆者は、診察を受けているにもかかわらず、患者が病状について何も説明を受けないことについてひどく違和感を抱いていた。そこで、クスマさんが診療に際して患者に何も説明しないことについて、「ウェダ・ハーミネー(クスマさん)は何も言ってくれないけれど、不安ではないのですか?」[9]と何人かの患者に尋ねてまわった。すると彼・彼女らは、「ウェダ・ハーミネーはナーディを診れば何でも分かってくれるし、彼女が出してくれる薬はよく効くから、自分がどんな病気かだなんて知る必要はありません」と口を揃え答え、「なぜ、そんなことを聞くのですか?」と、筆者の「不安ではないのですか?」という質問自体に疑問を投げかけてきたのである。つまり、患者にとっては病気がよくなればそれでよいのであり、ウェダ・ハーミネーが何を考えているかについて患者が知る必要はないというのである。ここからは、患者たちがクスマさんに寄せる絶大な信頼と、自分自身をゆだねるという姿勢をみることができる。患者たちのこうした姿勢は、以下に紹介するある患者とのやり取りにおいても明らかとなった。

二〇一五年一月、約一年半ぶりにクスマさんの診療に立ち会ったところ、多くの患者が症状や経過についてクスマさんに細かく説明したり、レントゲン写真や血液検査結果を持参しクスマさんに意見を求めていることに筆者はひどく驚いた。こうした患者たちの振る舞いは、以前はさほど多くは見られなかったものである。また、第六章で紹介したように、筆者が以前クスマさん宅に滞在していた頃には、診療が終わるとほとんどの患者がクスマさんの足元でワンディナワーをしていたのだが、その日は半分近くの患者がワンディナワーをすることなく診療費と引き換えに薬を受け取って帰っていたのである。[10]こうした患者たちの振る舞いの急激な変化について、違和感を抱いているのは筆者だけではなかった。クスマさんの診療を長年受けている筆者も顔なじみの患者は、クスマさんに対し患者が自身の病状を語りすぎるほどに語ることがいかに「失礼」なものであるかということについて、強い口調で以下のように説明してくれた。

（この）ウェダ・ハーミネーには、私たちが知り得ないようなラハス（＝素人には知る由もない治療能力）があって、私たちはそれを信じて尊敬しているから長年診療を受けに来ているのです。ラハスがあるから私たちがいちいち説明しなくても何でも分かってくれるし治してくれる。だから、私たちから説明する必要はないのです。むしろ、話しすぎるというのは、このウェダ・ハーミネーの診療を尊敬していないということ、失礼なことですよ。治療を受けるとき一番大事なのは、ウェダ・ハーミネーを信じて尊敬することです。尊敬があるからこそ、効くのだと思いますよ。最近新しく来ている患者は、そこのところが分かっていない。コロンボの（生物医療の）医者がダメだったから、代わりにここに来た。でも、治らなかったら簡単に別の医者の所に行くでしょう【二〇一五年一月二四日】。

説明しなくても分かってくれるという治療家に対し、患者が自身の症状について逐一説明するということは、治療家を信じていないことを意味しているのであり、治療家に対し極めて失礼な姿勢だというのである。逆に、治療家の前では自身の不調についてあれこれ語ることなく治療家がアドバイスする生活習慣を心がけ、処方された薬を言われたとおりに飲むことが、この患者が理想とする患者としてのありうべき姿なのである。「何でも分かってくれる」治療家を前にして自身の不調について饒舌に語ることは「釈迦に説法」といったところだろうか。治療家を全面的に信頼・尊敬することがその治療効果を高め、そして治療家を信頼することとはすなわち、「何も言わない」でいるということだというのである。

とはいえクスマさんは、患者があれこれ説明するのは好きではないと話しながらも、患者が話す内容に耳を傾け、相槌を入れながら熱心に聞き入っている。しかし、すでに述べたように、患者はしばしば彼女に嘘をつくこともあるし、そもそも彼女が頼りにするのはナーディだけであることから、患者が話そうが話さまいが彼女にとっては大したことではないのである。

六　考察——沈黙がつなぎとめる〈いま・ここ・私〉

本章では、パーランパリカ・ウェダカマの治療家たちがおこなう「手」の診断について、ナーディの診断をとりあげ考察してきた。ナーディの診断において治療家たちは、患者自身による不調の語りをあまり聞いていなかったり、患者が持参した検査結果をほとんど参考にしていなかった。これは、ナーディの診断の目的が患者が自覚する症状や血液検査が対象とするのとは異なるドーサの把握にあるためである。そしてナーディの診断によって把握されるドーサは、言葉や数値で表現されることなく、「このナーディにはこの薬」というように処方薬に直結して理解されていた。つまり、ナーディの診断は患者自身から疾患を取り出し一般化するという言語表象という回路をもたない「身分け言葉」の診断だったのである。したがって、患者に対し「あなたの容態は○○です」と告げることもなければ記録することもないのである。

一方、患者の容態について「あなたは肺炎です」とか、「あなたの血糖値は標準より高めです」というように言葉や数値に置き換えて症例を示すこと、すなわち「事分け言葉」による把握は、患者個人から疾患や症状を切り離して一般化し、他の症例と比較可能にすることでもある。肺炎という一般化された病名や血糖値という数値に置き換えることは、他人のそれらと比較可能なものにすることに他ならないからである。

その一方で、治療家自身は何千人という患者を診察することを通じて、各患者のナーディをパターン化し一般化している。ひとりひとり異なる患者のナーディを診て、数限りある処方薬に結びつけるためには、ナーディをパターン化し一般化する必要があるからである。ところが、パターン化されたナーディが言葉や数値に置き換えられ、記録されたり患者に告げられたりすることはない。そしてナーディが言語表象されないことは、患者が〈いま・ここ〉で経験する病いの単独性＝代替不可能性を保持することとつながると考えられる。

「患者が嘘をつくから」といって患者の語りに耳を傾けなかったり、聞くふりをして無視したりするという治療家の姿勢は、患者の代替不可能性を軽視しているのではないかと思われるかもしれない。しかし治療家たちは、言葉という一般性を志向する経路とは別次元にあるナーディという回路によって、患者の身体をまっすぐ見つめていたのである。「私は血糖値が高めなのです」とか「頭が痛いです」とか「低血圧で朝がつらいのです」といった患者による自身の病いの言語表象は、血糖値とか頭痛とか低血圧といった一般化された症例に置き換え比較可能な領野へと追いやることに他ならない。すなわち、「事分け言葉」によって〈いま・ここ・私〉から疾患・症状を引き剝がすことなのである。

診断結果を患者に告げない診療、診断結果が言葉や数値に置き換えられない診療、自分の身体であるにもかかわらず患者自ら治療家に対し不調を語ることが「失礼」にあたるという診療、患者自身の〈いま・ここ〉を直視し言語表象しないナーディの診断は、「沈黙」の診断と言えるだろう。そしてこの「沈黙」は、患者を〈いま・ここ・私〉という「身分け」の秩序が支配するアクチュアルな空間につなぎとめ、〈いま・ここ・私〉から離れたところにある他の疾患に目を移したり比較できないようにする。つまり「沈黙」は言語表象による一般化・比較可能化への回路を遮断することによって、アクチュアルな自空間を可能としているのである。

前節で紹介した患者たちは、自分自身の身体であるにもかかわらず、クスマさんがナーディの診断によって把握した内容について知る必要などないと話していた。クスマさんは「何でも分かってくれて適切な薬を出してくれる」

のだから、自分自身が知る必要などないというのである。自分の身体なのに、知る必要などないという患者たちの言葉を聞いたとき、正直筆者はかなりとまどってしまった。しかしこうした患者たちの姿勢の背景には、クスマさんのアトゥ・グナヤに対する全面的な信頼と治療家に自信をゆだねるという態度がある。クスマさんには素人には「知る由もない特別な治療能力」であるラハスがあり、それを信じることで治療効果が引き出されるのだという患者の主張の背景には、患者自身が知りえない領域までをもくまなく見ているのだという治療家への全面的な信頼がある。それでは、この患者が言及するラハス＝素人には知る由もない特別な治療能力とはいったいどのようなものなのだろうか。ラハスについて、患者だけでなく調査をおこなった多くの治療家たちがたびたび言及していた。次章では、ラハスとその背景についてみていくことにしよう。

注

（1）クスマさんは、男性の患者を診察する際には患者の右手首、女性の患者の場合は患者の左手首のナーディを診る。患者が一〇歳未満の小さな子どもであった場合や手首の診察だけで正確なナーディが把握できない場合には、患者の足首のナーディを診ることもある。

（2）ドーサは、生命体がもつエネルギーに限定されず、あらゆる不幸や禍をもたらす「障り」として幅広く存在するとされ、不幸や禍の説明因子として動員される。ガナナート・オベーセーカラによれば、「シンハラ人の文化においてドーサは超自然的存在の活動によって引き起こされ」るという。オベーセーカラが言及する超自然的存在や事象とは、プレータ（*prēta*「祖先の霊」）、ヤクシャあるいはヤカー（鬼・悪魔）、ヒンドゥー教の神々、フーニヤン（地租神）、グラハ（天体の運行）、カルマ（前世でのおこない「業」）のことである。そしてドーサを引きおこすこれらの存在によって、それぞれ、プレータ・ドーサ、ヤクシャ・ドーサ、ディヤンネ・ドーサ、グラハ・ドーサ、カルマ・ドーサという異なるドーサが引き起こされ、それぞれ異なる禍を引きおこすという［Obeyesekere 1977: 206］。これら超自然的存在によって引き起こされるさまざまなドーサは、それを取り除くさまざまな職能者たちによって、自然のドーサ、非人間のドーサ、内的要因のドーサ、外的要因のドーサとに識別されたうえで、その区分にもとづき適切な対処方法やそれに携わる職能者たちが分けられているという［Obeyesekere 1984: 44-47］。

（3）身体を構成する三つのエネルギーであるドーサは、アーユルヴェーダにおけるトリ・ドーシャに影響を受けたものである。アーユルヴェーダのトリ・ドーシャは、ヴァータ、ピッタ、カパから構成されるが、三つ目のカパは、シンハラ語ではセマと呼ばれる。これは、アーユルヴェーダにおける粘着性のある水分の多い性質を示すスレシュマ（*sleshma*）に由来する。

（4）これら三つのドーサの性質は、人間や生き物の身体だけでなく、自然界のあらゆる存在において見出せるのであり、治療家たちが治療のために使用する薬草にも存在するのだという。クスマさんは、患者のナーディを診て、過剰となっていたり不調となっているドーサを特定し、そのドーサを正常に回復させる作用があるドーサの薬草の処方薬を処方するのだと話していた。

（5）マーク・ニッチャー（Mark Nichter）は、人々が日常的に口にする不調をあらわす特有の表現を不調のイディオム（idioms of distress）と名づけた［Nichter 1981］。

（6）上記のシンハラ人たちによる不調のイディオムは、すでに起きてしまった症状を説明する原因としてのドーサを演繹的に求めることに限定されており、未来の不調に関して現在のドーサを手がかりに予測することには用いられていないのである。もっとも、セマによって引き起こされる痰という症状があるとき、近い未来に同じくセマによって引き起こされる鼻水という症状がおこるのではないかと予測することは可能である。しかしこの予測は、セマという同一のドーサを経由していながらも、基本的には具体的症状の換喩的関係にもとづいておこなわれているのである。

（7）診察に際して、どれだけ自分が苦しく惨めで悲しいかということを涙ながらに訴えたり、患者の苦しみに対し夫や家族が気遣ってくれないことや、家族と違う質素な食事を自分だけ食べなければならないことに対する苦痛を、長時間にわたり治療家に強く訴える患者もいた。

（8）クスマさんは、ナーディの診断で得られた結果を記録することはなかったが、患者の名前と住所、年齢、処方した薬の名前をノートに記録していた。これは、もしその患者に問題が起きた時、自身が何を処方したのかを把握するためであると話していた。

（9）この質問の背景には、病名が与えられることで患者はとらえどころのない混沌とした身体経験に秩序を取り戻し、ある種の安心感を得ることができるという議論［cf. Turner 1967、クラインマン　二〇〇五（一九八八）］がある。

（10）付け加えると、クスマさんの自宅居間兼診療スペースであるタイル張りの部屋に、土足で上がって診療を受ける患者もいた。このような患者は、筆者が確認する限り以前には見られなかった。また、クスマさん本人も、ここ一～二年で特に増えてきたが、「時代が変わったのだから仕方ない」と話していた。

第八章　名のなき草とその薬効

一　はじめに

前章では、パーランパリカ・ウェダカマの治療家による診療において、診断結果、すなわち患者の病態や病名を告げないことに注目してきた。しかし、パーランパリカ・ウェダカマの治療家が名前を言わないのは、病名だけではない。治療の要となる薬草や薬草からつくった処方薬の名前を暗号化したり、決して声に出して言わなかったりするのである。さらには、薬草そのものの名前を「知らない」と話す治療家もいた。そして治療家たちが薬草の名前を言わないことは、前章で患者が言及していたラハスという概念が関係していた。ラハスとは本来、「秘密」という意味をもっており、先行研究においては、治療家たちが薬草の名前を言わないのは「秘密」すなわち知識を独占することであると説明されてきた。ところが、調査をつうじて出会った患者や治療家たちは、ラハスを「秘密」という意味では用いてはいなかった。薬草の名前を声に出して言わないという事例については次章で検討することとして、本章では、薬草の名前を「明らかにしない」という事例についてラハスという概念とともに検討していきたい。

二　知的財産という枠組みと代替可能性

すでに紹介したように、パーランパリカ・ウェダカマの診療は、ベヘット・ゲダラの内部で受け継がれてきた。この意味で、パーランパリカ・ウェダカマは排他的に継承されているということができるだろう。先行研究では、パーランパリカ・ウェダカマの治療家たちが、その知識の継承をゲダラ内部に限定していることは、パーランパリカ・ウェダカマの閉鎖的で秘儀的な特性によるとして説明されてきた［Higuchi 2002; Kusumaratne 1995, 2005; Uragoda 1987; Wanninayake 1982 : 32］。つまり、パーランパリカ・ウェダカマの治療家の多くが、処方薬の製薬法や施術方法などをゲダラ外部の者へ口外することを好まないことは、パーランパリカ・ウェダカマの知識を守るための「秘密」であると説明されてきたのである。

アッティガール（John Attygalle）は、『シンハラ人の薬物学』（*Sinhalese Materia Medica*）の中で、「（パーランパリカ・ウェダカマの）知識は、家族の秘密として世代間で継承され、めったに、あるいは決して部外者に明かされることはない」と述べている［Attigalle 1994 : xiv］。また樋口まち子（Machiko Higuchi）は、パーランパリカ・ウェダカマが、西洋医療やアーユルヴェーダをはじめとしたスリランカにおけるその他の医療との競合の中で衰退に向かっている原因は、その知識を一族の「秘密」として封印しようとする姿勢にあると分析している［Higuchi 2002 : 36］。スリランカ保健省が発行した冊子『スリランカにおけるアーユルヴェーダ』においてワニナーヤカ（P. B. Wanninayake）は、「伝統的な治療家（パーランパリカ・ウェダカマ）は、非常に有効な『秘密の処方』をもっていることで知られているが、こうした処方は、特定の『治療家の親族』の知的財産（intellectual property）として厳格に保護・管理されている」と述べている［Wanninayake 1982］。また、クスマラトネは、パーランパリカ・ウェダカマの治療家が、薬の処方や製薬法などを一族以外のものに口外することを拒むのは、その医学的知識が部外者に知られることにより、薬草資源の入手が困難になることや、医療実践の専門性を無化させることなどへの懸念によると説明している［Kusumaratne 2005］。このように、パーランパリカ・ウェダカマの知識が、一族以外のものへ口外されないことは、これまで、「秘密」という鍵概念に集約されるかたちで説明されてきたのである。

ゲオルク・ジンメル（Georg Simmel）は、『秘密の社会学』において、「秘密」は、それが排他的に所有されるがゆえに、団体や恋人、夫婦などそれが共有される集団の結束力を維持したり、他者を排除したりする働きがあることを、以下のように説明している。

外部にあるすべての者にたいして強調される排除は、それに対応した大いに強調される所有感情をあたえる。多くの人びとにとっては、所有物がまさにその真の意義を獲得するのは、実は積極的な所有によるのではない。むしろ所有物は、他者がそれを欠いているにちがいないという意識を必要とする。……こうして、きわめてさまざまな内面的な財産が、秘密という形式によって特色ある価値強調を獲得するのであり、秘密という形式において、秘密とされた事実の内容上の意義は、他者たちがまさしくそれについて何事もしらないということにまったく道をゆずるといったことが、十分にしばしば生じる［ジンメル　一九七九（一九〇八）：四四］。

しかしながら、パーランパリカ・ウェダカマの場合、ゲダラ構成員であっても誰もがウェダカマを継承できる訳ではないとされていることを考えると、ウェダカマに関する知識がゲダラという集団の結束力を強化するように作用しているとは考えられない。また、ゲダラ構成員のうちウェダカマを継承した者たちだけが他の構成員から孤立した集団を形成しているということもない。したがって、パーランパリカ・ウェダカマの治療家がその治療術を親族集団の内部にとどめようとするのは、「秘密は秘密であるがゆえに力を持ち、秘密の価値はそれを守ることにある。逆に、仲間としての連帯感情は、秘密を共有することから生まれることが多い」〔綾部　一九八八：四六〕という意味での秘密とは根本的に異なるものだと理解すべきであろう。

さらに検討すべきは、知識の排他的所有によって価値が生じるという知的財産という枠組みそれ自体である。知的財産という枠組みは、学習なり鍛錬なり、代金の支払いなり、一定の手続きさえ踏まえれば、「誰もが所有することができる」知識であることを前提としている。つまり、誰もがその知識にアクセスできるということ、すなわち代替可能性を前提としているのである。ところが、既にみてきたように、生得的な治療能力アトゥ・グナヤが重視されるパーランパリカ・ウェダカマは、「誰もが習得できるわけではない」「治療家その人とともにある」という特性から、知的財産の保護という枠組みでは説明することができない。じっさい、調査をおこなったパーランパリカ・ウェダカマの治療家たちは、自身が継承してきたウェダカマについて、素人が容易く入手できるものではないと考えているようだった。次節では、処方薬の暗号化やラハス・ベヘット、すなわち「秘密の薬」と呼ばれる薬の処方の事例について検討することにしよう。

三　薬草の暗号化と「明らかにしないこと」としての秘密

パーランパリカ・ウェダカマの治療家たちがつくる処方薬の製造法は、使用する薬草の名称を暗号化したラハス・カヴィ（*rahas kawi*）とよばれる詩歌や、ウェダ・ギャタ（*weda gatha*）と呼ばれる意味をなさない音の集合から構成される唄を通じて伝えられることがある。ラハス・カヴィは、「秘密の詩歌」という意味であり、薬と全く関係のない内容の文字通りの詩の意味に加え、詩を構成する単語や頭文字に薬草の名称や配分などが暗号化されている。これらの詩や唄は、声に出すことは許されているが、その文字通りの意味に隠された薬の処方を発話することは禁じられている。ガンパハ県のゴラカデニヤで火傷治療のパーランパリカ・ウェダカマの診療をおこなう男性のゴヴィンダさん（調査当時三〇歳）から教えてもらったラハス・カヴィを見てみよう。

Kuta mata nagara ambusonda katakari.
Atambu gena siitvita ekekuta beri.
Siti ambukana patale sath dina nari.
Atawana Jora yai gutikagena beri.

この詩の文字通りの意味は、「昔、ばかげた男がいた。彼は悪い男で、なんと八人の女性を妻としていたのである。ところがとうとう、八人目の妻からひどい仕打ちを受け、窮地に追い込まれてしまった」という内容である。しかしこの詩には、重度の下痢に効果があるとされる薬の内容が暗号化されている。冒頭の一節は、***kuta*** はコッタンバ（*kottamba* アーモンド）の葉、***mata*** は、ラサキンダ（*rasakinda* カナダカンアオイ）の根、***nagara*** はイングル（*inguru* ショウガ）、***ambusoda*** はカランドゥル（*kalanduru* ハマスゲ）、***katakari*** はカトゥカローサナ（*katukaroosana* クリスマスローズ）というように、使用する薬草の名称が暗号化されている。

このラハス・カヴィは、ゴヴィンダさんにパーランパリカ・ウェダカマを教えたゴヴィンダさんの姉の義父が、ケラニヤ大学のアーユルヴェーダ学部の講義で教えており、同学部の試験問題で出題するものであるという。したがって、ラハス・カヴィは、「秘密の詩歌」と言われてはいても、その内容はきわめて開放的であり、まったく秘密になっていないことが分かる。ここで問題とされているのは、知識の流出などということではなく、薬草名を別

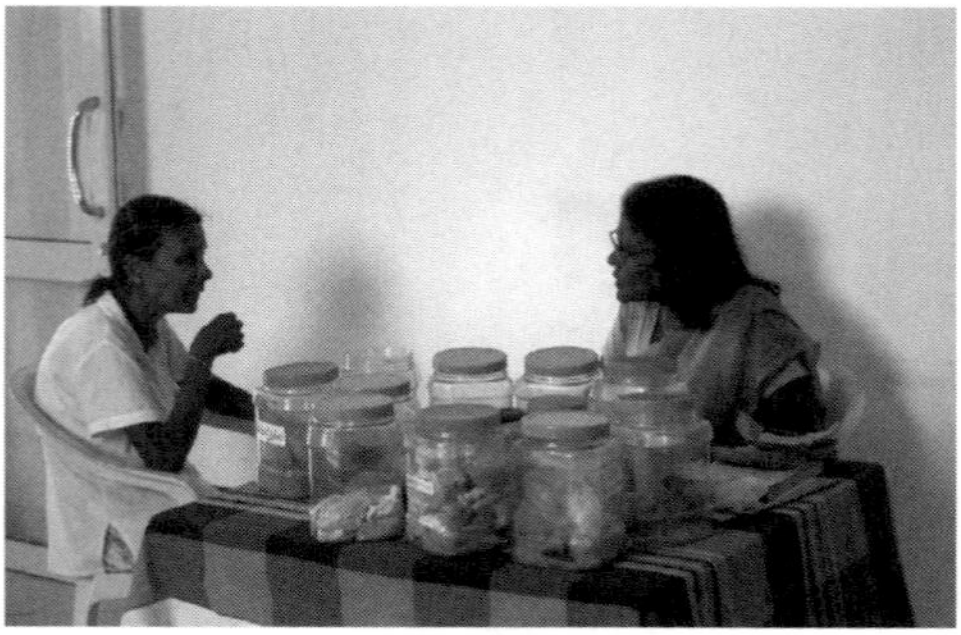

写真 8-1　往診先で患者の診療をするクスマさん（右）（2015/1/31）

の言葉に置き換えることで、薬草の本当の名前を明らかにしない、ということなのである。

　薬草の暗号化は、ラハス・カヴィだけでなく、実際に患者に処方する薬にもみられる。クスマさんは、患者を診療する際、【写真8―1】のように、プラスティックのボトルに自ら製造した処方薬を詰めて患者の目の前に置いている。その際、混同を避けるためにボトルに処方薬の名前を書いたラベルを貼っているが、それらは全て偽の名前であり、彼女にウェダカマを教えた祖父から聞いた本当の名前は誰にも教えていないという。ボトルに貼られたラベルには、マハー・ラージャ（*mahā rāja*）をはじめ、**jawa raja**、**amira raja** など薬に関係の無い王の名前が記載されている。クスマさんは、処方薬を暗号化することについて、ラハスにするからこそ効くのだと主張する。それに対し、アーユルヴェーダのように学校ですべて教えてそれを試験するような薬ではあまり効果はないのだという。したがって、これらの処方薬の本当の名前を皆が分かるようにしてしまったら、患者はよくならないのだと話していた。

　ラハスをシンハラ語辞典で調べてみると、秘密の他に、「未知の、不明瞭な、明らかにされない」などの意味がある。ゴヴィンダさんのラハス・カヴィにおけるラハスの意味合いは、このラハス・カヴィの共有される範囲を限定することが目的の「秘密」なのではなく、別の言葉に置き換えて「明らかにしない」ということが意図されていると考えられる。そして、実際の治療においては、「誰に対して」明らかにされないのか、という点が重要になることがある。

　ガンパハ県のシードゥワにある自宅で整骨治療のパーランパリカ・ウェダカマの診療をおこなう女性のパーランパリカ・ウェダカマのサチニさん（調査当時五三歳）は、父親から継承したパーランパリカ・ウェダカマのうち、いくつかのラハス・ベヘットを受け継いだ。ラハス・ベヘット（*rahas beheth*）とは、「秘密の薬」の意味であり、その製造法や内容が「秘密」にされる薬のことである。彼女は、治療に際して予め用意しておいた塗布薬を患者の容態に合わせて調合し、患部に塗布する治療をおこなう。しかしながら、ラハス・ベヘットによる治療をおこなうときには、患者に目隠しをして薬の調合やそれが塗布される一部始終を見ることができないようにする。これは、治療家の治療の手順を目撃することで、患者がよくないことを考えると、治療効果に影響が出てしまうためであるという。したがって、付き添いの家族がそれを見ることには差し支えないと話していた。ラハス・ベヘットについて、彼女は以下のように説明している。

ラハス・ベヘットは、秘密の（secret）ウェダカマです。けれども、私が薬を混ぜ合わせたり、塗ったりするところを患者が見たからといって、その患者が真似して同じ薬をつくったりできるわけではないでしょう？さっき話したとおり（サチニさんがつくる薬は、アトゥ・グナヤがある彼女自身の手で、適切なタイミングやマントラの朗誦をともなう適切な方法でつくらなければ効き目がないという説明。第四章参照）、私がつくらなければ、同じレシピであっても効き目がないのだから、レシピが外に漏れるということ自体は、それほど重要ではないのです。だから、たとえば、患者の中にアーユルヴェーダの医師[1]がいて、薬を見たり舐めたり臭いをかいだだけでそれに何が含まれているか分かってしまったとしても、そしてそれでお金儲けをしたとしても、私にとってはあまり重要な問題ではありません。患者が私がラハス・ベヘットをやっているところを患者が見ることで、その患者が心配事や何かを心に描くことが問題なのです。こうしたネガティブな感情を少しでも患者が抱くことで、ラハス・ベヘットの効果が落ちてしまう。そのことが問題なのです。ラハス・ベヘットというのは、私だけがそれを知っていることが大切なのではなくて、患者が分からないようにしておくことで、効果を保つということが重要なのです【二〇一〇年二月一〇日】。

サチニさんの説明からは、ラハス・べヘットの処方が他者に知られることに対してよりも、患者がその薬について、否定的なことを心に抱くことで、怪我の状態が悪化することに対して強い懸念を示していることが分かる。(2) 彼女の関心は、その知識を排他的に所有することや流通範囲ではなく、それを患者に対して明らかにするかどうかということにあるのである。

サチニさんはまた、子供の頃、父親の診療を手伝いながらパーランパリカ・ウェダカマを習得する際、うっかり薬草の名前を患者の前で声に出してしまったことで、父親から叱責された経験を話してくれた。彼女は、患者を診療中の父親から「あれを持ってきて」と、習ったばかりの薬草を持ってくるように命じられたが、持ってきた薬草を手渡す際、患者の前でその薬草の名前を言ってしまったのである。その瞬間、父親は彼女を裏へ連れて行き、「おまえは治療を台無しにするつもりか！」と叱責したという。父親は、その薬草についてサチニさんに教える際には口頭で教えてくれたにもかかわらず、治療中の患者の前で治療で使用する薬草の名を言ったことに対して強く咎めたのである。父親の怒りは、サチニさんが患者の前でその薬草の名前を言ってしまったことにあると考えられる。

サチニさんと似た事例は、ガンパハ県のドゥラピティヤで整骨の治療をおこなうインディカさん（調査当時四七歳）からも聞くことができた。インディカさんは、骨折した患部に竹の板を添えて固定する治療をおこなうが、彼は、添えてあるのが竹であるということが患者に分からないよう白い布で巻く。これは、患者に「（特別な装置ではなくて）ただの竹かぁ」と思わせないようにするためであると話していた。

サチニさんやインディカさんの事例で注目すべきは、患者に目隠しをしたり、治療で使用する竹片を布で覆うのは、「患者に対し」治療の中身を明らかにしないためという点である。サチニさんが言うように、「患者が知らないでいること」が重要なのであり、患者の家族や筆者や読者が、治療の中身が何であるのか知る分には問題ないのである。したがって、パーランパリカ・ウェダカマの治療家たちが用いる「ラハス＝秘密」の意味は、集団を形成したり、結束力を維持するという働きをもつ「秘密」でもなく、何らかの手続きさえ踏まえれば「誰もが所有する」ことができるような知識でもなく、商業的価値を保持するため流通範囲を制限することとしての「秘密」でもないことが分かる。さらに調査をすすめていくうち、パーランパリカ・ウェダカマの治療家たちによる知識の処遇において重視されているのが、「患者が知らないでいること」だけでなく、「言明しない」すなわち「誰も知らないでいること」でもあることが明らかとなった。

四　その名を呼んではならない薬草

ラトゥナプラ県で診療をおこなうスムドゥさんは、母方の祖父よりヘビの毒抜き、サルワンガ、悪魔祓いの治療を受け継いだ。彼は、幼いころより祖父からその才能（*hekiāwa*）を認められ、祖父を手伝いながらウェダカマを習得した。彼は祖父より、複数のプスコラを受け継いだが、祖父はスムドゥさんに薬草の種類や薬効を教える際、薬草の名前を言うのではなく、その植物を見せて「これだよ」といいながらプスコラに記載された名前と照合しその使用法を教えたのだという。プスコラには、その植物の名前が記載されていたが、祖父はそれを声に出して読んだり、誰かに言うことを禁じたという。スムドゥさんのもとには、体調がすぐれない村人が健康相談をしに頻繁にやってくるが、彼はしばしば薬効のある植物を採取し村人に手渡して、その利用法を詳細に教える。しかしながら、それら植物の名前は絶対に教えないのだという。なぜなら、薬草の名前を言うと「薬効が少なくなる（*sakthi aduwenawā*）から」だと説明してくれた。スムドゥさんの診療を受けたことのある何人かの村人に尋ねてみたところ、スムドゥさんはとても親切に植物の使い方を教えてくれるが、その名前は教えてくれないと話していた。しかしながら、スムドゥ

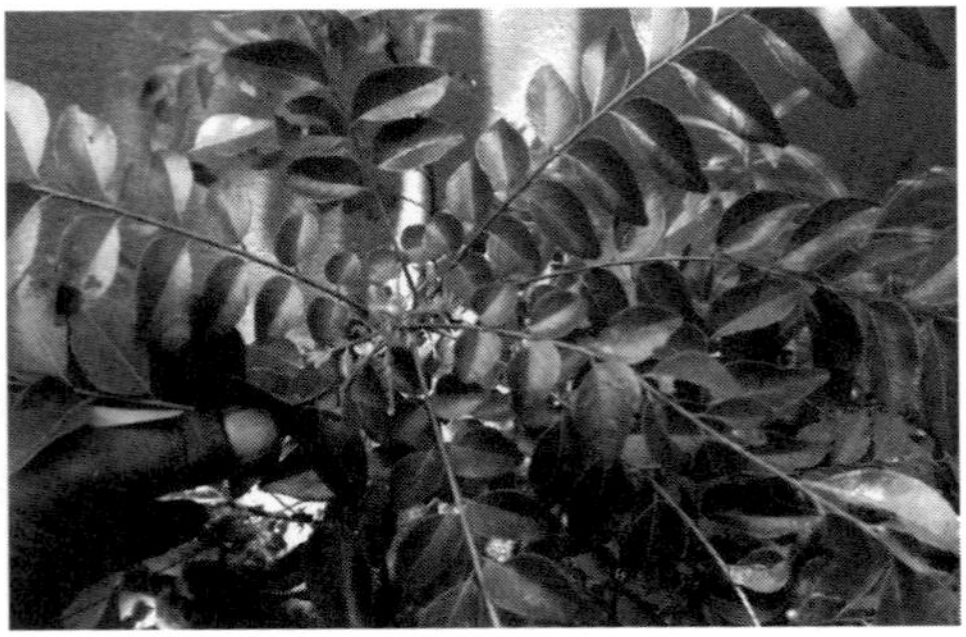
写真 8-2　カラピンチャの葉

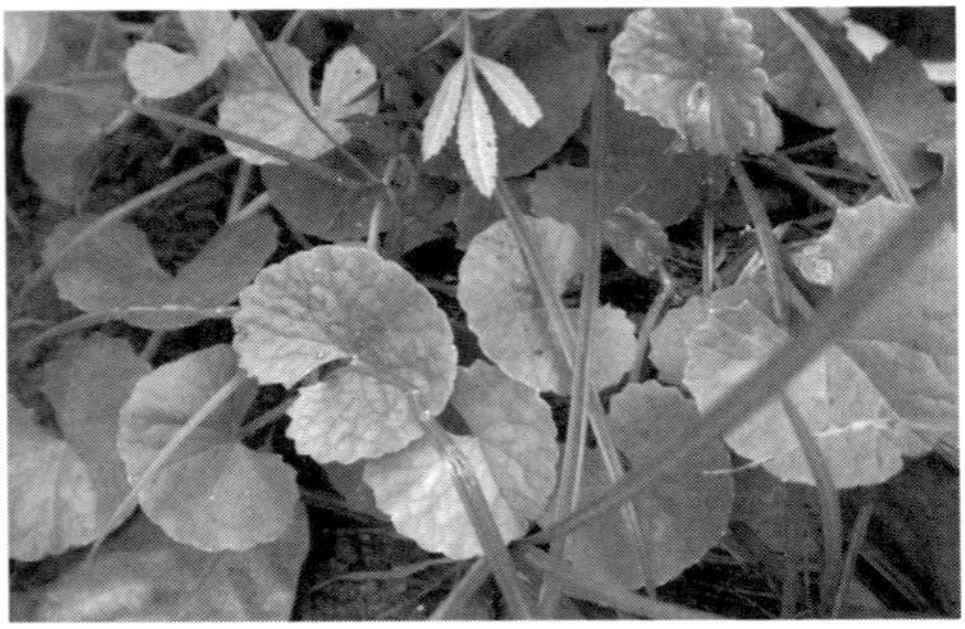
写真 8-3　ゴトゥコラの葉

さんのようにアトゥ・グナヤがあるわけではないから（自分は）「知る必要はない」のだと話し、名前を教えてくれないことを特に問題視していないようだった。

スムドゥさんは、毒へビに咬まれた患者に対し、自ら製造した薬草オイルを塗布しながらマントラを唱える治療をおこなうが、一連の治療を終えると、毒を体外へ排出させるため、三日間日替わりで複数の種類のコラ・キャンダという飲み物を患者に飲ませる。コラ・キャンダとは、薬物野菜や薬草の葉をすり潰し抽出した汁を十倍粥で溶いた重湯のような飲み物で、シンハラ人の家庭では朝食前の健康飲料として親しまれている。村人によると、スムドゥさんは、カラピンチャ（カレーリーフ）やゴトゥコラ（ツボクサ）など、家庭で一般的に作られるのと同じ葉から作ったコラ・キャンダを患者に飲ませているにもかかわらず、患者に対し「コラ・キャンダを飲んだことを絶対に誰にも言わないこと」と約束させるのだという。[3] 普段からコラ・キャンダを飲み慣れている患者は、少し口をつければそのコラ・キャンダが何の葉で出来ているのか簡単に分かってしまう。にもかかわらず、スムドゥさんは患者にあえてそれを言わないことを求めるのである。

スムドゥさんのこれらの事例からは、薬草の名前を言わないことが治療効果と結びつけられていることが分かる。プスコラに書かれた薬草の名前を言わない事例では、薬草の名前を声に出して言うことや患者に教えることが禁じられているが、それは「薬効が無くなるから」という理由からである。じっさい彼は、患者に薬草を渡し、薬効や使用法を教えているのだから、薬草とそれに関する知識を独占しているとは言い難い。そして、治療後に患者に飲ませるコラ・キャンダについて、それを飲んだ患者はどの葉でつくったコラ・キャンダなのか簡単に分かってしまうにもかかわらず、そのことを誰にも言わないよう約束させている。患者に飲ませるコラ・キャンダには、カラピンチャやゴトゥコラといった一般的な薬草だけでなく特別な薬草が混ぜられているのかもしれないが、そうであったとしたらなおさら、「カラピンチャでつくったコラ・キャンダを飲んだ」と言うことを禁じる必要はなくなる。ここでは、「患者が知らないでいる」というよりも、患者も分かってしまうのだが「あえて言わないこと」が重視されていると考えられる。

五　名のなき草

調査をおこなった治療家の中には、薬草の名前を自分以外の誰にも教えないというだけでなく、自分自身も使用している薬草の名前を知らないと話す治療家もいた。ガンパハ県デワラポラの農村にある自宅で父方祖父より受け継いだダミンダさんは、ヘビの毒抜き治療と頭痛や腹痛、風邪などの比較的軽微な不調の治療をおこなっている。第四章で紹介したように、ダミンダさんは祖父から、ヘビに咬まれた部分に塗布するオイルや、毒を体外に排出させる飲み薬をつくったり塗布するときにマントラを唱えたり、まじないをおこなう。また、治療法だけでなく、治療に使用する薬草の株も祖父から受け継ぎ、彼が自家製造する処方薬のほとんどを自宅の敷地内で栽培[4]している。ダミンダさんのもとを訪れる患者は、ヘビの毒抜きの需要が高まる農繁期でも月に二〇人に満たない程であり、自宅で栽培する程度でも間に合うのだという。

ダミンダさんは、患者の幹部に塗布する薬草を主原料とするオイルを常時二〇〜二四種類ほど作り、小さな倉庫に保管しているが、そのうちもっとも使用頻度の高い三種類のオイルのうちのひとつを祖父から受け継いだときのことについて、興味深い話を聞かせてくれた。そのオイルは、一四種類の薬草を煮詰めて作るものであるが、そこで使用される薬草のうち一三種類目までは祖父と一緒にプスコラを見ながら口頭で名前と使用部位、分量を教わったにもかかわらず、一四種類目を教わるとき祖父は、ダミンダさんを裏庭に連れ出し、ある植物を指さして「この葉だよ」と言うのみだったというのである。つまり、一四種類目の薬草について祖父は、その名前をいかなる方法によっても伝えることはなく、ただ指でさすだけだったのである。そしてダミンダさんは、その名前は今になっても知らない、分からない、と話していた(5)。

ダミンダさんの祖父はなぜ、指さしによってしかその薬草を伝えようとしなかったのだろうか。もしかしたら、うっかりその薬草の名前を忘れてしまったのかもしれない。しかし、祖父からそのオイルの作り方を教わる際に一緒に見ていたプスコラに、他の一三種類の薬草の名前が書かれていたにもかかわらず、この一四種類目の薬草の名前だけ書かれていなかったことを考えると、何か特別な意味があるように思えてくる。ダミンダさんは、この一四種類目の薬草について、そのオイルで使用する薬草の中でもっとも強く作用する薬草だと説明していた。なぜ、もっとも強く作用する重要な薬草だと判断したのかというと、祖父が教えてくれた時にそう話していたということに加え、そのオイルにしか使用しない薬草だからだという。

プスコラにもその薬草の名前だけ記述されていないこと、その薬草が重要な薬草だというダミンダさんの主張を考えると、祖父がうっかり忘れてしまい亡くなるまで思い出せずダミンダさんに伝えられなかったということは考えにくい。また、ダミンダさん自身も、その薬草の名前を祖父に尋ねたり、調べたりすればよいはずなのに、そうしなかったのは何故だろうか。そもそも、ダミンダさんが筆者にこの事例を話してくれたのは、第四章で紹介した、まじないの最中に誰かに見られたり話したりしてはいけないということを説明してくれた話の流れであったことから、少なくともダミンダさんは、この事例について「話してはならない」ことのひとつとして認識していたことは間違いない。

ダミンダさんは、その薬草を指さしで受け継ぐとともに、他の薬草とともに株を祖父から受け継ぎ自宅の敷地で栽培している。したがって、どこか別の場所でその薬草を採取したり誰かから購入したりする必要がなく、これまでその薬草の名前を知らなくとも手に入れることができ処方薬を製造するにあたって支障をきたさなかったのだろう。また、祖父とダミンダさんという二者間の情報の伝達は、名前を介在させずとも成り立ちうるものだったことも、ダミンダさんがその薬草の名前を知る必要が無かった理由として考えられる。

筆者はダミンダさんに、その薬草を見せてほしいと頼んだが、筆者は見せてもらえていない。その薬草の学名等を調べようにもできないのはそのためである[6]。しかしここで重要なのは、ダミンダさん自身も患者も、筆者も、誰も彼がつくるオイルに煮出された一種類の薬草、ダミンダさんの祖父が彼に株ごと分け与えたその薬草の名前を知らないという事実である。仮に筆者がその薬草を持ち帰り、学名等を調べることができたとしても、また、それがありふれた薬草であったとしても、希少価値の高い薬草であったとしても、ダミンダさんにとって重要なのは、彼が祖父から受け継いだその薬草を、誰も知らないでいるという事実なのである。そしてその意味において、この薬草は「名のなき草」に他ならない。

六　考察――「名無しの名づけ」とアクチュアリティ

以上、薬草の名前を言わないという事例をいくつか紹介してきた。サチニさんやインディカさんが教えてくれた事例では、治療で使用する薬草や道具について「患者が知らないでいること」が重要とされていた。また、スムドゥさんの治療を受けた患者は、家庭でよく飲まれているコラ・キャンダを治療の仕上げとして飲んでいたが、どの薬草からつくったコラ・キャンダであるか患者が分かってしまったとしても、誰にも「言ってはならない」という約束を守らなければならなかった。さらに、ダミンダさんに至っては、祖父から教えてもらった薬草のうちの一つは、名前すら教えてもらえなかったのである。

ここであらためて、序論で論じた単独性と言語表象の関係に立ち戻り、これらの事例を検討していきたい。しかし、ここでまず考えなければならないのは、単独性とか代替不可能性といった性質を安易に言葉によって説明したり記述したりすることに対しては、慎重であらねばならないということである。この点について、出口顯による固有名に関する議論〔出口　一九九五〕を参照しながら考えてみることにしよう。

出口は、柄谷行人による単独性と固有名についての議論〔柄谷　一九八九、一九九二〕を挙げながら、単独性は実体化したり表象したりすることが論理的に不可能であることを指摘している〔出口　一九九五：一〇一―一五〇〕。出口は、単独性と特殊性の区別についての柄谷の議論に賛意を示しつつも、単独性が言葉によって指示したり記述できるとする姿勢については懐疑的である。出口は、単独性は言葉で語りえないような深遠なものではなく固有名のなかに出現するという柄谷の主張をしりぞけ、「単独性とは代替のきかないかけがえのなさである」と言葉で語り出すや否やそれで終わってしまうようなものが単独性であると指摘する〔出口　一九九五：一二二〕。そして、「語り出すや否や、説明するや否や、単独性は特殊性のレベルに位置づけられ変形されてしまう」のであり、それは、「記述の次元ではなく（そしておそらくは指示の次元でもなく）、体験の次元に属すること」なのだと述べる〔出口　一九九五：一二五〕。

単独性が固有名のなかに存在しえないのだとすれば、名前を言うことが禁止されるのは、いかなる理由においてであろうか。出口は、レヴィ＝ストロースが『悲しき熱帯Ⅱ』で紹介しているナンビクワラでの個人の名前を発声することの禁止の事例〔レヴィ＝ストロース　二〇〇一（一九七六）：一六三―一六四〕について、「一旦口にされてしまえば、固有名詞はもはや厳密な意味での〈固有〉名詞ではなくなる」〔坂部　一九七六：一一〇〕という坂部恵の議論を挙げながら、個人の名前と単独性の関係について論じている〔出口　一九九五：六三―六四〕。出口は、名前の発声が禁止されるのは「名前は人格の重要な構成要素であるから、むやみに人の名を口にしてはいけない」からだ、というよくある説明を否定し、最初に禁止があって、その結果名前が重要となるのであり、「個人名に固有性のみを与え、個人名を真に固有名にするためには、一度名づけたら、ただちにその名を口にすることを拒まなければならない」と論じる。つまり、個人名と単独性が結びつくのに先立って、個人名の使用の禁止があるというのである。

出口のこの議論をふまえると、治療家たちが薬草の名前を知っているにもかかわらず、その継承や診療に際して、声に出して言ったり村人に教えたりすることが禁じられるのは、これらの禁止によって、薬草の治療効果を保持するためであると考えられないだろうか。つまりこれらの治療家たちからは、坂部のいう「一旦口にされたら厳密な意味での〈固有〉名詞ではなくなる」という固有名の性質を、忠実に守ろうとする姿勢がみいだせるのである。

ところで、「一度名づけたら、ただちにその名を口にすることを拒まなければならない」ほどに、名づけとは重大で大きな影響力をもつ営為なのだろうか。名づけとは言語表象であり、〈いま・ここ・私〉の自空間から対象が独り歩きすることを可能にすること、すなわち「身分け構造」の自空間を「言分け構造」の自空間へと変容させる。ある現象や出来事を名づけることとは、それが生じた〈いま・ここ〉からそれを取り出し、別の場所で「誰もが」理解できるように一般化することに相違ないからである。

「言分け言葉」としての名づけは、アクチュアルな自空間を一般化させるだけでなく、ある種の暴力をもはらんでいる。岡真理は、名づけ＝翻訳が孕む言説的暴力について、かつて自身がおこなったある女性についての記述とそれがはらむ暴力性について自戒を込めて論じる。岡は、エルサレムに到着した最初の夜に偶然に「出会い損なった[7]」という一人の女性について、かつて彼女を「ジェンダー化された民族的抵抗の主体」としての「パレスチナ人女性」であると名付け＝翻訳したことをふりかえり、岡自身がその女性に対しおこなった表象という行為はまぎれもない言説的暴力であると指摘する。「彼女という存在は、彼女の被っている暴力が、彼女に対して別の、言説的暴力を行使することなくしては表象されえないことを示して」［岡　二〇〇〇：二九］おり、「人を何者かと名づけること、たとえ名づけるのが彼女自身であったとしても、それは暴力であるのだ。彼女の表象と彼女自身との間には、つねにすでにズレ」［岡　二〇〇〇：二九］があり、「彼女の生きている傷みが、彼女に対して暴力を行使することなくしては表象されえない」［岡　二〇〇〇：二九―三〇］という言語表象が孕む矛盾や暴力性を前にして、「彼女はいったい誰なのか」「彼女の『正しい』唯一の名前は何なのか」という自身の著書のタイトルでもある問いよりも、「私が彼女を何者かとして名指し、彼女について語ることで何が交渉されているのかを問うこと」の重要性を解き明かしてゆく。

　ダミンダさんが一四種類目の薬草の名前を知らなかったように、「名づけ」そのものが放棄あるいは忌避されることはかつての日本にも見られたようである。柳田国男は『禁忌習俗事典』の忌詞《いみことば》の章において日本各地でみられる名付けにまつわるタブーを紹介している［柳田　二〇一四：一三六―一三八］。たとえば、沖ノ島がオイワズ（御言わず）あるいは不言島と呼ばれていたことや、佐渡の国仲では鳶《とび》をユワズ（言わず）と呼ぶこと、薩摩では雉《きじ》をイワズノトリ（言わずの鳥）と呼ぶこと、信州では「あきるれ」の木をナナシノキ（名無しの木）と呼ぶこと、肥前ではモノモライをナイワズ（名言わず）と呼ぶこと、薬指のことを奄美大島ではナシラズ（名知らず）と呼び、名護ではナナシイビ（名なし指）、石垣島ではナァネンウビ、小浜島ではナネェウビィと呼ぶことなどが挙げられる。これらの語彙について興味深いのは、共通して「言わず」「名知らず」「名無し」という名づけること、あるいは言語表象を避けようとする明確な意図が見いだせる点である。上に挙げた語彙では、別の名前（沖ノ島、鳶、雉、モノモライ、薬指など）がありながら、名前がないという意味の別の語で呼ばれている例であるが、[8]「イワズ」「ナシラズ」以外の呼び名をもたないものもあるようである。伊勢にあるイワズノモリ（言わずの森）という森や、薩摩にあるナシラズ（名知らず）という塚のある地区、越後にあるナナシノキ（名無しの木）と呼ばれる大木などがそれにあたる。ナシラズとかナナシノキとは、確かに名づけられた名前であり、「のっぺらぼう」ではないのだが、そのうちに名づけの放棄あるいは忌避とでもいうべき意図を明確にはらんでいる。いわば、「名無しの名づけ」といえるだろう。

市村弘正は、特定の聖地を「ナシラズ」といい、特定の神木を「ナナシノキ」と呼ぶことについて、「神聖な場や物に対する人々の畏怖が、日常的な名前の世界からの敬遠と遮断を強い」ているのと同時に、「空間や事物の存在のありかたを決定づけ、それを経験世界へと専有せずにおかない名前の威力が表明されている。名づけることは、『所有する』ことであったからである」と説明している［市村　一九九六：一三七―一三八］。つまり、ナシラズやナナシノキといった、ある種の名づけの放棄は、神聖な場や物を経験世界へと占有・所有することの放棄でもあるのである。

このように、名づけとは、〈いま・ここ〉に根付いた「身分け構造」の自空間から対象を引き剝がして一般化させるというだけでなく、対象を占有・所有することでもあるのである。したがって、ダミンダさんが受け継いだプスコラに一四種類目の薬草の名前が書かれていなかったことや彼の父親がその名前を言うことなく指差しだけで伝えたことは、薬草を名指すこと、すなわち言語表象によって一般化させないこと、そして第四章で紹介したような天体の運行や超自然的存在の力によってもたらされる薬草の効力を、人間の経験世界へと占有しないことでもあったと考えられる。

他の一三種類の薬草の名前を知っているにもかかわらず、一四種類目のその薬草だけ名前を知らないでいることに対し、彼自身が特別な意味を認めないはずはない。また、名前を知らないのであれば彼自身で名づけたり調べたりしてもよかったはずである。にもかかわらず、あえてこの重要な一四種類目の薬草の名前を彼自身が知らないでいるということそれ自体に、「彼にとって」のその薬草に対する特別な意味が含まれているとは考えられないだろうか。ダミンダさんはあえて自分自身が知らないでいること、名づけないことを通じて、その薬草の薬効を日常的な利害の地平へとつなげる回路を遮断し、天体の運行によって高められた薬草の薬効を保持しようとしていると考えられるのである。

ところで、祖父から受け継いだある薬草の名前を知らないと話していた「ダミンダさんにとって」、その薬草の学名や正式名称は意味があるのだろうか。序論で述べたリアリティとアクチュアリティの対比にもとづけば、誰にとっても理解可能な（と同時に、特定の視点からの世界の見え方を排除する）現実としてのリアリティは、この薬草の学名に相当する。そして、「ダミンダさん」にとっての祖父から受け継ぎ大切に育ててきたこの一四種類目の薬草は「誰にとって」という視点と人称性が介在するアクチュアリティとしての現実においてその意味をもつのである。したがって、ダミンダさんにとってその大切な薬草の学名は大きな意味をもちえないのであり、ましてやその学名を「真の名前」として受け入れることなどできないのだと考えられる。これは言い換えれば、ダミンダさんが祖父から受け継いだその薬草の株を、その薬草の種一般のなかの一個体として位置づけることを避けることでもあるのだ。[9]

本章では、薬草の名前を言わないというパーランパリカ・ウェダカマの治療家の姿勢について、「明らかにしない」でいることで薬草の薬効を維持する意図があるということを示した。本章で紹介した複数の治療家たちはそれぞれ、単に「明らかにしない」というだけでなく、誰に対して、誰にとって明らかでないのかという点についても慎重であった。ラハス・ベヘットをおこなうサチニさんやその父親は、それを受ける患者に対して「明らかにしない」でいることに注意を払っていたし、患者も飲み慣れたコラ・キャンダであるにもかかわらず、それを「飲んだことを誰にもいうな」と約束させるスムドゥさんは、誰にとっても分かるにもかかわらず、あえてそれを明らかにしないということを重視していた。また、最後に紹介したスムドゥさんにおいては、患者だけでなくスムドゥさん自身も薬草の名前を「知らないでいる」という姿勢を崩そうとはしていなかった。

薬草の名前を言わないという事例について本章では、言葉にすること、すなわち言語表象の問題としてとらえてきた。すなわち、「明らかにしないこと」＝言語表象しないことによって、〈いま・ここ・私〉というアクチュアルな自空間から対象が独り歩きするのが阻止されることを指摘したのである。このことは、患者のナーディによって把握されたドーサの状態について言葉に置き換えない前章で紹介した治療家たちの姿勢からも見て取れる。しかしながら、調査をおこなったパーランパリカ・ウェダカマの治療家たちが薬草の名前を言わないことは、こうした言語表象の忌避だけにとどまらなかった。声に出して言うことに対する忌避も存在したのである。次章では、発話すなわち声に出して言うことの忌避について考えていきたい。

注

（1）スリランカでおこなわれるアーユルヴェーダ教育では、薬の臭いや味で成分（rasa）を見抜けるようになることが非常に重要視されている。筆者が調査をおこなったケラニヤ大学のアーユルヴェーダ学部でも、一年次に薬に使用される薬草の種類と効用を味覚によって判定する訓練をおこなう授業が必修科目とされていた。

（2）ここでのサチニさんの説明は、第一章で紹介した、心に抱いたネガティヴな事柄が、現実となって表出するというヒテー・バラペーマ（*hithe balapema*）が関係していると考えられる。これは直訳すると、「思ったことが見えるようになる」という意味で、サチニさんがここでラハス・ベヘットをするのは、治療家は患者が余計なことを考えたり不安を抱かないようにするためであると考えられる。

（3）この話は、六年ほど前に村でポロンガという毒ヘビに咬まれスムドゥさんに治療してもらった一八歳の少女から聞いた。彼女は母親と父方オバとともにスムドゥさんの元を訪れ治療を受けたが、薬を塗ってマントラを唱え、コラ・キャンダと水を飲んだという治療の一連の過程を付き添いの母親たちを含め絶対に口外するなと言われたという。この話は、もうすっかり治ってしまったということで、筆者に教えてくれたが、それを聞いていた彼女の父方オジは、「コラ・キャンダを飲んだことは言ってはならない」

と彼女に注意していた。じっさい、このオジもスムドゥさんによるヘビの毒抜き治療を三回受けたが、三回ともコラ・キャンダを飲み、そのことについて「誰にも言うな」と言われたのだという。

（4）ダミンダさんは、自家製造する処方薬の原料のうち、水銀などの鉱物以外、薬草はほとんど自宅の庭で栽培しているが、リーシャナ（*rishana*「北東」）に生える植物は薬効が高いため、すべてこの方角に植えている。彼は、月齢と星座の運行によって、処方薬に使用する薬草を採取したり、処方薬を作るのに最適な日和や時間帯を独自に計算し、それにもとづき処方薬を作ると話していた。処方薬の一部には、粉末状にした鉱物やギー（精製バター）が混ぜられることもある。また、これらの鉱物や自宅で栽培できない薬草等は、ガンパハ市内にあるケラニヤ大学アーユルヴェーダ学部附属病院に併設された薬草販売店から購入している。

（5）特定の薬草について、指をさして伝えるという方法は、ダミンダさんだけでなく、クルネーガラ県でヘビの毒抜きの治療をおこなう治療家からも聞くことができた。

（6）正直に言うと、「薬草の名前を言うとサクティが無くなる」と言う治療家たちの話をきいているうちに、治療家たちに隠れて薬草の名前を調べようという気にどうしてもなれなかった。

（7）岡は、エルサレムに到着した晩、宿の都合により部屋を移動し初めて出会うこの女性とひとつのベッドで寝ることになった。しかし岡は、長旅で疲れていることを理由に「ねぇ、一緒にご飯を食べない？パレスチナの料理よ。せっかくだから食べてみない？私がつくったのよ」と言う彼女の誘いを頑なに断ってしまう。そして、ほとんど会話をせぬまま部屋を後にし、二度と彼女に会うことはなかった。岡は、この女性との「出会い」が、彼女を深く知りえたかもしれないのにその機会を逃してしまったことによる「出会い損い」であると説明する。そしてこの彼女との「出会い損ない」は岡に、「彼女はいったい誰なのか」という問いを執拗に回帰させることとなる［岡　二〇〇〇：八―一二］。

（8）同じ対象を、別の語彙で呼ぶことは、山詞（山言葉）や沖詞（沖言葉）と里詞（里言葉）の区別にも特徴的である。

（9）第四章で紹介したように、ダミンダさんは処方薬に使用する薬草を栽培する方角や採取する日時についても細心の注意を払っている。

第九章　発話がまねく禍、沈黙がもたらす効力

一　はじめに

これまでみてきたように、パーランパリカ・ウェダカマの診療や知識の伝承の過程においては、言葉に関するさまざまな制限がみとめられた。「手」を用いたナーディの診断においては、患者ごとに微妙に異なるナーディの状態を言葉で表現するのではなく、直接処方薬に対応させていた。また、薬草の名前を患者の前で言わなかったり、継承に際して名前を言うことも避けられていた。本章では、こうした言語表象の忌避に加えて、診療や知識の継承においてみられる、言葉を声に出して言うことの忌避、すなわち発話の忌避に焦点を当てていきたい。

二　発話をともなわない知の継承と診療

前章で紹介したスムドゥさんのように、クスマさんもまた、母方祖父からウェダカマを継承する際にプスコラを音読することが禁じられたという。クスマさんは、処方薬の複雑なレシピをすべて覚えるために、使用する薬草名

を声に出して暗唱したり、プスコラを声に出して読もうとしたところ、祖父から厳しく咎められたと話していた。つまり、クスマさんの祖父が、プスコラというかたちで文字媒体で処方薬のレシピを伝えようとしたのは、その内容を声に出すことを回避するためであったと考えられるのである。インターンシップでクスマさんの診療の手伝いをしに来ていたコロンボ大学の土着医療学科アーユルヴェーダ学部の二人の女子学生に、祖父から受け継いだ処方薬のレシピを教えたことがあった[1]。クスマさんは、祖父がプスコラの内容を声に出して伝えることを避けようとしたことに倣い、女子学生たちに処方薬のレシピや製造法を説明するときには、使用する薬草名を筆談で教えたという。また、学生たちが薬の名称を暗記するために、それを暗唱することを厳しく禁じ、プスコラに書かれている内容を音読することも禁止した。この二人の学生たちは、これらの禁止事項を守ることができず、途中で挫折しまったそうである。

　また、ダミンダさんは、処方薬をつくるときや、患者に薬を塗布するときに唱えるマントラを祖父から受け継いだ。祖父はダミンダさんにマントラを教える際、マントラを決して声に出さず、口の動きだけでダミンダさんに教えたという。マントラを継承する際に、口の動きだけで教えるという方法は、ダミンダさんだけでなく、スムドゥさんも話していた。

　第七章でみたように、パーランパリカ・ウェダカマの診療においては、患者が病状について説明することは（じっさいには説明する患者もいるのだが）「失礼」にあたることとされ、排除されている。治療家が一方的に患者の脈を読み、病状を把握することが中心とされており、一見したところでは、患者からの積極的な意思表示や情報伝達の機会は閉ざされているかのようにみえる。しかし、発話以外の手段で患者から治療家に病状が伝えられることがある。その伝達方法とは、患者が治療家に対して病状を伝える特別なサインである。たとえば、患者当人や付添い人が片足を引きずっている場合は、その患者が重度の下痢を患っていることを意味したり、木の枝を手に持ってきたら、患者の容態が以前よりも悪化したことを意味したりする。また、頬を擦る、腕を組む、頭髪を触るなどといったジェスチャーによっても、患者の病状が伝えられることがある。[2]

患者が示すサインは、とりわけ毒ヘビやコブラ、毒クモ、サソリなどによる毒抜き治療をおこなうサルパ・ヴィシャ・ウェダカマ（*sarpa wisha wedakama*「ヘビの毒抜き治療」の意）の治療家の診療においてよく見られる。スリランカにはコブラをはじめ、猛毒をもつ動物が多数生息している。これらの動物の毒の被害に遭うと、全身が痺れて動けなくなったり、身体を動かすことで毒が回りやすくなったりすることから、患者が治療家のもとへ出向くことは稀である。こうした場合、ドゥータ・ラクシャナ（*dutha lakshana*「伝達者」の意）とよばれる別の者が患者に代わって治療家のもとへ行き、患者の症状を伝えることになる。

ドゥータ・ラクシャナは、治療家に患者の病状を告げる際、発話によって説明するのではなく、布を頭に巻いたり、顔をこすったり、特別な木の枝を持ってくるなど、さまざまなサインによって被害に遭った動物の種類や患者の状況を伝える。ガンパハ県のデワラポラで毒ヘビの毒抜きの治療をおこなう男性のダミンダさんのところには、毒ヘビに咬まれた患者当人ではなく、患者にかわって容態を伝えるドゥータ・ラクシャナがやってくる。ヘビの毒抜きの治療は、身体上に複数存在するマルマ（*marma*「急所」の意）に回る前に、どの種の動物に咬まれたのかを一刻も早く特定し、それに合わせた薬を準備する必要がある。ところが、ダミンダさんによると、「どんなに緊急であろうとも、ドゥータ・ラクシャナは、毒ヘビの名前を口頭で言うことはない。なぜなら、毒ヘビの名前を口頭で言うことは、毒がマルマへ到達するのを早めることにつながるから」だという。

こうしたサインは、患者が治療家に病状を報告する時だけでなく、伝染病の患者がいる家庭が玄関の軒先にマンゴーの木をぶら下げたり、妊娠中の女性がいる家で庭の木に壺をぶら下げることで周囲に告知するといったこともみられる。

三　発話がまねく禍

第七章でみたように、クスマさんは、「患者に症状を語らせるのは好きでない」とよく話している。じっさい、彼女がおこなうナーディの診断は、患者が自覚する「現在」の具体的症状ではなく、症状を引き起こす根本的な因子であるドーサの状態を把握するものであった。したがって、彼女自身が述べるように患者の話は参考にはならないのである。しかしながら、参考にはならないからといって「語らせるのは好きではない」とか「患者に病状について説明したくない」とまで言うのには、何か別の事情がありそうである。

とはいえ、クスマさんの患者には、彼女の診療を一〇年以上も受けている患者や、親族ぐるみで診療を受ける患者、彼女の自宅のすぐそばに住んでいる患者なども少なくなく、診療の前後では、クスマさんとお茶をしながら世間話をしたり、患者が着てきた洋服について話したり、近日執りおこなう予定のダーナでどのような料理をつくったらよいか患者にアドバイスしたりするなど、普段のクスマさんは「おしゃべり好き」でもある。しかし、診療のときにだけ、彼女は急に口数が少なくなる。

クスマさんが診療において話さなくなることの事例として、初診でやってきた二七歳の女性、ニサンサラーさんの診療の診療プロセスを紹介したい。ニサンサラーさんは初診であり、しかもニサンサラーさんは親族ではなく職場の同僚からクスマさんを紹介されてやってきたため、ニサンサラーさんもクスマさんも、初対面であることに加え、互いについてほとんど情報をもっていないと考えられる。

治療家「初めてですね。名前と年、住所を教えてください」

ニサンサラー「ニサンサラーといいます。二七歳で、住所は……」
（治療家はここで、診療日とともに住所など基本的な情報をノートに書き出す）
治療家「腕時計をはずして」
（治療家は患者の左手に手を置き、脈をよむ。治療家も患者も一言も話さない）
治療家「肉と卵は食べないようにしてくださいね。魚は、小さな魚だったら少しだけ食べていいですよ。シャワーは早朝や日が沈んだ後をさけて、日中に浴びるようにしてください。それから、小さな赤タマネギとニンニクをよく食べてください」「この薬（ペースト状の薬、カルカ：第四章参照）を一二日分出します。これを一二等分にして毎朝食事の前に室温の水と一緒に飲んでください」
ニサンサラー「分かりました。タンビリ（キング・ココナツ・ジュース）は飲んでもいいですか？」
治療家「日中だったら飲んでもいいですよ」
（治療家は、患者に処方した薬とその分量のみメモする）

——診察終了——　【二〇〇九年一一月七日】

以上が、クスマさんが初診の患者ニサンサラーさんを診察した際の一部始終である。このやりとりにおいては、病気に直接関わる内容の会話が完全に抜け落ちてしまっている。クスマさんは、ニサンサラーさんとは初対面であるにもかかわらず、ニサンサラーさんから病状に関する一切の情報を聞きだすことなく、脈診のみで病状を把握している。そして、脈診から把握した内容について、ニサンサラーさんに告げることなく、事や入浴に関するアドバイスをし、薬を処方して診療を終えてしまったのである。クスマさんの診療においては、病状に関わる内容は発話されることはなく、診断は食事指導や生活指導などにとってかわられている。

ニサンサラーさんの診療が終わって彼女が帰ったあと、クスマさんに対し、「なぜ、患者さんに何も聞きださないのですか？ 初めての患者さんなのに、何も話さなくてはお互いに分かり合えないじゃないですか？ 患者さんは、自分が抱えている不調やその原因が何なのか、知りたいと思っていると思います。何も話してあげないのは可哀想だと思わないのですか？」と質問した。

するとクスマさんは、自身の診察において、患者との会話を最低限にとどめておくことについて、以下のように説明した。

私はナーディしか当てにしません。そして、ナーディを見れば分かることなのに、わざわざ患者さんの口から『痛い、辛い、我慢できない』などという言葉を話させることを、私はしたくないのです。そのようなことを口にしてしまったら、その病状がもっと悪くなってしまいます。ちょうど、カタワハ（*katha waha*「口の毒」の意。後述）みたいなもので、よくない内容の言葉を声に出して言うと、悪いことが起こります。それから、患者さんがよくないことを口に出して言うだけではなくて、悪いことを思うだけでもダメです。以前に、ヒテー・バラペーマ（*hithe balapema*「思ったことが現実となる」の意。第一章・第八章参照）のことを教えましたでしょう？ 患者さんが、少しでも不安なことや悪いことを心に抱いてしまうと、本当に悪いことが起こってしまいます。だから、私は思わしくない患者さんには、何も言いません。薬をあげるだけです。そして、よくなった患者さんには『心配要らないですよ。よくなってきています。このまま治療を続けましょう』といいます。ナーディをみたあとに彼女（ニサンサラーさん）に何も言わなかったのは、このためです【二〇〇九年一一月七日】。

クスマさんが、患者との会話を制限することの理由として挙げていた、カタワハについて考えてみたい。カタワハ（*katha waha*）とは、「口の毒」の意味で、ある種の言葉を口に出すこと、すなわち発話によって禍がまねかれるという信仰のことである。カタワハは、否定的な内容の発話によって禍が起きたり、嫉みや悪意など否定的な感情を抱きながら、肯定的な内容の発話をおこなうことによっても起こる。たとえば、可愛らしい赤ん坊に向かって「本当に可愛らしい赤ちゃんね」と口にすると、その赤ん坊の美しさは損なわれてしまうとされる［Fernando 2005: 382］。したがって、妬む（*hullanawa*）という否定的な事柄を心に抱いた人間が発する言葉は、その否定的な事柄を感染呪術的に相手に伝えてしまい、心に描いたものが現実となってしまうのである。カタワハと類似したものとしては、アスワハ（*as waha*「目の毒」の意）や、ホーワハ（*ho waha*「息の毒」の意）などがある。(3)

カタワハは、少なくとも筆者が調査したすべての地域で、ジェンダーや世代を超えて広く共有されていた。キャンディ県のカンダンガマ村で調査中、ある独身女性Aから「あなたって本当に綺麗ね」と言われた新婚の女性Bが、その翌日から全身に湿疹ができ苦しんでいることが、一部の人々のあいだで噂になったことがあった。この言葉を発話した女性Aの嫉妬が、彼女の声を通じて表出し女性Bに作用したカタワハだというのである。

カタワハには、容姿など身体にかかわるものがよく見られるが、医療診断とは、紛れもなく身体にかかわる言及である。したがって、身体にかかわる禍の極みとも言うべき病気に関する内容の発話は、特に控えられなければならない。上のクスマさんの説明においては、患者が語る内容の文字通りの否定的な意味が、否定的な現実をまねくということが懸念されているのである。

カタワハには、こうした言霊の意味に加え、声を通じてその「毒」が拡散すると言われることもある。さきに挙げたホーワハ（息の毒）のように、邪悪な思いとともに発せられた言葉や否定的な内容の言葉がもつ「毒」は、それを発した人の声にのってさまざまなところで禍をもたらすというのである。したがって、カタワハは、言及された人自身だけでなく、周りの人にまで禍をもたらす可能性をももっているのである。

このように、クスマさんが患者に多くを語らせず、クスマさん自身も必要以上に患者に語ることは避けていた背景には、ある種の否定的な内容の発話や、否定的な感情をともなった発話は、禍をもたらすというカタワハがあったのである。ところが、パーランパリカ・ウェダカマの調査を進めていく過程で、カタワハのように発話がもたらす否定的な作用ではなく、発話しないことがもたらす治療効果が重視されていることも明らかとなった。

四　沈黙が変容させる空間

第四章で紹介した、ゴヴィンダさんの火傷治療の行程について、「発話がおこなわれない」ということに注目してもう一度みてみたい。ゴヴィンダさんの診療室は開放的で、患者の診療の一部始終を、診療中の患者と無関係な順番待ちをしている他の患者がみることができる。筆者がゴヴィンダさんのもとへ調査に赴いた際にも、五～六組の患者が順番待ちをしていた。順番を待っている者たちは通常、別の患者の診療中であっても、世間話に花を咲かせている。しかし、診療中の患者の患部にオイルが塗られる瞬間、一斉に会話が中断され、オイルの塗布が終了し、治療家がマントラを朗誦し終えるまで、誰もが発話を拒むようになる。ゴヴィンダさんは、治療の最中にマントラを唱える以外に声を出さないのは、患者に塗布している薬の薬効を高め、治療全体の効果を高めるためであると話していた。そして、患者が治療の最中に、痛みに耐え切れず、「痛い！」と叫ぶことも、治療効果を下げてしまうため、患者はどんなに痛くても決して声を上げてはならないと話していた。このことから、ゴヴィンダさんの診療において、マントラを朗誦することが治療効果を上げるための手続きのひとつであったのと同様に、治療家や患者、そしてその場に居合わせる誰もが言葉を発することを慎むことは、治療効果を高めるための手続きのひとつとして位置づけられていたと考えられる。

パーランパリカ・ウェダカマの診療において、発話しないことが治療効果と関わることは、第四章で紹介したケマ（*kema*）と呼ばれるまじないがおこなわれる際にもっとも顕著にみられる。ケマとは、パーランパリカ・ウェダカマのカマの語源と同じくシンハラ語のカラナワー（*karanawa*「する」）から派生した名詞であり（第一章参照）、文字通り直訳すれば「すること」となる。ケマは、パーランパリカ・ウェダカマの診療にかぎらず、ゲダ・パランパラーワとしてゲダラ内で受け継がれていくまじないであり、軽度の身体的不調を解消したり、田畑に害獣が寄りつくのを防いだり［Fernando 2000: 53］するなど、日常のトラブルを除去する目的でおこなわれる。

ガンパハ県のシンハラ人たちのあいだで筆者が調査した範囲では、夜中にヘビやサソリが家に入ってこないよう呪文を唱えたり、吹き出物を治すために黙って手で顔をこすったり、ニガウリの味が苦くなりすぎないように無言で刻んだり、喉に刺さった魚の骨を取り除くために、一杯の水に向かって呪文を一〇八回つづけて唱え、その水を一気に飲み干すなどのケマがあった。ウラゴダによれば、ケマは、寝違えやこむら返り、しゃっくりなど身体上に生じる軽度な不調に対してよくおこなわれるという［Uragoda 2009］。

キャンディ県カドゥガンナーワ（*Kadugannawa*）の住宅地域に住むサマンさん（男性、調査当時五三歳、公務員）のゲダラでは、以下のようなケマが受け継がれていた。目にモノモライができたら、起床後すぐに誰とも会話を交わさず家の外に行き、木の葉におちた朝露を無言のまま塗布する、足を挫いたら、ココナツ・オイルを手にとり、誰とも口を訊かずに患部を足先へ向かって七回さする、怪我をして軟膏を塗るときに誰かと話すことを避ける、などである。サマンさんは、これらのケマは、ゲダラの他の誰かから教えてもらったのではなく、父親がやっているのを見て覚え、サマンさん自身もやるようになったと話していた。

ケマは、パーランパリカ・ウェダカマの治療家たちも患者を治療したり処方薬をつくる際にたびたびおこなう。

そしてその際、言葉を声に出して発することが避けられるという特徴が顕著である。たとえば、ガンパハ県のゴラカデニヤで火傷治療をおこなう男性の治療家のゴヴィンダさん（調査当時三〇歳）をはじめ、筆者が診療を観察したほとんどの治療家は、患者にオイルや軟膏、膏材などを塗布する際、決して何か言葉を発することはなかった。そしてそれは、「治療の最中に言葉を発すると、治療効果が衰えるため」であると説明された。ケマの最中に発話を忌避することは、第四章で紹介したダミンダさんによるヘビを寄せ付けないようにするためのケマにおいてもみとめられる。ダミンダさんは、そしてこのケマをする際には、決して話してはならないし、誰かに見られてもならないと話していた。これは、ケマの最中に話したり誰かに見られたりすると、ケマの効果が消滅するためであるという。ダミンダさんは、このケマ以外にも、ヘビに咬まれた患部に向けてデヒ（ライム）の実をしぼり、マントラを七回あるいは、二一回、一〇七回（回数はヘビの種類によって異なる）唱えるというケマもおこなっていると話していたが、マントラは通常の発話とは区別されているようである。

第四章で紹介したアジットさんは、処方薬をつくるときにマントラを唱えたり、言葉を声に出して話さないようにしたりする。そして特定の薬をつくる際には、しばしばマントラをともなうケマをおこなう。マントラを唱えながら、鳥の羽や田んぼの土を処方薬に入れたり、ガラスでアジットさん自身の手に傷をつけ、出てきた血液を薬に入れたりするというものである。アジットさんによると、これらの添加物は、ただ加えればよいというものではなく、必ずマントラを唱えることが必要であり、しかも薬をつくっている最中、マントラの朗誦以外にいっさいの声を出してはならないという。マントラを朗誦し、声を出さないという正しい手続きをとらなければ、薬の治療効果は高められないというのである。

こうしてみてみると、ケマや治療において患者や治療家が話さないことが重視されるとき、しばしばマントラが朗誦されていることが分かる。マントラは、人間に向けられた発話ではなく薬に効力をもたらす超自然的存在に対し唱えられるため、患者や治療家による発話とは異なる性質をもつのだと考えられる。また、超自然的存在に向けて唱えられるものとして、マントラに加えてピリットも挙げることができる。第四章で紹介したように、インディカさんの診療所では、患者が寝泊まりする病床に大音量のピリットがステレオデッキから流されている。これは、患者が聞くためのものではなく、邪悪な存在が近寄らないためのものであった。

このように、人間が発話することが禁じられる「沈黙」の瞬間、そこで発せられる言葉は、マントラやピリットのように、人間以外の存在に対して働きかける言葉である。第四章で紹介したように、マントラやピリットは、超自然的存在へ向けて、薬草の治療効果を高めたり、邪悪な存在を追い払う目的で唱えられていた。つまり、診療において治療家や患者が「沈黙」を強いられるとき、そこは人間以外の超自然的存在が薬草に働きかける時空間に変容するのだとも考えられるのである。

五　考察――「口の毒」と比較の拒絶

本章では、パーランパリカ・ウェダカマの診療において治療家や患者が声に出して言葉を発することを忌避する事例について検討してきた。

ここで改めて、クスマさんが教えてくれたカタワハについて検討してみたい。カタワハは嫉妬や否定的な感情を抱きながら発せられた言葉が禍をもたらすという「口の毒」という意味であった。それだけでなく、カタワハにおいては、発せられる内容よりも誰が発した言葉なのか、ということが問題とされることがある。より厳密に言うと、言及された人と発話した人との関係によって、同じ言葉でもカタワハとされることとされないことがあるのである。

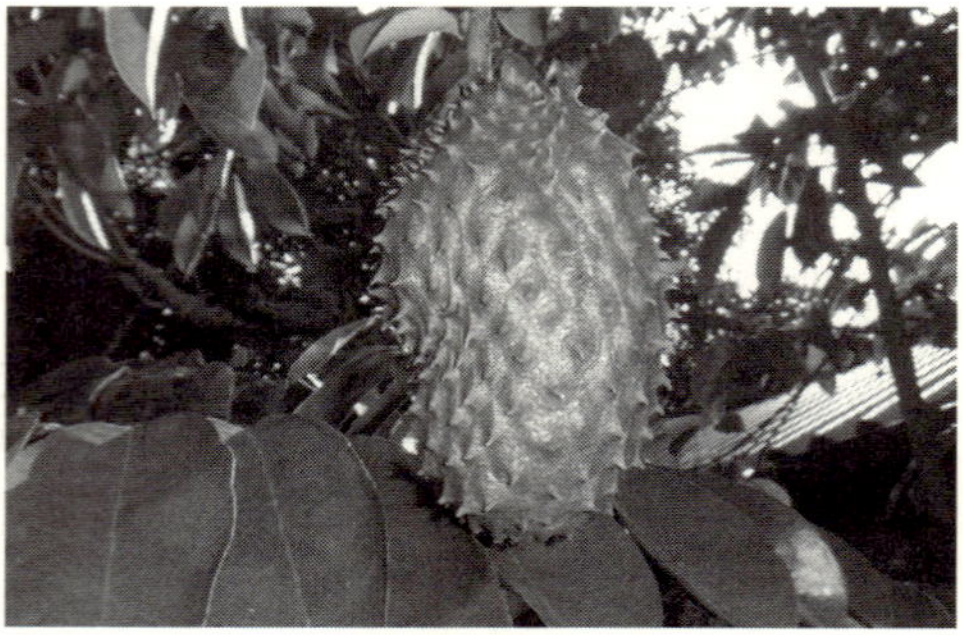
写真 9-1　カトゥ・アノーダの実（2010/1/3）

筆者は以前、好物のカトゥ・アノーダという果物の大きな実を実らせた木を見つけたことがあった。[4] そしてその実を指差して「大きな実がついたわねぇ」と一緒にいた友人の母親に話しかけたことがあった。するとその母親は、「そんなことは言ってはダメ。翌年からその木は実をつけなくなってしまう」と筆者を咎めたのである。彼女によると、そのとき筆者が発した「大きな実がついたわねぇ」という発話はカタワハだというのである。しかし筆者は、大好きなカトゥ・アノーダの大きな実を見つけたことが純粋に嬉しかっただけであり、嫉妬や悪意や羨望などといった感情は一切抱いていなかった。そうであるにもかかわらず、筆者が「大きな実がついたわねぇ」と言うのは忌々しき事態だとされたのである。

これはいったい何を意味するのだろうか。彼女によると、スリランカで生まれ育った人がその木を見て「大きな実がついたわねぇ」と言う分にはさほど問題がないのだという。ところが、カトゥ・アノーダがない日本で生まれ育った筆者が言うのは大問題だというのである。このカトゥ・アノーダという果物は、おそらく日本では手に入れることができないし、少なくとも筆者はスリランカでしか食べたことがない。桃と梨とパイナップルを合わせたような甘酸っぱい味と香りを放つその果物に筆者は完全に魅せられていたのだが、この母親によるとそれが問題なのだという。つまり、筆者自身は大変好んでいるにもかかわらず、筆者はカトゥ・アノーダをもっていない（日本では手に入れることができない）という事実が、筆者の「大きな実がついたわねぇ」という発話をカタワハにしてしまっているというのである。

こうしてみてみると、カタワハにおいては、その発話において言及される内容だけでなく、誰が誰に対して発した発話なのか、ということが問題とされていることが分かる。先の例で言えば、独身の女性が新婚の女性に向かって「あなたって本当にきれいね」と言ったことがカタワハであるとされている。両者の間には、独身と既婚（新婚）という当事者間の比較にもとづく非対称な（結婚していることが優位というわけではないが）関係がある。この発話をした女性が、本当に嫉妬していたかどうかは分からない。しかし嫉妬とは、他者と比較することで初めて生じる感情であり、この独身女性が新婚女性との間で比較される関係にあるという事実は、彼女の発話がカタワハと見做された原因といって間違いないだろう。

カタワハにおいては、その当事者間の比較にもとづく非対称な関係が問題とされている。そして比較とは、「たとえ地位や能力や容姿に違いがなくても存在するような差異」としての単独性＝代替不可能性をいったん留保し、一般化させることにおいて成り立つ関係である。つまり、「かけがえのない」あなたと私を、もっている／もっていない、既婚／未婚という一般化された条件・尺度の地平に持ち込むことに他ならないのである。

このことは、クスマさんが患者に対し病状を告知しないこととも関係してくる。健康であるクスマさんが、患者に対し「あなたの病状は深刻です」ということは、患者自身に否定的な感情を抱かせるというだけではなく、クスマさんと患者を健康／不健康という比較の関係に持ち込むことでもある。また、クスマさんが患者自身に病状を語らせるのも好きではないと話していたことも、患者自身の声をともなう発話によって比較が生じるのを避けることと関係していると考えられる。つまり、自身の不調についてそれを言葉にして声に出して言うことは、自身の苦しみを他人の不調と比較可能な地平へと誘い一般化することにつながるからである。

そしてここで重要なのは、当事者が声という代替不可能な媒体によってその言葉を発していることなのである。このことは、カタワハがそれを発した人間の声にのって拡散するとされることにも関係してくる。不幸な出来事としてのケガや病いの経験は、「なぜ私なのか？」「なぜ今なのか？」という「個」の単独性＝代替不可能性を顕在化させる。病いによる苦しみは、他者と取り替えることができないし、究極的には他者の苦しみと比較しようがない（他者の同一の痛みを経験することはできない）からである。そして、この代替不可能で比較不可能な経験を、当事者がその声とともに言葉にして吐き出すことは、由々しき事態に相違ない。声というそれを発する人物に固有の代替不可能な一部は、発話内容とともにその負の因子を拡散させると考えられるからである。

前章では、名づけること＝言語表象が占有・所有することであると述べたが、ある人物がその固有の声を通じて発話することも、対象を所有することになるのではないかと考えられる。プスコラには薬草の名前が文字にして書かれて（言語表象されて）いるのであり、毒ヘビに咬まれた患者の代わりに治療家を呼びに行くドゥータ・ラクシャナのジェスチャーも、それが意味を伝える媒体・記号であるという意味である種の言語表象である。しかしながらそれを声に出して読むこと、声に出して伝えることが禁じられるのは、その声の持ち主が対象とのあいだに特別な関係を築くのを避けるためだと考えられる。つまり、超自然的な存在が介入する治療という現場において、人為的な利害が介入するのを防ぐ意図があるのではないかと考えられるのである。治療において人間が発話することが禁じられる「沈黙」の瞬間、そこではマントラやピリットを通じて人間以外の存在との交渉がおこなわれている。したがって、「沈黙」すなわち誰も声を発さないのは、人間がむやみに介入するのを防ぐことでもあったのである。

このように、パーランパリカ・ウェダカマの治療家たちが、しばしば声に出して何かを言うことを憚るのは、声はその持ち主も一部であり固有の代替不可能なものであることと深く関係していると考えられる。じっさい、声に出して言うことが避けられるのは、本章で紹介したパーランパリカ・ウェダカマの治療家たちのあいだだけではない。早川恵里子が報告しているように、乳の木（白い樹液が出るマンゴーやジャックフルーツの木）の枝の分かれ目に素焼きの水汲み壺を置くのは、安産祈願の願掛けというだけでなく、妊娠したこと周囲にあからさまに見せつけるのではなく、ひっそりと村人に知らせるためでもある［早川　二〇一〇：一四〇］。

本書では、超自然的な存在の効力についてたびたび言及してきたが、スリランカの人々が常日頃からヤカーやマラヤーの存在を意識しているというわけではない。しかし、ケガや病いという出来事は、「なぜあの人じゃなくて私なの?」という人々の「個」の単独性＝代替不可能性が顕在化しやすく、人々がそうした繊細な状況において、禍をもたらすあらゆる因子をできる限り排除したいと願うのもまた事実である。「なぜあの人じゃなくて私なの?」という人為的な利害を超えた偶然の出来事に対処しようとする時、人々は「沈黙」し目に見えない存在に目を向けるのである。

注

(1) クスマさんは未婚のため子供がおらず、他界した弟の娘（調査当時二三歳）にパーランパリカ・ウェダカマを教えていたが、この姪が感染症の後遺症により病弱になり、ウェダカマを継承させることが困難となった。この姪は、二〇一二年一月に逝去している。

(2) こうしたジェスチャーをすべてサインと理解することには慎重にならなければならない。患者がある意図を伝えるために使用する身体言語としてのジェスチャーに加え、患者が無意識におこなう所作から治療家が患者の症状を読み取ることも少なくないからである。例えば、ガンパハ県のミリスワッタで小児内科のパーランパリカ・ウェダカマの診療をおこなう女性のシャシニさんは、道端で不自由そうに右足を引きずって通り過ぎる男性を見て、「彼は肝臓に問題がある」と説明していた。この男性は、シャシニさんからみられているという自覚はなく、またシャシニさんに対して何かを訴えていたわけでもない。シャシニさんはこの男性の意図しない仕草や姿勢から、「肝臓に問題がある」と読み取ったのである。

(3) スリランカでは、いたるところに邪視除けが設置されていることからも分かるように、カタワハやアスワハは人々にとって非常に身近なものである。バスやタクシーには、邪視除けのためライムの実と唐辛子が吊るされていたり、「カタワハ・アスワハはやめて!（*katha waha as waha nehe*）」と書かれていたりする。また、赤ん坊や小さな子供が、第三の目の位置に墨を塗ったり、建設中の建物に人形を吊るすのも邪視除けである。

(4) この木は、友人の近隣住民が所有するワッタで栽培されていたものであった。筆者がこの発話をした際、この住民はその場には居合わせていなかった。

結論　沈黙と物象化——矛盾の先にみえるもの

本書では、スリランカの伝承医療パーランパリカ・ウェダカマの治療家たちの診療や患者とのやり取りについて、単独性＝代替不可能性という鍵概念を軸に検討してきた。第Ⅰ部「パーランパリカ・ウェダカマという対象」では、パーランパリカ・ウェダカマが、ベヘット・ゲダラ（薬の家）と呼ばれる特定の親族集団の内部で継承されてきたこと、そして親族集団間において理論や治療術を共有していないこと等を紹介しながら、パーランパリカ・ウェダカマにおいては、それぞれの治療家がおこなう診療が、そのままひとつの医療カテゴリーを形成しているような状況、いわば「種としての個体」となっていることを示した。そして、患者たちがそれぞれの治療家たちの診療を、治療家のゲダラ・ナマ（屋号）や出身地の名称をとって「〇〇ウェダカマ」と呼び、治療家のことを「〇〇ウェダ・マハットゥヤー」「〇〇ウェダ・ハーミネー」と呼んでいたことからも分かるように、患者たちは、それぞれの治療家たちによる診療をわざわざ受けにやってきていたのである。

第Ⅱ部「治療効果の由来」では、治療家ごとに異なる診療がおこなわれるとされるパーランパリカ・ウェダカマの診療についてとりあげ、治療や製薬において朗誦されるマントラやピリットに注目することで、パーランパリカ・ウェダカマの診療を可能とさせているのは、処方薬に使用される薬草の効力をコントロールする天体の運行や薬草を採取する方角、霊的存在であること、そして治療家は、これらの効力を媒介して診療をおこなっているとされていることを明らかにした。また、「診療で金儲けをするとサクティが落ちる」という主張とは裏腹に、診療に際して患者から現金を受け取り、それを元手に老齢の僧侶が生活する寺院で無償で診療をおこなうクスマさんや、無償で遠方の村まで往診に行くアナンダさんを紹介しながら、「布施としての診療」という治療家たちの理想の診療のあり方を可能とさせているのが、実は患者たちによる治療家たちへの心づけであることを明らかにした。さらに、こうした患者から治療家たちへの贈り物は、治療というサービスへの対価や返礼という意味合いだけでなく、病気の回復を願い神に贈られる供物に近いものであるということが明らかとなった。

第Ⅲ部「沈黙と秘匿性」では、患者に病状等を尋ねたり、病名を告知したりすることのない「沈黙の診断」としてナーディ（脈）の診断をとりあげ、ナーディの診断が特定の疾患を示す記号ではなく、処方薬に結びつけられていること、患者たちが「何でも分かってくれる」治療家にわざわざ説明することが失礼に値すると考えていること等を紹介することで、「沈黙の診断」の背景を明らかにした。また、パーランパリカ・ウェダカマの治療家たちが薬草の名前や治療方法を公開することに消極的であることは、従来指摘されてきたような知的財産の保護という意図においてではなく、「明らかにすると効果が落ちるから」という理由においてであることを示した。さらに、診療や製薬において発話が忌避される背景には、特定の発話が禍をもたらすという信仰が大きく影響していたのである。

以上に紹介したように、本書では、パーランパリカ・ウェダカマの治療家たちの診療についての詳細よりも、彼・彼女たちによる診療や知識に対する姿勢に注目してきた。そこでは、診療や知識それ自体を切り取って対象化することに対する明確な忌避が認められる。たとえば、第四章「『手の効力』の由来」で紹介した媒介者としての治療家のとらえかたや、第五章「布施としての診療」で紹介した積徳行為として診療をおこなうという治療家たちの理想、そしてそのような治療家に供物をささげることで治癒を願うという患者たちの姿勢（第六章「供物としての『診察料』」）

からは、治療家による診療あるいはその知識とは、治療家個人が所有したり利益を享受したりできるものではないということが分かる。さらに、第七章「沈黙の診断」では、治療家の身体を通じて患者の身体を読み取るというナーディの診断から、治療家個人からは独立して存立しえない知識のあり方が分かる。第八章「名のなき草とその薬効」で紹介した、処方薬に使用する薬草の名前についてダミンダさん自身が知らないという「名のなき草」の事例からは、もはや薬草を対象化することすら困難となっている状況がみとめられる。さらには、第九章では、患者の症状や病名を言語化して声を通じて発話することに対する忌避があることが分かった。

序論において、〈今・ここ・私〉から対象を切り取り物象化する「言分け」による言語活動は、対象を一般性のなかで比較すること、すなわち一般性の中の特殊性に変換させるのだと述べた。しかしながら、上で紹介したパーランパリカ・ウェダカマの治療家たちの姿勢からは、自身がおこなう診療や知識を、切り取って物象化することを避けようとする態度がみとめられる。すなわち、診療や知識を切り取って「情報」として対象化し、「言分け言葉」の秩序に落とし込むことに対する忌避である。このことは、第三部で示した「沈黙」という言語活動のみならず、第二部で示したような治療家たちの姿勢においても見出せる。「沈黙」あるいは「語らない」「明らかにしない」というと、消極的な印象を与えかねないが、治療家たちが頑なに物象化を拒むことは、〈今・ここ・私〉に根差す「見分け」の秩序を守り抜くということでもあったのである。

とはいえ、スリランカで体験した〈今・ここ・私〉から一部分を切り取って対象化し、記述するという本書の試みは、「言分け言葉」によって一般化することに他ならない。このことこそ、「はじめに」で弁解した本書がはらむ矛盾である。しかしながら本書では、治療家たちが言語化しないでいることを、言語化したり、物質やイメージ・表象に担保させ、語らせることについては禁欲的な姿勢を貫いてきたつもりである。こうした矛盾を十分に自覚したうえで、あえて本書の結論として示したいのは、沈黙するからこそ存在しうる現実があり、沈黙があるからこそ維持される関係があるということである。

あとがき

二〇〇八年の夏、初めてスリランカを訪れた私は、この島の美しい景色と温かい人びとの虜になっていくいっぽうで、何もかもが分からない状況で果たして調査などできるのだろうかという大きな不安を抱えていた。あれから八年余りが経とうとしている。スリランカで暮らす毎日の生活の中で、バスの乗り方を覚え、シンハラ語の言い回しを覚え、たくさんの治療家や患者たちと出会い、少しずつ調査らしいことができるようになっていった。スリランカ滞在中は、日々出会うすべての人々がシンハラ語の先生であり、たったひとり日本からやって来た私をたくさんの人たちが温かく迎えてくれた。本書を書き終えた今、スリランカでフィールドワークができたこと、たくさんの素敵な人びとと過ごすことができたこと、そして本書を何とか完成させることができた幸運が、数え切れないほど多くの人々のご厚意によってみちびかれたものであることを改めて実感している。

ケラニヤ大学シンハラ語学科のニマル・マッラワーラチ（Dr. Mallawa Arachchi）先生は、シンハラ語学科への編入や学生ビザの取得、下宿まで、スリランカに来たばかりの私を多方面から支援してくださった。ケラニヤ大学アーユルヴェーダ学部のチャンドラシリ先生（Dr. Chandrasiri U.B.N.）には、正式な留学制度がないにもかかわらず、スリランカのアーユルヴェーダの基礎的な知識についてご教授いただき、古いシンハラ語で書かれた文献の読解にもお力をお貸しいただいた。日本でスリランカのアーユルヴェーダをもっと広めてほしいという先生から課された宿題を本書のみでやり終えたとは到底思えない。今後も、先生からご教授いただいた貴重な知識をあらゆるかたちで発信していきたいと考えている。

スリランカ滞在中、私の調査を温かく見守ってくださったのが、早川恵里子さんと夫のルワンさんである。ご夫妻は、調査で生じた素朴な疑問に丁寧に答えてくれただけでなく、些細な相談にも耳を傾け、調査に集中できずにいる私をときに厳しく律してくれた。私のスリランカ滞在が、楽しく、安全で、有意義なものとなったのは、お二人の心温まるサポートがあったからに他ならない。スリランカ滞在という貴重な時間をお二人と過ごせたことは素晴らしい経験であった。

私の調査研究の趣旨と私の関心をとてもよく理解してくれ、あらゆる伝手をたどってたくさんのパーランパリカ・ウェダカマの治療家を紹介してくれたのがタランガ（Jayasinghe Arachchilage Tharanga Chandimal Jayasinghe）とスシマ（Waasalagedara Suseema Dilrukshi Senanayake）である。愛車 HERO HONDA の後部座席に私をのせてパーランパリカ・ウェダカマの治療家のもとへ連れて行ってくれただけでなく、治療家が話してくれる薬草や治療法について私が理解するまで懇切丁寧に解説をするなど、この二人とともに出かける調査は、いつも楽しく、新たな疑問や関心が次々と湧きあがるとても刺激的なものであった。出会った当初、ケラニヤ大学のアーユルヴェーダ学部の学生であった二人は、今は夫婦となり、ウェダ・マハットゥヤー／ウェダ・ハーミネーとして日々たくさんの患者の診療にあたっている。この二人のサポートがなければ、本書に登場するほとんどの治療家のもとでの調査は実現しなかっただろう。

そして、本書にも幾度となく登場するカルナーナンダ（Mayura(-) Karuna(-)nanda）氏からは、スリランカでの調査を方向付ける着想をいくつもいただいた。彼女と過ごした時間は、調査をという目的を超えいつまでも私の生きる上での大きな糧となるだろう。

本書は平成二四年度に首都大学東京に提出した博士論文「スリランカ土着の伝統医療パーランパリカ・ヴェダカマにおける『言語発話の忌避』にかんする社会人類学的研究」が基盤となっている。博士論文および本書完成にいたるまで、多くの方々からのご支援、ご指導、励ましをいただいた。

スリランカ調査および日本国内における研究活動は、二〇〇八年度から二〇一〇年度、二〇一三年から現在まで特別研究員として採用してくださっている日本学術振興会、二〇一一年度に採用してくださった澁澤民族学振興基金、松下幸之助記念財団、旅の文化研究所、二〇一二年度に採用してくださった日本科学財団笹川学術振興基金からの研究助成によって可能となった。また、本書の出版は、京都大学の平成二八年度総長裁量経費若手研究者に係る出版助成事業」からの助成を受けて可能となった。この場を借りて厚く御礼申し上げる。

学部時代を過ごした東京都立大学で故・大塚和夫先生、渡邊欣雄先生（現・国学院大学教授）、伊藤眞先生、棚橋訓先生（現・お茶の水女子大学教授）から人類学を学べたことはかけがえのない財産となっている。私の過ごした大学院時代は、東京都立大学が首都大学東京に改編されていく過渡期にあって、大学がこの先どのようになっていくのか先の見えない不安とともにあった。しかし、これまで研究を続けてこられたのは、人類学の面白さ・奥深さを先生方からご教授いただいたおかげである。

博士論文の副査をお引き受けくださった伊藤先生と石田慎一郎先生からは、事例の提示方法や論旨の矛盾点など的確かつきめ細やかなご指摘をいただいた。そして、綾部真雄先生、何彬先生、鄭大均先生からは、論文指導のゼミ等を通じて、重要なご助言や励ましのお言葉をいただいた。小田亮先生は、私が博士論文を執筆していた当時は、成城大学で教鞭をとられていたにもかかわらず、草稿の段階から幾度となく原稿に目を通してくださり、調査から持ち帰った事例の面白さを最大限に引き出す知見をいくつもいただいた。また、東京都立大学・首都大学東京の先輩方や、後輩たちからも重要なコメントをいただき、発表の機会をいただいた。

そして、スリランカと出会うきっかけをつくり、そのはかり知れない魅力を教えてくださった指導教授の高桑史子先生のもとで研究活動を行えたことは、何よりもの幸運であった。初めてのスリランカ調査に先生とともに行っていなければ、その後スリランカで調査研究していなかったかもしれない。先生は博士論文の主査を引き受けてくださり、博士論文完成のための具体的かつ的確なコメントだけでなく、将来の研究を見据えた重要なご指摘をしてくださった。また、どんなときでも私のことを気にかけてくださり、スリランカ滞在中には先生の調査地の人びとまでもが私を温かく見守ってくださった。先生の明るい励ましのお言葉と「褒めてのばす」という教育方針がなければ、気の小さい私などスリランカ研究はおろか、研究そのものが継続できなかったであろう。

現在、日本学術振興会特別研究員の受け入れ研究者をお引き受けくださっている京都大学の田中雅一先生からは、本書出版に向けた具体的かつ的確なご助言をいただいた。先生の鋭いご指摘と、実践的なアドバイスにはいつも驚き、感動すら覚える。

私事ながら、本書の執筆中に私の妊娠・出産が重なり、計画通りに編集作業を進めることができなかった。このような状況下、本書が完成に至ったのは、風響社の石井雅氏による的確なご助言とご配慮があったからに他ならない。最後まで根気よくお付き合いくださった石井氏に心より御礼申し上げたい。

そして、遅々として進まない本書の執筆を傍で見守ってくれた夫と、本書より一足先に誕生した息子からもらう元気と勇気は、私の研究の糧となっている。いつも本当にありがとう。

最後に、心配をかけてばかりの娘をいつも応援してくれる両親に、精一杯の感謝をこめて本書を捧げたい。

二〇一七年三月吉日

梅村絢美

文献一覧

Abeysekere, D.H.

2006 *Traditional Medicine in Sri Lanka and in Neighboring Countries.* Published by the Author.

Abhayawardhana, P.L. etc.

2009 *Collection of Medicinal Plants in Sri Lanka.* Colombo: Nature's Beauty Creations Limited.

Ames, Michael. M.

1966 "Ritual Prestations and the Structure of the Sinhalese Pantheon" In Nash, et al. (ed.) *Anthropological Studies in Theravada Buddhism.* New Heaven: Yale University Press.

Attygalle, John

1994 *Sinhalese Materia Medica.* Colombo: Lake House Book Shop.

Basnatake, V.

1988 *Traditional Medicine and the Medical School Curriculum in Sri Lanka.* Peradeniya: University of Peradeniya Press.

Bell, H. C. P.

1998a "Sinhalese Customs and Ceremonies Connected with Paddy Cultivation in the Low-Country. In Pandula Endagama (ed.) *Traditional Agriculture of Sri Lanka.* Colombo: The Hector Kobbekaduwa Agrarian Research and Training Institute.

1998b "Superstitious Ceremonies Connected with the Cultivation of ALVI or Hill Paddy." In Pandula Endagama (ed.) *Traditional Agriculture of Sri Lanka.* Colombo: The Hector Kobbekaduwa Agrarian Research and Training Institute.

Central Bank of Sri Lanka

2010 *Sri Lanka Socio-Economic Data 2010.*

Conrad, Peter

1992 "Medicalization and Social Control." *Annual Review of Sociology* 18:209-232.

Coomaraswamy,A.K.

1998 "Notes on Paddy Cultivation Ceremonies in the Ratnapura district." In Endagama, Pandula (ed.) *Traditional Agriculture of Sri Lanka.* Colombo: The Hector Kobbekaduwa Agrarian Research and Training Institute.

Department of Census and Statistics in Sri Lanka

2012 *Population and Housing Censuses in Sri Lanka.*

2012a *Population by Ethnic Group According to District 2012.*

2012b *Population by Religion According to District 2012.*

De silva

2008 *History of Sri Lanka*. Colombo: Vijithayapa Publications.

Disanayake, Wimal.

2005 *Enabling Traditions: Four Sinhala Cultural Intellectuals.* Boralesgamuwa: A Visidunu Publications.

Fernando, Mihindukulasuriya Susantha

2005 *Rituals, Folkbeliefs and Magical Arts of Sri Lanka* (*The new updated version*). Colombo: Susan International.

Fernando, Seela.

2003 *Herbal Food and Medicine in Sri Lanka*. New Delhi: Navrang.

Gampaha Wickramarachchi Ayurveda Institute

1963 *Report of the Shuddha Ayurvedic Education Committee.*

1997 *Bashelor of Ayurveda Medicine and Surgery-Kelaniya: Syllabus and Examination Criteria.*

2003 *Scheme of Examination, Standards and Curricula for Post-Graduate Education in Ayurveda.*

Gombrich, Richard F.

1971a *Buddhist Precept and Practice: Traditional Buddhism in the Rural Highland of Ceylon.* Delhi: Motilal Banarsidass Publishers.

1971b "Merit Transfer in Sinhala Buddhism: A Case Study of the Interaction between Doctrine and Practice." *History of Religions* 11:203-329.

Gunasekere, L.

2000 *Invasive Plants.* Colombo: Print & Print Graphics.

Gupta, L.P.

2006 *Essentials of Ayurveda*. Delhi: Chaukhamba Sanskrit Pratishthan.

Heim, Maria

2004 *Theories of the Gift in South Asia: Hindu, Buddhist and Jain Reflection of Dāna.* New York: Routledge.

Hettige, S.T.

1991 "Western and Ayurvedic System of Medicine in Sri Lanka: Some Preliminary Observations." *Journal of Social Science* 5(1):27-54.

Higuchi, M.

2002 *Traditional Health Practices in Sri Lanka.* Amsterdam: VU University Press.

Ievers, R. W.

1998 "Customs and Ceremonies Connected with Paddy Cultivation." In Endagama, Pandula (ed.) *Traditional Agriculture of Sri Lanka.* Colombo: The Hector Kobbekaduwa Agrarian Research and Training Institute.

Jayawardane, K.W.A.

1999 *A Short History of Medicine*. Published by the Author.

Jayaweera, Mahinda

2010 *A Decade in the Village.* Published by the Author.

Jiggins, Janice

1979 *Caste and Family in the Politics of the Sinhalese 1947-1976.* Cambridge University Press.

Kapferer, Bruce

1983 *A Cerebration of Demons: Exorcism and the Aesthetics of Healing in Sri Lanka.* Bloomingston: Indiana university press.

1997 *The Feast of the Sorcerer: Practices of Consciousness and Power.* University of Chicago Press.

Kapferer, Bruce and Georges Papigny

2005 *Tovil: Exorcism and Healing Rites.* Negombo: Viator Publications.

Kurup, P.N.V.

1983 "Ayurveda." In Bannerman (eds.) *Traditional Medicine and Health Care Coverage: A Reader for Health Administrators and Practitioners*. Geneva: World Health Organization.

Kusumaratne, K.L.S.

1995 *Folk Medicine among the Sinhalese.* Publuished by the Author.

2005 *Indigenous Medicine in Sri Lanka: A Sociological Analysis.* Nugegoda: Sarasavi.

Leach, Edmund. R.

2011(1961) *Pul Eliya: a Village in Ceylon: A Study of Land Tenure and Kinship* (The first paperback version). Cambridge University Press.

Liyanaratne, J.

2006 *Buddhism and Traditional Medicine in Sri Lanka.* Colombo: Kelaniya University Press.

Macmillan,H.F.

1999(1935) *Tropical Planting and Gardening: with Social Reference to Ceylon* (Forth Edition). London: Macmillan & Co.

Ministry of Health Sri Lanka

2007 *Annual Health Statistics 2007.*

Ministry of Indegenous Medicine Sri Lanka

2010 *Annual Statistic Report 2010.*

Nichter, Mark

1981 "Idioms of Distress: Alternatives in the Expression of Psychosocial Distress: A Case Study of South India." *Culture, Medicine and Psychiatry* 5(4):379-408.

Obeyesekere, Gananath

1963 "The Great and the Little in the Perspective of Sinhalese Buddhism." *Journal of Asian Studies* 22(2):139-153.

1966 "The Buddhist Pantheon in Ceylon and Its Extensions." In Manning Nash (ed.) *Anthropological Studies of Theravada Buddhism* (Cultural Reports Series 13), New Heaven: Yale University Press.

1977 "The Impact of Ayurvedic Ideas on the Culture and the Individual in Sri Lanka." Charles Leslie (eds.) *Asian Medical Systems.* Berkley: The University of California Press.

1984 *The Cult of Goddess Pattini.* Chicago: University of Chicago Press.

2008(1967) *Land Tenure in Village Ceylon.* (The Digitally Printed Version with Corrections). Cambridge University Press.

Persons, Talcott

1951 "Illness and the Pole of the Physician: A Sociological Perspective." *American Journal of Orthopsychiatry* 22:452-460.

1975 "The Sick Role and the Role of the Physician Reconsidered." *Milbank Memorial Fund Quarterly* 53(3).

Persons, Talcott and Fox Renee
1952 "Illness, Therapy and the Modern Urban American Family." *Journal of Social Issues* 8(4):31-45.
Pertold, Otakar
2006 *The Ceremonial Dances of the Sinhalese.* Dehiwala: Tisara prakasakayo.
Pratama, H.
1984 *Sri Lanka Desheeya Chikithsa Sangrahaya.* Ayurveda Department Prakāshanayak.
Ratnapala, N.
1991 *Folklore of Sri Lanka.* Colombo: The State Printing Corporation.
Ryan, Bryce
2004 *Caste in Modern Ceylon: The Sinlalese Systems in Transition.* New Delhi: Navrang.
Seligmann, C.G. and B. Z. Seligmann
1911 *The Veddas.* Cambridge: University Press.
Southwold, Maltin
1983 *Buddhism in Life: The Anthropological Study of Religion and the Sinhalese Practice of Buddhism.* Manchester University press.
Sri Lanka Tourism Development Authority
2012 *Tourist Arrivals in 2011-2012.*
Strathern, Marilyn
2000 *Audit Cultures: Anthropological Studies in Accountability, Ethics and The Academy.* London: Routledge.
Tambiah, Stanley.
1965 "Kinship Fact and Fiction in Relation to the Kandyan Sinhlese." *The Journal of Anthropological Institute of Great Britain and Ireland* 95(2): 131-173.
Tillakaratne, M.P.
1986 *Manners, Cutoms and Celemonies of Sri Lanka.* Delhi: Sri Satguru Publications.
Turner, Victor
1967 *The Forest of Symbols: Aspects of Ndembu Ritual.* New York: Cornell University Press.
Uragoda, C.G.

1987 *A History of Medicine in Sri Lanka: From the Earliest Times to 1948.* Colombo: Sri Lanka Medical Association.

2009 Traditional Appliances and Practices. Dehiwala: Sridevi Printers.

Vitharana, V.

1992 *The Oru and the Yatra: Traditional Out-Rigger Craft of Sri Lanka.* Dehiwala: Sridevi Printers.

Wanninayake,P.B.

1982 *Ayurveda in Sri Lanka.* Ministry of Health Sri Lanka.

Wickramasinghe, M.

1997 *Sinhala Language and Culture/Buddhism and Art.* Dehiwala: Tisara Prakasakayo.

2006 *Aspects of Sinhalese Culture*. Colombo: Sarasavi.

World Health Organization

2012 *World Health Statistics 2012.*

Yalman, Nur.

1967 *Under The Bo Tree: Studies in Caste, Kinship and Marriage in The Interior of Ceylon.* University of California Press.

Yogasundram, N.

2008 *A Comprehensive history of Sri Lanka from Prehistory to Tsunami.* (Second revised edition). Colombo: Vijitha Yapa Publications.

Young, Allan

1982 “The Anthropology of Illness and Sickness.” *Annual review of anthropology* 11:257-285.

青木　保

一九八五　「儀礼と実践」青木保編著『聖地スリランカ——生きた仏教の儀礼と実践』東京：日本放送出版協会。

足羽與志子

一九八五　「悪魔とブッダと人間と」青木保編著『聖地スリランカ——生きた仏教の儀礼と実践』東京：日本放送出版協会。

足立　明

一九八九　「シンハラ農村の労働交換体系」『国立民族学博物館研究報告』一三（三）：五一七—五八一。

綾部恒雄

一九八八　『秘密の人類学』京都：アカデミア出版会。

アルチュセール、ルイ
一九九九（一九七〇）「イデオロギーと国家のイデオロギー装置」（柳内隆訳）、『アルチュセールの〈イデオロギー〉論』、東京：三交社。
アンダーソン、ベネディクト
一九九七（一九九一）『増補・想像の共同体――ナショナリズムの起源と流行』白石さや・白石隆訳、東京：NTT出版。
市川　浩
一九九二『精神としての身体』東京：講談社。
一九九三『〈身〉の構造――身体論を越えて』東京：講談社。
二〇〇一『身体論集成』東京：岩波書店。

市村弘正
一九九六『増補・名づけの精神史』東京：平凡社。

イリッチ、イヴァン
一九八三（一九七六）『脱病院化社会――医療の限界』金子嗣郎訳、東京：晶文社。

上田紀行
一九九〇ａ『スリランカの悪魔祓い――イメージと癒しのコスモロジー』東京：徳間書店。

一九九〇ｂ「伝統的治療儀礼の患者像とその変化――スリランカ南部の祓霊儀礼の現代性」『民族学研究』五五（三）：二六九―二九三。

一九九七『癒しの時代をひらく』京都：法蔵館。

梅村絢美
二〇一一「発話がまねく禍、沈黙がもたらす効力――スリランカ土着の伝統医療パーランパリカーヴェダカマの知の継承と医療実践」『社会人類学年報』三七：一六五―一八二。

二〇一二ａ「エンターテインメント化する医療――スリランカにおけるアーユルヴェーダ・ツーリズムをめぐって」『人文学報』四五三：一一五―一三一。

二〇一二ｂ「人と環境をつなぐツーリズム――スリランカにおけるアーユルヴェーダ・ツーリズムをめぐって」『研究報告』旅の文化研究所、二二：一―一一。

二〇一三「土着医療のアーユルヴェーダ化――スリランカにおける土着の医療実践の位置づけをめぐって」『南アジア研究』

二四：一三三―一四二。
エスプレ
二〇一〇『スリランカに学ぶアーユルヴェーダのある暮らし』大阪：エスプレ。
大岩　碩
一九八五「スリランカ農民の仏陀観――wet zone 高地シンハラ農村・ウパンヌワラ村の場合」白鳥芳朗・倉田勇編『宗教的統合の諸相』名古屋：南山大学人類学研究所。
二〇〇六「シンハラ村落社会の生活慣習と村人の上座仏教」前田恵学（共同研究代表者）『現代スリランカの上座仏教（縮刷版）』東京：山喜房佛書林。
岡　真理
二〇〇〇『「彼女の正しい」名前とは何か――第三世界フェミニズムの思想』東京：青土社。
小椋正得
二〇〇一『アーユルヴェーダ・スリランカ――アムルタヤの世界』東京：ニューヘイロ。
オースティン、J・L
一九七八（一九七五）『言語と行為』坂本百大訳、東京：大修館書店。
一九九一（一九六一）『オースティン哲学論文集』東京：勁草書房。
小田　亮
一九九四『構造人類学のフィールド』京都：世界思想社。
二〇〇九「共同体と代替不可能性について――社会の二重性についての試論」『日本常民文化紀要』二七：二六〇―二一九。
二〇一二「レヴィ＝ストロースによる柳田國男――真正性の水準と歴史の観念をめぐって」『日本民俗学』二七一：四八―六三。
二〇一四「アクチュアル人類学宣言！」東京都立大学・首都大学東京社会人類学会編『社会人類学年報』四〇：一―二九。
オベーセーカラ、ガナナート
一九八八（一九八一）『メドゥーサの髪――エクスタシーと文化の創造』渋谷利雄訳、東京：言叢社。
樫村愛子
二〇〇七『ネオリベラリズムの精神分析――なぜ伝統や文化がもとめられるのか』東京：光文社。
春日直樹

二〇〇七『遅れの思考――ポスト近代を生きる』東京：東京大学出版会。
カストゥリアーラチ、ニマル
一九九三「ブドゥバラヤ――仏教治療者と力」（執行一利訳）、田辺繁治編著『実践宗教の人類学――上座仏教の世界』京都：世界思想社。
加瀬澤雅人
二〇〇六『現代インドの民族医療――グローバル状況におけるアーユルヴェーダの変容』京都大学アジアアフリカ地域研究研究科博士学位論文。
神谷信明
二〇〇六「上座仏教の存在形態――僧侶の生活と活動」前田恵学（共同研究代表者）『現代スリランカの上座仏教（縮刷版）』東京：山喜房佛書林。
柄谷行人
一九八九『言葉と悲劇』東京：講談社。
一九九一『探求Ⅱ』東京：講談社。
川島耕司
二〇〇六『スリランカと民族――シンハラナショナリズムの形成とマイノリティ集団』東京：明石書店。
川田洋一
一九八四『仏法と医学』東京：第三文明社。
ギデンズ、アンソニー
二〇〇五（一九九一）『モダニティと自己アイデンティティ――後期近代における自己と社会』秋吉美都ほか訳、東京：ハーベスト社。
ギンズブルグ、カルロ
一九八八（一九八〇）「徴候――推論的範例《パラダイム》の根源」『神話・寓意・徴候』武山博英訳、一七七―二二六頁、東京：せりか書房。
クラインマン、アーサー
一九九二（一九八〇）『臨床人類学――文化のなかの病いと治療者』大橋英寿ほか訳、弘文堂。
二〇〇五（一九八八）『病いの語り――慢性の病いをめぐる臨床人類学』江口重幸・五木田紳・上野豪志訳、東京：誠信書房。

クレーリー、ジョナサン

二〇〇五（一九九〇）『観察者の系譜――視覚空間の変容とモダニティ』（以文叢書）遠藤知巳訳、東京：以文社。
クロスビー、アルフレッド
二〇〇三（一九九七）『数量化革命』小沢千重子訳、東京：紀伊國屋書店。
グッド、バイロン・J
二〇〇五（一九九四）『医療・合理性・経験――バイロン・グッドの医療人類学講義』江口重幸・五木田紳・下地朋友・大月康義・三脇康生訳、東京：誠信書房。
劇団ひとり
二〇〇八『そのノブは心の扉』東京：文藝春秋。
後藤興善
一九三五「忌詞・山言葉小考」柳田國男編『日本民俗学研究』、東京：岩波書店。
近藤英俊
二〇〇七「瞬間を生きる個の謎、謎めくアフリカ近代」小田亮・阿部年晴・近藤英俊編『呪術化するモダニティ』東京：風響社。
ゴンブリッチ、リチャード・F
二〇〇五『インド・スリランカ上座仏教史――テーラワーダの世界』東京：春秋社。
ゴンブリッチ、リチャード・F／オベーセーカラ、ガナナート
二〇〇二『スリランカの仏教』京都：法蔵館。
コンラッド／シュナイダー
二〇〇三（一九九二）『逸脱と医療化――悪から病いへ』進藤雄三監訳、京都：ミネルヴァ書房。
坂部　恵
一九七六『仮面の解釈学』東京：東京大学出版会。
サール、J・R
一九八六（一九六九）『言語行為――言語哲学への試論』坂本百大・土屋俊訳、東京：勁草書房。
執行一利
一九八七a「ラージャ・ラタ――ドライゾーンの村落」杉本良男編『もっと知りたいスリランカ』東京：弘文堂。
一九八七b「シンハラ農村の社会組織――いくつかの社会集団について」『史苑』四七（一）。
ジスク、K・G

一九九三（一九九一）『古代インドの苦行と癒し――仏教とアーユルヴェーダの間』梶田昭訳、東京：時空出版。
シービオク、T・A／J・ユミカー＝シービオク
一九八七（一九八〇）『シャーロックホームズの記号論――C・S・パースとホームズの比較研究』富山太佳夫訳、東京：岩波書店。
渋谷利雄
一九八八『祭りと社会変動――スリランカの儀礼劇と民族紛争』東京：同文館。
二〇〇三「菩提樹をめぐる信仰」渋谷利雄・高桑史子編『スリランカ――人びとの暮らしを訪ねて』東京：段々社。
ジャヤコディ、ナンダナ・J・A
二〇〇六『スリランカ村落社会における呪術的儀礼とその変容』大東文化大学大学院アジア地域研究科博士学位論文。
ジンメル、ゲオルク
一九七九（一九〇八）『秘密の社会学』京都：世界思想社。
杉本良男
一九八五「キャンディ・ペラヘラ祭とワリヤク祭祀」白鳥芳郎・倉田勇編『宗教的統合の諸相』名古屋：南山大学人類学研究所。
一九八九「シンハラ星辰論」『アカデミア　人文・社会科学編』五〇：一二七―一九〇
一九九〇「裏表護呪経儀礼――スリランカ・ウダラタのピリット」人文・社会科学編『アカデミア』（五一）、名古屋：南山大学。
鈴木正崇
一九八二a「スリランカ南部農村の宗教儀礼」岩田慶治（研究代表）『スリランカの宗教と文化――南アジア・東南アジア島嶼部における宗教と文化の共存とその社会的基盤の比較研究1』大阪：国立民族学博物館。
一九八二b「キャンディ・エサラ・ペラヘラ祭――その構成と意味についての考察」岩田慶治（研究代表）『スリランカの宗教と文化――南アジア・東南アジア島嶼部における宗教と文化の共存とその社会的基盤の比較研究1』大阪：国立民族学博物館。
一九九六『スリランカの宗教と社会――文化人類学的考察』東京：春秋社。
一九九八「スリランカのラーマーヤナ――歴史・儀礼・伝承を中心として」金子量重ほか編『ラーマーヤナの宇宙――歴史と民族造形』東京：春秋社。
スピヴァック、ガヤトリ・チャクラヴォティ
一九九二（一九九〇）『ポスト植民地主義の思想』清水和子・崎谷若菜訳、東京：彩流社。
関根康正

二〇〇九　「『ストリートの人類学』という批判的エスノグラフィの理論と実践」関根康正編『ストリートの人類学』下巻、（国立民族学博物館調査報告　八一）五一九―五六〇頁、大阪：国立民族学博物館。

高桑史子
二〇〇四　『スリランカ海村社会の女性たち――文化人類学的考察』東京：八千代出版。
二〇〇八　『スリランカ海村の民族誌』東京：明石書店。

高橋　壮
二〇〇六ａ　「上座仏教の存在形態――ピリット儀礼」前田恵学（共同研究代表者）『現代スリランカの上座仏教（縮刷版）』東京：山喜房佛書林。
二〇〇六ｂ　「シンハラ仏教の社会学・文化人類学的諸研究――とくに上座仏教徒民間信仰の関連を中心に」前田恵学（共同研究代表者）『現代スリランカの上座仏教（縮刷版）』東京：山喜房佛書林。

竹内雅夫
二〇一二　『『マハーヴァンサ』によるスリランカ仏教王国記とその一考察』東京：星雲社。

田中雅一
二〇〇二　『供犠世界の変貌――南アジアの歴史人類学』京都：法藏館。

谷口佳子
一九八七　「社会関係」杉本良男編『もっと知りたいスリランカ』東京：弘文堂。

出口　顯
一九九五　『名前のアルケオロジー』東京：紀伊國屋書店。
二〇〇三　『レヴィ＝ストロース斜め読み』東京：青弓社。

トウェンギ、ジーン・Ｍ／キース、Ｗ・キャンベル
二〇一一（二〇〇九）桃井緑美子訳『自己愛過剰社会』東京：河出書房新社。

戸谷　修
二〇〇六　「スリランカ仏教を支える村落社会」前田恵学（共同研究代表者）『現代スリランカの上座仏教（縮刷版）』東京：山喜房佛書林。

中井久夫
二〇〇四　『徴候・記憶・外傷』みすず書房。

中村沙絵
二〇一一a 「現代スリランカにおける慈善型老人ホームの成立――ダーナを通したチャリティの土着化」『アジア・アフリカ地域研究』一〇(二):二五七―二八八。
二〇一一b 「現代スリランカの慈善型老人ホームとダーナ」南アジア学会編『南アジア研究』二三:一〇〇―一二〇。
波平恵美子
一九九四 『医療人類学入門』東京:朝日新聞社。
野家啓一
二〇〇五 『物語の哲学』(増補・新編集版)東京:岩波書店。
野口裕二
二〇〇五 『ナラティヴの臨床社会学』東京:勁草書房。
野村直樹
一九九九 「無知のアプローチとは何か」小森康永・野口裕二・野村直樹編著『ナラティヴ・セラピーの世界』東京:日本評論社。
中井久夫
二〇〇四 『徴候・記憶・外傷』東京:みすず書房。
パーソンズ、タルコット
一九七九(一九五一)『社会体系論』佐藤勉訳、東京:青木書店。
一九七三(一九六四)『社会構造とパーソナリティ』武田良三監訳、東京:新泉社。
バトラー、ジュディス
一九九九(一九九〇)『ジェンダー・トラブル――フェミニズムとアイデンティティの攪乱』竹村和子訳、東京:青土社。
浜本 満
一九九〇 「キマコとしての症状――ケニヤ・ドゥルマにおける病気経験の階層性について」波平恵美子編『病むことの文化』東京:海鳴社。
早川恵里子
二〇一〇 「スリランカ・シンハラ仏教徒の儀礼のなかの白色」和光大学総合文化研究所『東西南北』一三四―一五四。
バウマン、ジークムント
二〇〇六(二〇〇〇)『リキッド・モダニティ――液状化する社会』森田典正訳、東京:大月書店。

バルト、ロラン
一九八〇（一九七二）「記号学と医学」（安藤俊次訳）『現代思想』八（六）：九二―一〇〇、東京：青土社。
パワー、マイケル
二〇〇三（一九九七）『監査社会――検証の儀式化』国部克彦・堀口真司訳、東京：東洋経済新報社。
フォスター、G・M／アンダーソン、B・G
一九八七『医療人類学』中川米造訳、東京：リブロポート。
深田淳太郎
二〇〇九「お金で買えない価値はあるか？」織田竜也・深田淳太郎共編『経済からの脱出』、東京：春風社。
フーコー、ミシェル
一九七五（一九六三）『レーモン・ルーセル』豊崎光一訳、東京：法政大学出版局。
一九七六（一九六六）『言葉と物――人文科学の考古学』渡辺一民ほか訳、東京：新潮社。
一九九二（一九六三）『臨床医学の誕生』神谷美恵子訳、東京：みすず書房。
一九九七（一九七九）「健康が語る権力」『ミシェル・フーコー――一九二六―一九八四　権力・知・歴史』桑田禮彰・福井憲彦・山本哲士訳、東京：新評論。
二〇〇八（二〇〇四）『生政治の誕生――コレージュ・ド・フランス講義一九七八―一九七九年度ミシェル・フーコー講義集成八』槙改憲之訳、東京：筑摩書房。
フランク、アーサー
二〇〇二（一九九五）『傷ついた物語の語り手――身体・病い・倫理』鈴木智之訳、東京：ゆみる出版。
ヘーワゲー、L・G
二〇〇六「スリランカにおける仏教日曜学校」（大岩碩訳）、前田恵学（共同研究代表者）『現代スリランカの上座仏教（縮刷版）』東京：山喜房佛書林。
ベック、ウルリヒ
二〇〇六a（一九九四）「政治の再創造――再帰的近代化論に向けて」ウルリヒ・ベック／アンソニー・ギデンズ／スコット・ラッシュ『再帰的近代化――近現代における政治、伝統、美的原理』松尾精文・小幡正敏・叶堂隆三訳、東京：而立書房。
二〇〇六b（一九八六）『危険社会――新しい近代への道』東廉・伊藤美登里訳、東京：法政大学出版会。
ベッヘルト、ハインツ
一九八五（一九七八）「シンハラ民族の庶民信仰について」（高橋壮訳）、『名城大学人文紀要』三三一（二）、名古屋：名城大学一般教育人文研究会。
松繁卓哉
二〇一〇『「患者中心の医療」という言説――患者の「知」の社会学』東京：立教大学出版会。
松山弥生
二〇〇三「孤児院で出会った子どもたち」渋谷利雄・高桑史子編『スリランカ――人びとの暮らしを訪ねて』東京：段々社。
マーフィー、ロバート・F
二〇〇六（一九八七）『ボディ・サイレント』辻信一訳、東京：平凡社。
丸山圭三郎
一九八二「コトバの身体性と二つのゲシュタルト」『思想』六九八：一五―二九、東京：岩波書店。
一九八四『文化のフェティシズム』東京：勁草書房。
丸山圭三郎・廣松　渉
一九九三『記号的世界と物象化』東京：情況出版。
宮岸哲也
二〇〇七「日本語の『する』とシンハラ語の『*karanawa*』について」『国語国文論集』三七。
六車由実
二〇一二『驚きの介護民俗学』東京：医学書院。
柳田国男
二〇一四『禁忌習俗事典――タブーの民俗学手帳』東京：河出書房新社。
リンギス、アルフォンソ
二〇〇四（二〇〇〇）『汝の敵を愛せ』中村裕子訳、京都：洛北出版。
二〇〇六ａ（二〇〇四）『信頼』岩本正恵訳、東京：青土社。
二〇〇六ｂ（一九九四）『何も共有していないものたちの共同体』野谷啓二訳、京都：洛北出版。
レヴィ＝ストロース、クロード
一九七二（一九五八）「社会科学における人類学の位置、および、人類学の教育が提起する諸問題」（荒川幾男ほか訳）、『構造人類学』三八三―四二六、東京：みすず書房。

二〇〇一（一九七六）『悲しき熱帯Ⅱ』川田順造訳、東京：中央公論社。
二〇〇二（一九六二）『野生の思考』大橋保夫訳、東京：みすず書房。
二〇〇五（一九八八）『レヴィ＝ストロース講義』川田順三、渡辺公三訳、東京：平凡社。

渡辺公三
一九八三「病いはいかに語られるか――二つの事例による」『民族学研究』四八（三）：三三六―三四八。

渡邊照宏（訳）
一九三八『南伝大蔵経』第三巻・律、東京：大蔵出版。

シンハラ語
Ayurveda Department Prakāshanayaki 2005 *Sri Lanka Ayurveda Granta Namawaliya.* Ayurveda department prakāshanayaki
Ayurvedic medical council- SriLanka 2010 *Registered Ayurvedic Medical Physicians End of The Year-2009/12/31.*
Jayathilaka, I.G.A 2007 *Ayurveda Chilithsa Mula Tarama.* Ayurveda Department Prakāshanayaki.
Pratama Hāgaya 1984 *Sri Lanka Desheeya Chikithsa Sangrahaya.* Ayurveda Department Prakāshanayaki.

収録写真一覧

わ

ま

や

ら

は

た

な

さ

か

索　引

あ

著者紹介

梅村絢美（うめむら　あやみ）

1983年、愛知県岡崎市生まれ。

東京都立大学人文学部卒業。

首都大学東京大学院人文科学研究科博士後期課程修了。博士（社会人類学）。

現在、日本学術振興会特別研究員PD。

専攻は社会人類学。

主な論文に、「発話がまねく禍、沈黙がもたらす効力――スリランカ土着の伝統医療パーランパリカー・ヴェダカマの知の継承と医療実践」（『社会人類学年報』37号、2011年)、「エンターテインメント化する医療――スリランカにおけるアーユルヴェーダ・ツーリズムをめぐって」（『人文学報』453号、2012年)、「人と環境をつなぐツーリズム――スリランカにおけるアーユルヴェーダ・ツーリズムをめぐって」（『旅の文化研究所研究報告』22号、2012年)、「土着医療のアーユルヴェーダ化――スリランカにおける土着の医療実践の位置づけをめぐって」（『南アジア研究』24号、2012年）などがある。

沈黙の医療　スリランカ伝承医療における言葉と診療

2017年3月10日　印刷
2017年3月20日　発行

著　者　梅村絢美
発行者　石井　雅
発行所　株式会社　風響社

東京都北区田端4-14-9（〒114-0014）
Tel 03(3828)9249　振替 00110-0-553554
印刷　モリモト印刷

ISBN978-4-89489-240-8 C3039